Dr. med. Raphael Kellman

Glück beginnt im Darm

Dr. med. Raphael Kellman

Glück beginnt im Darm

Wie Sie mit der richtigen Ernährung Depressionen, Ängste und mentale Erschöpfung erfolgreich behandeln können

riva

Bibliografische Information der Deutschen Nationalbibliothek:
Die Deutsche Nationalbibliothek verzeichnet diese Publikation in der Deutschen Nationalbibliografie. Detaillierte bibliografische Daten sind im Internet über http://dnb.d-nb.de abrufbar.

Für Fragen und Anregungen:
info@rivaverlag.de

2. Auflage 2018

Nymphenburger Straße 86
D-80636 München
Tel.: 089 651285-0
Fax: 089 652096

Übersetzung: Martin Rometsch
Redaktion: Caroline Kazianka
Umschlaggestaltung: Maria Wittek
Umschlagabbildung: Shutterstock/Studio_G
Satz: inpunkt[w]o, Haiger (www.inpunktwo.de)
Druck: CPI books GmbH, Leck
Printed in Germany

ISBN Print 978-3-7423-0494-0
ISBN E-Book (PDF) 978-3-7453-0013-0
ISBN E-Book (EPUB, Mobi) 978-3-7453-0014-7

Dieses Buch ist meinem Vater gewidmet, der letztes Jahr in die andere Welt eingegangen ist. Er entkam den Nazis und floh nach Amerika, um dann nach Deutschland zurückzukehren und gegen sie zu kämpfen. Er verlor nie seinen festen Glauben an einen guten Gott, der letztlich nur Gutes tut, und daran, dass Güte das Fundament für diese Welt ist.

Inhalt

Einführung: Sind Sie bereit dafür, sich wohlzufühlen?

Na, wie geht es Ihrem Gehirn heute?

Fällt Ihnen das Denken leicht? Sind Sie in guter Stimmung? Haben Sie das Gefühl, dass Ihr Gehirn in optimaler Verfassung ist und so dynamisch arbeitet, wie es soll – dass es sich leicht konzentrieren, gut analysieren, selbstsicher entscheiden und fokussiert bleiben kann? Sorgt Ihr Gehirn dafür, dass Sie ruhig, energiegeladen und optimistisch sind?

Oder sind Sie ängstlich? Deprimiert? Benebelt? Fühlt sich Ihr Gehirn wie ein Feind an, mit dem Sie andauernd kämpfen – wie einer, der furchtsame Gedanken, Stimmungsschwankungen oder ein bedrücktes und verzweifeltes Gefühl hervorbringt? Haben Sie vor, Medikamente zu nehmen, um Ihren Verstand zu schärfen oder Ihre Stimmung zu heben?

Vielleicht schlucken Sie ja schon Medikamente, die nicht so gut wirken, wie Sie es sich wünschen. Oder Sie fragen sich, ob Ihr Gehirn jemals problemlos arbeiten wird, und warten immer noch auf den Morgen, an dem Sie ausgeruht und voller Energie aufwachen und sich auf den neuen Tag freuen.

Wenn Sie zu den Millionen Menschen gehören, die finden, dass ihr Gehirn »nicht richtig funktioniert« – dass sie schon lange nicht mehr klar denken oder ausgeglichen und glücklich sein können , dann verlieren Sie nicht den Mut. Das Problem liegt nicht »in Ihrem Kopf« – es gibt gut verständliche wissenschaftliche Gründe für das, was da schiefläuft. Und es existieren erprobte Methoden, die Ihnen helfen können – ohne Medikamente, ohne frustrierende Nebenwirkungen, ohne die ständige Furcht, dass Ihre Medikamente plötzlich nicht mehr wirken. Denn was würden Sie in diesem Fall tun?

Ich bin Arzt für ganzheitliche, funktionelle Medizin und habe die letzten zwei Jahrzehnte in meiner Privatpraxis damit verbracht, Tausende von Patienten zu behandeln, die Beschwerden hatten wie Sie. Dabei habe ich ein Programm für ein gesundes Gehirn entwickelt, das über die Schulmedizin weit hinausgeht – und auch über die Methoden der meisten funktionellen und »alternativen« Mediziner. Ich habe dieses Buch geschrieben, um meine Lösungsansätze mit Ihnen zu teilen, damit auch Sie sich ruhig, dynamisch, klar, konzentriert und optimistisch fühlen können – und damit Ihr Gehirn Höchstleistungen erbringen kann – jeden Tag, und jederzeit.

In diesem Buch werden Sie neue und innovative wissenschaftliche Erkenntnisse kennenlernen, die so viel Hoffnung geben können. Wenn Sie verstehen, wie das Gehirn arbeitet, wissen Sie auch, dass Sie die Macht haben, Ihr Gehirn positiv zu beeinflussen. Wie viele meiner Patienten sind Sie vielleicht jahrelang von einem Arzt zum nächsten gegangen und haben verschiedene Medikamente und Naturheilmittel ausprobiert. Nun sind Sie möglicherweise entmutigt oder gar verzweifelt – auf jeden Fall überzeugt, dass es für Sie keine Hilfe gibt. Deshalb rufe ich Ihnen laut und deutlich zu:

Dieses Programm kann Ihnen helfen, so wie es Tausenden meiner Patienten geholfen hat.

Und wenn Sie die wissenschaftliche Basis des Programms verstehen, wissen Sie auch, warum es funktioniert und Ihnen helfen kann.

In Teil I möchte ich Ihnen die Grundlagen der modernen Neurowissenschaft präsentieren. Sie werden ein wirkungsvolles neues Konzept kennenlernen, das ich »das Ganze Gehirn« nenne. In Teil II erfahren Sie alles über die verschiedenen Bereiche des Ganzen Gehirns: Gehirn, Darm und Mikrobiom, aber auch die Schilddrüse, die das Ganze Gehirn mit Energie versorgt, und den Willen zur Ganzheit, der das Ganze Gehirn aktiviert.

Im dritten und vierten Teil finden Sie das entsprechende Programm dazu. Dabei erkläre ich Ihnen genau, was Sie essen sollen und welche Ergänzungsmittel und Probiotika dafür sorgen, dass Ihr Ganzes Gehirn optimal arbeitet. Dieses Programm ist Ihr 4-Wochen-Plan, um Ihr Gehirn wieder auf Kurs zu bekommen, wieder klar denken und sich großartig fühlen zu können. Wenn Sie Medikamente einnehmen, werden Sie sie wahrscheinlich in Absprache mit Ihrem Arzt allmählich absetzen können. Wenn Sie keine Medikamente einnehmen, brauchen Sie vielleicht nie damit anzufangen.

Lesen Sie einfach weiter. Eine ganz neue Welt der Gehirngesundheit wartet auf Sie. Ich kann es kaum erwarten, Ihnen die Wunder dieser Welt zu zeigen.

Wachsende Probleme mit der Gehirngesundheit

Werfen Sie einen kurzen Blick ins Wartezimmer eines Arztes und Sie werden erkennen, dass wir uns in einer Krise befinden, was die Gesundheit des Gehirns anbelangt. Die Zahl der Menschen, die an Depressionen und Angst leiden, steigt rasant. Immer mehr Patienten kämpfen gegen den kognitiven Abbau: Bewusstseinstrübung (auch Brain Fog – wörtlich »Hirnnebel« – genannt), Gedächtnisstörungen, kleine Aussetzer. ADHS, Alzheimer, Autismus und neurodegenerative Erkrankungen sind ebenfalls auf dem Vormarsch.

Leider beruhen die verfügbaren Therapien – Antidepressiva, angstlindernde Medikamente, Medikamente gegen ADHS (zum Beispiel Amphetamine) und viele andere Arzneimittel – auf einem veralteten Ansatz zur Behandlung des Gehirns. Sie wirken zwar ein wenig, aber nicht sehr gut.

Ich erlebe die Probleme dieser Therapien immer wieder. Menschen kommen in meine Praxis und erzählen mir lange Geschichten von Depression oder Angst, bisweilen von beiden, und jahrelangem unterschiedlichen Medikamentenkonsum. Im Idealfall konnten sie ihre Depression oder ihre Angst ein bisschen lindern. Oft haben die Medikamente aber nur kurzfristig geholfen und bald nicht mehr gewirkt. Die Patienten haben dann die Dosis erhöht oder andere Mittel eingenommen – oder die alten Symptome sind zurückgekehrt, möglicherweise sogar schlimmer als zuvor.

Aber selbst wenn die Medikamente wirksam sind, erreichen sie nicht genug. Bestenfalls lindern sie einige Symptome und selbst dann haben sie fast immer unangenehme Nebenwirkungen: Gewichtszunahme, Schlafstörungen, Brain Fog, Energieverlust und Impotenz. Am schlimmsten ist, dass die verfügbaren Medikamente den Menschen selten Begeisterungsfähigkeit, Klarheit und Freude zurückbringen – die Vitalität und die Energie, die das Leben wirklich lebenswert machen.

Zum Glück geht diese alte Ära allmählich zu Ende und eine neue beginnt. Wir verstehen das Gehirn heute besser und deshalb können wir es auch besser heilen. Der erste Schritt dieses aufregenden neuen Ansatzes ist die Einsicht, dass das Gehirn nicht nur die graue und weiße Masse zwischen unseren Ohren ist. Es ist vielmehr Teil eines Systems, das auch den Darm und das Mikrobiom einschließt, die Bakteriengemeinschaft, die den Verdauungstrakt besiedelt. Dieses System – Gehirn, Darm und Mikrobiom – bildet zusammen das, was ich »Ganzes Gehirn« nenne. Es wird von der Schilddrüse mit Energie versorgt und kann demzufolge nicht richtig arbeiten, wenn die Schilddrüse nicht richtig arbeitet.

Das Ganze Gehirn
Gehirn + Mikrobiom + Darm
Von der Schilddrüse mit Energie versorgt

Diese neue Sicht hat tief greifende Auswirkungen auf die Behandlung von Depressionen, Angst, Bewusstseinstrübung und anderen kognitiven Störungen. Das Prinzip lautet: Wenn Ihr Darm nicht gut funktioniert oder Ihr Mikrobiom nicht im Gleichgewicht ist, spüren Sie das als Beeinträchtigung des Denkvermögens und Gefühlsschwankungen. Deshalb schaue ich mir immer das große Ganze an: Kommt ein Patient mit einem »Hirnproblem« zu mir, betrachte ich stets das Ganze Gehirn.

> Wenn Ihr Darm nicht gut funktioniert oder Ihr Mikrobiom nicht im Gleichgewicht ist, spüren Sie das als Beeinträchtigung des Denkvermögens und Gefühlsschwankungen.

Und wenn ich das komplette System behandle, sind die Ergebnisse meist außergewöhnlich. Ich konnte fast allen meinen Patienten dabei helfen, Antidepressiva, angstlösende Mittel und Anti-ADHS-Medikamente abzusetzen. Patienten mit konventionellen Diagnosen wie Angststörungen, Depressionen oder Brain Fog werden von ihren Symptomen befreit und erlangen eine ganz neue Dimension an Energie, Klarheit und Konzentriertheit. Auch Patienten, deren Symptome nicht klar diagnostizierbar sind, die davon sprechen, dass sie einfach nicht richtig denken können oder ihr Gehirn irgendwie nicht richtig arbeitet, sind ebenfalls wieder imstande, klar zu denken, werden optimistisch, dynamisch und ruhig.

Doch das Verschwinden der Symptome ist nicht alles. Die Patienten erreichen zudem eine höhere Ebene der Gesundheit, eine Vitalität und Freude, die sie seit Langem nicht mehr gekannt haben. Sie genießen das Leben wieder. Viele Patienten sagen zu mir: »Endlich bin ich wieder ich selbst.« Oder sie berichten von großen Veränderungen in ihrem Leben: mehr Zufriedenheit in der Ehe, erhöhtes Mitgefühl für ihre Eltern, wieder Interesse an einem geliebten Hobby, zunehmendes Engagement und Begeisterung. »Endlich kann ich so leben, wie ich immer hätte leben sollen«, sagte eine Patientin. »Als hätte ich den Nebel und das Elend weggeschoben. Jetzt kann ich endlich wieder leben.«

Die Mikrobiom-Revolution

Das vorige Jahrhundert hat viele aufregende medizinische Fortschritte gebracht. Die Entdeckung der Antibiotika, der Impfstoffe und die moderne Chirurgie hatten atemberaubende Auswirkungen auf unser Leben und unsere Gesundheit.

Einer der großartigsten medizinischen Durchbrüche unserer Zeit ist jedoch die Entdeckung des Mikrobioms: der Bakteriengemeinschaft, die in jedem von uns lebt. Diese Entdeckung ist der Schlüssel zu einer völlig neuen Sichtweise in der Medizin und der Schlüssel zur Heilung des Ganzen Gehirns.

Das Mikrobiom ist nämlich eine essenzielle Komponente des Ganzen Gehirns. Es arbeitet mit dem Gehirn und dem Darm zusammen und bildet die biochemischen Substanzen, auf die das Gehirn angewiesen ist. Der Zustand des Mikrobioms bestimmt mit darüber, ob Sie an Angst, Depressionen, Brain Fog, Übergewicht, Darmstörungen, Autoimmunerkrankungen, Herz- und Gefäßerkrankungen leiden, womöglich sogar an Krebs.

Die Schulmedizin hat das wahre Ausmaß der Mikrobiom-Revolution noch nicht wirklich begriffen, und wenn Sie Ihren Arzt nach dem Mikrobiom fragen, hat er vielleicht wenig dazu zu sagen. Wenn Sie aber die wissenschaftliche Literatur lesen – und wenn ich meine Erfolge bei Patienten betrachte –, dann ist klar, dass diese neuartige »Mikrobiom-Medizin« die Behandlung des Körpers und des Gehirns radikal verändern kann.

Diese Revolution ist umso erstaunlicher, weil wir Bakterien sehr lange nur als Bösewichte betrachtet haben. Seit der Entwicklung der Keimtheorie Mitte des 19. Jahrhunderts rüsten sich Wissenschaftler und Ärzte gegen diese winzigen Schurken und bekriegen die garstigen Keime, die uns krank machen. Dank der Antibiotika waren wir scheinbar auf dem besten Weg, diesen Krieg zu gewinnen. Das Penicillin wurde nach seiner Entdeckung von den Medizinern als ultimative »Geheimwaffe« begrüßt, mit der Bakterien und damit die Krankheiten besiegt werden konnten.

Als Arzt weiß ich die positive Rolle der Antibiotika gewiss zu schätzen. Bevor sie entwickelt wurden, konnte selbst eine kleine Infektion lebensbedrohlich werden. Ich kann nachvollziehen, dass es zunächst so aussah, als könnten die Antibiotika die Macht der Keime endgültig brechen und unsere Anfälligkeit für Krankheiten und das vorzeitige Sterben eindämmen.

> Dank einer Kehrtwende im Denken, die ich für die größte in der Medizingeschichte halte, verabschieden wir uns endlich von der Überzeugung, dass alle Bakterien unsere Feinde sind. Stattdessen haben wir begriffen, dass sehr viele von ihnen unsere Freunde sind – ja sogar unsere wichtigsten Verbündeten.

Aber die Bakterien nahmen diese Kampfansage nicht tatenlos hin. Durch die häufige Verwendung von Antibiotika wurden immer mehr Bakterien resistent dagegen, und diese Resistenz ist mit der Zeit stärker geworden. Die Medikamente, die einst widerstandslos die Reihen unserer Feinde durchbrachen, wirkten nun immer weniger. Das führte zur Entwicklung neuer Antibiotika – und zur schnellen Ausbildung weiterer resistenter Bakterien.

Plötzlich befanden wir uns in einer Art medizinischem Rüstungswettlauf, dessen möglicher Ausgang nichts Gutes verheißt. Das Schreckgespenst einer Epidemie, die von antibiotikaresistenten Bakterien ausgelöst wird, ist nicht nur Stoff für erfolgreiche Katastrophenfilme. Es ist der schlimmste Albtraum jedes Arztes.

Zum Glück gibt es nun eine positive Wendung. Natürlich haben Antibiotika ihre Berechtigung, aber wir kennen jetzt die Gefahren eines übermäßigen Einsatzes. Wichtiger noch: Eine wissenschaftliche Revolution ermöglicht uns einen radikal neuen Blick auf die Zentillionen von Mikroben, mit denen wir die Erde teilen. Dank einer Kehrtwende im Denken, die ich für die größte in der Medizingeschichte halte, verabschieden wir uns endlich von der Überzeugung, dass alle Bakterien unsere Feinde sind. Stattdessen haben wir begriffen, dass sehr viele von ihnen unsere Freunde sind – ja sogar unsere wichtigsten Verbündeten.

Bakterien wollen uns nur selten schaden. Ohne sie könnten wir gar nicht leben. Sie helfen uns, Nahrung zu verdauen, das Immunsystem am Laufen zu halten und Stress zu bewältigen. Sie haben einen enormen Einfluss auf die Schilddrüse, das Herz, die Leber, die Knochen und die Haut und sie sind der Schlüssel zu neuen Therapien gegen unsere modernen chronischen Erkrankungen: Übergewicht, Autoimmunerkrankungen, Herz- und Gefäßerkrankungen und Diabetes. Außerdem kommt ihnen eine wichtige Rolle zu, wenn wir unsere Gehirnfunktion optimieren wollen, denn sie ermöglichen es uns, klar zu denken, Gefühle zu verarbeiten, effektiv zu lernen und uns genau zu erinnern. Ich halte unsere Bakteriengemeinschaft für einen wesentlichen Bestandteil des Ganzen Gehirns.

Bakterien kommt eine wichtige Rolle zu, wenn wir unsere Gehirnfunktion optimieren wollen, denn sie ermöglichen es uns, klar zu denken, Gefühle zu verarbeiten, effektiv zu lernen und uns genau zu erinnern. Ich halte unsere Bakteriengemeinschaft für einen wesentlichen Bestandteil des Ganzen Gehirns.

Wir sind daran gewöhnt, uns für autonome Geschöpfe zu halten, deren Körper wie autarke Maschinen arbeiten, ähnlich wie ein Automotor. Klar, wir brauchen Treibstoff und Wasser und vielleicht ein wenig Schmierstoff, aber im Grunde läuft das Ding von allein.

Doch das ist nicht einmal annähernd richtig. Ohne unsere Bakteriengemeinschaft wären wir wie ein Auto, das nur zwei Räder an der linken Seite hat. Wenn Sie wollen, dass es fährt, sollten Sie auch auf der rechten Seite zwei Räder anbringen, sonst kommen Sie nicht weit.

Natürlich wird diese grobe Analogie den ausnehmend komplexen Interaktionen zwischen Milliarden Bakterien und unserer eigenen Biochemie kaum gerecht. Aber wenn Sie dieses Buch lesen, sollten Sie immer wieder an dieses Auto denken. Sie brauchen Ihr Mikrobiom mindestens so sehr, wie Ihr Auto diese beiden Räder braucht. Und wenn Ihr Mikrobiom in optimalem Zustand ist, befindet sich auch Ihr Gehirn auf einem guten Weg zu optimaler Gesundheit.

Der Ganze Mensch

Als Wissenschaftler bin ich fasziniert von neuen Entdeckungen, die unsere Sicht der Dinge erweitern. Diese Durchbrüche regen dazu an, über Gesundheit und Heilung neu nachzudenken, und sie verändern sogar unsere Vorstellung davon, was es bedeutet, Mensch zu sein.

Wir betrachten uns normalerweise als eigenständige Individuen, getrennt von anderen und in unserer Haut abgeschlossen nach außen. Sobald wir jedoch unsere Beziehung zum Mikrobiom verstehen, ändert sich diese Sichtweise grundlegend. Wenn Ihnen klar wird, dass in Ihnen zehnmal mehr einzellige Bakterien leben, als Sie Körperzellen besitzen, begreifen Sie, dass Sie nicht nur ein menschliches Individuum sind, sondern auch eine Bakteriengemeinschaft. Damit Sie glücklich und gesund sein können, muss diese Gemeinschaft gut gedeihen.*

Und mehr noch: Als Mensch sind Sie für die Gesundheit und das Wohlbefinden dieser Gemeinschaft verantwortlich. Was Sie essen, konsumieren auch Ihre Bakterien. Wenn Sie Giften ausgesetzt sind, dann sind diese es auch. Wenn Sie unter Stress stehen, verändern sich ihre Populationen. Und nur wenn Ihr Mikrobiom gesund ist, können auch Sie wirklich gesund sein. Ich empfehle allen meinen Patienten, sich als Königin oder König zu betrachten, der für die Regierung des gesamten Reiches verantwortlich ist – des Mikrobioms. Wenn Sie Ihr Reich vernachlässigen, leidet Ihre Gesundheit sofort darunter, auch die des Ganzen Gehirns.

---

* Einige neue Studien lassen zwar darauf schließen, dass das Verhältnis eher 1 : 1 beträgt, aber das Mikrobiom bleibt auch dann ein enorm wichtiger Teil des menschlichen Körpers.

Das bakterielle Königreich Ihres Körpers ist auch kein isoliertes, innerhalb Ihrer Haut abgegrenztes Territorium. Sie tauschen immer Bakterien mit Ihrer Umwelt aus – durch die Nahrung, die Sie essen, die Menschen, mit denen Sie leben, und das Haus, das Sie bewohnen. Angehörige haben meist ähnliche Mikrobiome, nicht wegen ihrer Gene (die aber auch eine Rolle dabei spielen könnten), sondern weil sie im selben Haus leben. Wenn Ihre Mitbewohner wechseln, dann gleicht Ihr Mikrobiom sich allmählich dem der neuen Bewohner an. Eine Studie hat sogar belegt, dass das gesamte Skater–Team einer Frau übereinstimmende Mikrobiom-Elemente aufwies!

Wenn wir das Mikrobiom verstehen, können wir auch den Ganzen Menschen leichter definieren: Er ist kein autonomes Individuum, sondern eine Gemeinschaft, die aus einem Menschen sowie Hunderten von Bakterienarten gebildet wird. Wir sind nicht autark – unser Leben hängt von unseren Bakterien ab. Wir sind nicht nach außen hin abgeschlossen – weil wir ständig mit den Pflanzen, Tieren und Menschen in unserer Umwelt Bakterien austauschen, sogar mit dem Boden und den Sedimenten unseres Planeten. Wenn wir uns so betrachten – vernetzt mit unseren Angehörigen, unserem Umfeld, unserem Planeten –, ist das sehr gesund und unser Immunsystem, unsere Widerstandskraft und unser Ganzes Gehirn profitieren erheblich davon.

Meine – und Ihre – Reise in die Welt des Mikrobioms

Meine Entdeckung des Mikrobioms und seiner Wirkung auf das Gehirn war ein langer, aufregender Prozess. Ich habe keinen spontanen Überraschungsmoment oder einen einzelnen umwälzenden Vorfall erlebt. Nein, im Grunde hat es mit der tief greifenden Einsicht begonnen, dass der Darm für die Gesundheit wichtig ist, und diese Einsicht hat mich zu meinem ersten Buch inspiriert: *Gut Reactions.*

Das war eigentlich nichts Besonderes, denn der Darm stand da bereits im Fokus vieler ganzheitlicher Ärzte, ebenso wie auch ein rudimentäres Verständnis des Mikrobioms existierte. Ich war jedoch gefesselt von der Vision dieser Mikrobengemeinschaft – der Billionen Bakterien, die uns mit der Natur verbinden, und dieser kollektiven Macht in uns, die unsere Darmgesundheit und unser Allgemeinbefinden beeinflusst. Als mir klar wurde, was für ein starker Verbündeter das Mikrobiom sein kann, habe ich mich mehr und mehr damit befasst – zunächst, um den Darm zu heilen, dann wegen anderer gesundheitlicher Aspekte und schließlich – was am aufregendsten war –, um das Gehirn zu behandeln.

Ich war fasziniert davon, dass die Mikrobiom-Medizin meinen Patienten eine ganz neue Dimension der Gehirnfunktion eröffnete. Wie Sie in diesem Buch immer wieder sehen werden, ging es meinen Patienten nicht nur etwas besser, wenn ich ihre Depression, ihre Angst oder ihren Brain Fog über das Mikrobiom behandelte. Sie wurden nicht nur ein paar Symptome los oder empfanden ein wenig Erleichterung. Nein, ihre Gehirnfunktion verbesserte sich grundlegend und ermöglichte ihnen eine ganz neue Dimension von Vitalität, Klarheit und Begeisterungsfähigkeit. Menschen, die von Angst geplagt waren, empfanden plötzlich, vielleicht zum ersten Mal, Ruhe. Menschen, deren Leben von Depressionen überschattet war, wurden auf einmal – oft unerwartet – hoffnungsvoll, aktiv und sogar beschwingt. Menschen, die das Gefühl hatten, ihr Gehirn arbeite nicht mehr oder ihr Gedächtnis sei löchrig wie ein Sieb, waren wieder klar im Kopf und konzentriert. »So als würde mein Gehirn endlich so arbeiten, wie es soll«, wie viele Patienten es ausdrückten.

Ich möchte, dass auch Sie dieses gesundheitliche Niveau erreichen, und ich bin mir völlig sicher, dass Sie es erreichen können. Wenn Sie an Angst, Depressionen oder Brain Fog leiden, kann das Programm für das Ganze Gehirn Ihnen helfen, die Symptome zu lindern, eine erhebliche Verbesserung zu erreichen – vielleicht sogar eine komplette Heilung.

Obwohl sich dieses Buch mit Angst, Depression und Bewusstseinstrübung befasst, bietet es auch für andere Probleme Hilfe. Wenn Sie mit Störungen der Gehirnfunktion zu kämpfen haben – zum Beispiel mit Alzheimer, ADS/ADHS, Autismus, multipler Sklerose oder Parkinson –, kann das Programm für das Ganze Gehirn Ihre Beschwerden wahrscheinlich ebenfalls lindern, obwohl Sie dann höchstwahrscheinlich noch zusätzliche Hilfe brauchen.

Wenn Sie zurzeit Medikamente wegen solcher Probleme einnehmen, dann setzen Sie sie bitte nicht ohne Rücksprache mit Ihrem Arzt ab. Sie können Ihre Symptome verschlimmern, wenn Sie ein Antidepressivum, ein angstlösendes Mittel oder andere Medikamente für das Gehirn abrupt weglassen.

Wenn Sie das Programm einige Wochen lang befolgt haben, ist es durchaus denkbar, dass Sie in Rücksprache mit Ihrem Arzt nach und nach auf diese Arzneimittel verzichten können. Falls Sie wegen ADS/ADHS ein Amphetamin oder ein anderes Medikament einnehmen, müssen Sie ebenfalls mit Ihrem Arzt besprechen, ob und wann Sie die Dosis verringern oder mit der Einnahme ganz aufhören können – dank des Programms könnte das auf jeden Fall klappen.

> Es ging meinen Patienten nicht nur etwas besser, wenn ich ihre Depression, ihre Angst oder ihren Brain Fog über das Mikrobiom behandelte. Sie wurden nicht nur ein paar Symptome los oder empfanden ein wenig Erleichterung. Nein, ihre Gehirnfunktion verbesserte sich grundlegend und ermöglichte ihnen eine ganz neue Dimension von Vitalität, Klarheit und Begeisterungsfähigkeit.

Einerlei, ob Sie weiter Medikamente einnehmen oder nicht, auch wenn Sie noch nie welche eingenommen haben, ich möchte, dass Sie in Ihrem Kopf laut und deutlich meine Stimme hören: Was auch immer Sie in der Vergangenheit gehört haben mögen; egal wie viele schulmedizinische oder alternative Therapien Sie bereits ausprobiert haben; egal wie lange Sie schon an Depressionen, Angst oder Brain Fog leiden; egal wie ernst Ihr Zustand ist – Sie können gesund werden. Das habe ich bei Tausenden von Patienten erlebt, die meist schon bei zwei, vier, sieben anderen Ärzten gewesen waren, von denen viele die Hoffnung fast aufgegeben hatten. Ich weiß, dass Sie das schaffen können, was diese Menschen erreicht haben.

Wenn Sie seit Langem Beschwerden haben, dann erfordert das Einlassen auf meine Überzeugung einiges an Vertrauen. Ich bitte Sie inständig, den Schritt zu wagen, und ich verspreche Ihnen, dass die Mühe sich lohnen wird.

Das Programm für das Ganze Gehirn

Dieses Buch stellt Ihnen die neuesten wissenschaftlichen Erkenntnisse aus dem Bereich der Mikrobiom-Revolution vor. Das Mikrobiom ist derart mächtig, dass es selbst die Genexpression beeinflusst, zum Teil deshalb, weil es viel mehr Gene besitzt als Sie, nämlich 150 Mal so viele.

Sie werden auch erfahren, wie das Mikrobiom und der Darm das Gehirn beeinflussen und wie die Schilddrüse das ganze System mit Energie versorgt. Sie werden herausfinden, warum der Wille zur Ganzheit ein unabdingbarer Aspekt der Heilung ist. Der Darm, das Mikrobiom, die Schilddrüse und der Wille zur Ganzheit sind ein unschlagbares Team, das es Ihnen ermöglicht, eine ganz neue Ebene der Gehirngesundheit zu erreichen.

Was auch immer Sie in der Vergangenheit gehört haben mögen; egal wie viele schulmedizinische oder alternative Therapien Sie bereits ausprobiert haben; egal wie lange Sie schon an Depressionen, Angst oder Brain Fog leiden; egal wie ernst Ihr Zustand ist – Sie können gesund werden.

Sie können Ihr Ganzes Gehirn mit meinem 28-Tage-Programm, das Ernährung und Ergänzungsmittel einschließt, revitalisieren. Und Sie können spezielle Meditationen einsetzen, die meine Patienten mit außergewöhnlichem Erfolg angewandt haben.

Die Behandlung des Ganzen Gehirns führt bei meinen Patienten nicht nur dazu, dass sie sich ein bisschen besser fühlen, ein paar Symptome loswerden und weiterhin benebelt und erschöpft durch den Tag taumeln. Nein, sie entwickeln enorme Ressourcen an Vitalität, Klarheit und Freude. Und genau das wünsche ich auch Ihnen. Sobald das Ganze Gehirn so arbeitet, wie es soll, werden Sie staunen, wie gut Sie sich fühlen.

Teil I

Eine medizinische Revolution

Kapitel 1

Was ist das Ganze Gehirn?

Annette kämpfte seit der Highschool mit leichten Depressionen. Meist gelang es ihr, die Symptome in den Griff zu bekommen. Doch nach ihrem College-Abschluss übernahm sie einen anstrengenden Job und ihre Depressionen wurden schlimmer. Hinzu kamen gelegentliche Panikattacken, Schlafstörungen und Müdigkeit. Außerdem nahm sie langsam zu. Mit Ende 20 wog sie neun Kilo zu viel und griff zu rezeptfreien Schlafmitteln.

Mehrere Monate lang sträubte sich Annette dagegen, Antidepressiva einzunehmen. Denn sie hoffte auf Besserung, nachdem sie beruflich Fuß gefasst und ihre stürmische Beziehung mit ihrem Freund beendet hatte. In der Zwischenzeit hatte sich bei ihr auch schmerzhaftes Sodbrennen entwickelt, wogegen ihr Hausarzt ihr einen Protonenpumpen-Inhibitor (PPI, auch Protonenpumpenhemmer) verschrieb.

»Das war wirklich eine schwere Zeit«, klagte Annette, als wir ihre Krankengeschichte durchgingen. »Ich fühlte mich, als wäre mein ganzer Körper kaputt. Mein Magen tat weh, mein Herz tat weh, mein Kopf tat weh. Mein Körper schien gegen mich zu kämpfen und alles, was ich tat, um meine Probleme zu lösen, verschlimmerte meinen Zustand nur noch.«

Leider nahmen Annettes Depressionen weiter zu, als sie 30 wurde, sie brach häufig in Tränen aus. Schließlich war sie bereit, Paroxetin einzunehmen, ein Antidepressivum, das ihr ein wenig half – aber nicht ausreichend. Außerdem verschrieb ihr der Arzt eine kleine Dosis Alprazolam gegen ihre Panikattacken, was ebenfalls half. Aber Annette hasste es, auf Medikamenten angewiesen zu sein, und fürchtete zudem, süchtig zu werden.

Trotz der Medikamente litt sie weiter an Schlafstörungen. Ihr Sodbrennen hatte sich kaum gebessert und obwohl sie eine strenge Diät einhielt, überschritt sie ihr Idealgewicht nun um gut 13 Kilo. Zudem hatte sie eine hartnäckige Akne entwickelt, die den Rücken und die Brust überzog. Sie fühlte sich meist müde und fast immer benebelt, sodass sie sich weder konzentrieren noch motivieren konnte.

»Früher ging es mir schlecht, jetzt geht es mir noch schlechter«, klagte sie mit zittriger Stimme. »Es macht mich verrückt, dass ich nicht schlafen kann. Ich kann überhaupt nicht mehr richtig denken. Sogar wenn ich mal gut geschlafen habe, arbeitet mein Gehirn nicht richtig. Und ich finde es schrecklich, die ganze Zeit so müde zu sein. Ich schleppe mich durch jede Minute des Tages und warte nur darauf, dass alles vorbei ist.«

Als ich sie traf, war sie 38 Jahre alt und nahm drei Medikamente ein: einen PPI, Paroxetin und Alprazolam. Ihre Gehirn- und Darmsymptome und die Medikamente, die sie zur Linderung einnahm, sind keineswegs ungewöhnlich. Rund 59 Prozent der erwachsenen Amerikaner nehmen mindestens ein verschreibungspflichtiges Medikament ein. Die Zahl der Amerikaner, die Antidepressiva schlucken – vor allem selektive Serotonin-Wiederaufnahme-Hemmer (Serotonin Reuptake Inhibitors, SRI) –, ist von 6,8 Prozent im Jahr 1999 auf 13 Prozent im Jahr 2012 gestiegen. Das belegt eine Studie mit fast 38 000 Teilnehmern, die im *Journal of the American Medical Association* veröffentlicht wurde.[1]

Die Patienten, die mich aufsuchen, leiden meist seit Jahren oder gar Jahrzehnten an Depressionen, Angst, Müdigkeit und, was am schlimmsten ist, unter dem Gefühl, dass ihr Gehirn »einfach nicht funktioniert«. Ihr Gehirn arbeitet nicht mehr richtig, und das führt zu Beschwerden, die nicht in das übliche Schema passen. Manche haben den Eindruck, dass ihre Persönlichkeit sich auf rätselhafte Weise verändert. Andere fragen sich, warum ihr Gedächtnis nicht mehr einwandfrei funktioniert oder warum sie keine schnellen, effektiven Entscheidungen mehr treffen können. Meine Patienten weisen eine ganze Reihe von Beschwerden auf, die sich einer normalen Diagnose entziehen, aber ihnen jeden Tag vermiesen. Und sie berichten, dass die üblichen Medikamente, die ihnen verschrieben wurden – die typische Kombination aus zwei, fünf, sieben rezeptpflichtigen Arzneimitteln –, nicht wirklich helfen.

Diese Medikamente lindern vielleicht einige Symptome (manchmal gelingt ihnen nicht einmal das). Aber die Patienten kommen mit ihnen einer echten Heilung nicht wirklich nahe. Oft beseitigen diese Mittel weder Angst noch Depressionen, sie bringen keine geistige Klarheit und können die anderen gesundheitlichen Probleme nicht einmal annähernd lösen. Meist haben sie zudem lästige Nebenwirkungen, die sich wie eine Strafe für die bessere Stimmung anfühlen. Auf jeden Fall rufen sie kein tiefes, anhaltendes Gefühl von Vitalität, Optimismus und Sinnhaftigkeit hervor.

Häufig in Verbindung mit Antidepressiva und/oder angstlindernden Medikamenten auftretende Symptome

- Bewusstseinstrübung – das Gefühl, dass das Gehirn »das Tempo drosselt«; Verlust der Geistesschärfe oder das Gefühl, dass das Denkvermögen nicht so klar ist wie sonst
- Veränderung des Appetits
- Benommenheit und Schwindel
- Müdigkeit
- Verlust der Libido und der sexuellen Funktion
- Abgestumpfte Gefühle
- Schlafstörungen
- Gewichtszunahme

So ging es auch Annette. Jedes Medikament, das sie einnahm, linderte ihre Symptome zwar ein wenig, war aber letztlich nur eine Notlösung, die das eigentliche Problem nicht anpackte. Schlimmer noch, ihre Medikamente hielten sie in einem heimtückischen Kreislauf gefangen, in dem sie ihre mentalen Funktionen sogar langsam und stetig weiter verlor. Wie war das möglich?

Annettes Gehirn war beeinträchtigt von einer ungesunden Ernährung und einer stressigen Lebensweise. Zudem war es Toxinen ausgesetzt: aus industriell verarbeiteten Lebensmitteln, ungefiltertem Wasser, Shampoos und

Lotionen mit vielen Chemikalien. Ernährung, Giftstoffe und Stress wirkten sich negativ auf Annettes Darm aus und brachten ihr Mikrobiom aus dem Gleichgewicht. Und die vielen Medikamente machten alles noch schlimmer. Da aber ihr Darm und ihr Mikrobiom so zu kämpfen hatten, verlor auch ihr Gehirn allmählich seine Funktionsfähigkeit.

Angriffe auf Annettes Gehirn

- Falsche Ernährung
- Medikamente
- Toxine im Essen, im Wasser und in Kosmetika
- Stress

All diese Faktoren schädigten Annettes Darm und brachten ihr Mikrobiom aus dem Gleichgewicht. Darunter litten ihre Gehirnfunktionen.

Ein Psychiater und ein Gastroenterologe behandelten Annettes Gehirn und ihren Darm getrennt voneinander. Diese Therapien waren nicht nur unwirksam – sie verschlimmerten ihren Zustand sogar! Was sie wirklich brauchte, war jemand, der begriffen hatte, dass ihre einzelnen Probleme in Wahrheit ein einziges Problem waren.

> Da Annettes Darm und ihr Mikrobiom so zu kämpfen hatten, verlor auch ihr Gehirn allmählich seine Funktionsfähigkeit.

Als ich Annette sagte, dass alle ihre scheinbar separaten Symptome in Wahrheit miteinander zusammenhingen, staunte sie. »Es ist mir nie in den Sinn gekommen, dass meine Verdauungsprobleme etwas mit Depressionen oder Angst zu tun haben könnten«, meinte sie. »Glauben Sie, dass all das »zusammenhängt?«

»Sie hängen nicht nur zusammen – sie sind Teil eines Ganzen«, erklärte ich ihr. »Und um eines dieser Probleme oder gar alle zu lösen, müssen wir das Ganze heilen. Damit Sie sich wirklich wohlfühlen, müssen wir uns Ihrem Ganzen Gehirn widmen.«

Die Anatomie des Ganzen Gehirns

Vielleicht überrascht es Sie, dass die optimale geistige Leistungsfähigkeit nicht nur von dem Gehirn in Ihrem Kopf abhängt, sondern auch von der Gesundheit Ihres Darms und der Ausgewogenheit und Vielfalt Ihres Mikrobioms, also der Gemeinschaft Ihrer Darmbakterien. Zusammen bilden diese drei Elemente – Gehirn, Darm und Mikrobiom – das Ganze Gehirn.

Um das zu verstehen, dürfen Sie als Erstes Ihr Gehirn nicht mehr als separates, autonomes Organ betrachten. So denken wir mittlerweile bereits über viele andere Organe. Das Herz gilt beispielsweise als Teil eines großen Netzwerks aus Blutgefäßen, die zusammen das Herz-Kreislauf-System bilden. Unsere Knochen und Muskeln sind Teil des Stütz- und Bewegungsapparats, unsere Drüsen (Schilddrüse, Nebennieren, Hypothalamus, Hypophyse, Ovarien/Hoden) und ihre Hormone bilden gemeinsam das endokrine System. Wir haben erkannt, dass die Elemente dieser Systeme so miteinander vernetzt sind, dass es unmöglich ist, nur ein Element separat zu behandeln, ohne das Ganze zu berücksichtigen. Eine Störung in einem Blutgefäß beeinflusst unweigerlich das Herz. Eine Wirbelsäulenverkrümmung bringt viele Knochen und Muskeln aus dem Gleichgewicht. Selbst Schulmedizinern wird beigebracht, den Körper als Gesamtheit solcher Systeme zu sehen. Wir können uns zum Beispiel nicht vorstellen, dass ein Kardiologe nur das Herz untersucht, aber nichts über die Arterien weiß.

Im Laufe mehrerer Jahrzehnte habe ich in meiner klinischen Praxis die Erfahrung gemacht, dass wir das Gehirn genauso betrachten müssen, und die neusten Forschungsergebnisse haben das bestätigt. Das Gehirn arbeitet nicht in einem Vakuum, sondern es befindet sich in einem ständigen wechselseitigen Austausch mit dem Mikrobiom und dem Darm. Es stimmt – Ihr Gehirn und Ihr Darm kommunizieren miteinander. Da der Darm, das Gehirn und das Mikrobiom Teile eines einzigen Systems sind, beeinflusst eine Störung in einem Teil des Systems das gesamte System.

Das Gute daran: Wenn wir den Darm und das Mikrobiom heilen, bekommt die Gehirnfunktion einen enormen Schub. Und wenn wir unseren Blickwinkel so erweitern, dass wir nicht mehr nur das Gehirn, sondern eben das Ganze Gehirn betrachten, haben wir die große Chance, das Gehirn zu stärken und zahlreiche Probleme zu beseitigen. Dieses Buch konzentriert sich auf drei dieser Probleme: Depression, Angst und Bewusstseinstrübung (Brain Fog).

Das Gehirn

Ihr Gehirn besteht aus Nervenzellen, Neuronen genannt. Es arbeitet gut, wenn die Neuronen gut miteinander kommunizieren, dann kann es Gedanken und Gefühle verarbeiten.

Für diese neurale Kommunikation sind Neurotransmitter notwendig. Einige dieser Botenstoffe sind:

- Serotonin, ein »Wohlfühl«-Hormon, das Lebhaftigkeit, Optimismus, Selbstvertrauen und Ruhe fördert.
- Dopamin, ein stimulierender Neurotransmitter, der immer vorhanden ist, wenn wir Nervenkitzel verspüren, vor einer großen Herausforderung stehen oder eine spezielle Belohnung bekommen, etwa einen wichtigen Preis – oder wenn wir uns verlieben.
- Gamma-Aminobuttersäure oder GABA (aus dem englischen gamma-Aminobutyric acid) wird ausgeschüttet, wenn wir uns einer Herausforderung stellen oder Angst haben.
- Noradrenalin oder Norepinephrin, ein Stresshormon, das aktiv ist, wenn wir wach, konzentriert oder auch »überdreht« sind.

Gute Kommunikation zwischen den Neuronen ist einer der wichtigsten Aspekte einer guten Gehirnfunktion. Wenn Sie an Hirnleistungsstörungen leiden – zum Beispiel an Angst, Depressionen oder Brain Fog –, ist die Ursache oft ein Ungleichgewicht zwischen den chemischen Stoffen, die diese Kommunikation fördern. Um klar zu denken und ruhig und ausgeglichen zu sein, müssen Sie dafür sorgen, dass Ihr Gehirn diese Stoffe in genau der richtigen Menge enthält. Eines aber vergessen die meisten Ärzte, obwohl die neuesten wissenschaftlichen Erkenntnisse es bestätigen: Ein gesunder Darm und ein gesundes Mikrobiom gewährleisten, dass weder zu wenige noch zu viele Neurotransmitter abgesondert werden.

> Ein gesunder Darm und ein gesundes Mikrobiom gewährleisten, dass weder zu wenige noch zu viele Neurotransmitter abgesondert werden.

Der Darm

Wenn ein Patient »Hirnprobleme« hat, untersuche ich immer den Darm. Natürlich ist das Gehirn wichtig, aber Sie können nicht wirklich klar denken oder sich ruhig und ausgeglichen fühlen, wenn Ihr Darm nicht gesund ist. Der Darm ist einer der Schlüssel zur Gesundheit des Ganzen Gehirns.

Das erscheint Ihnen vielleicht weniger sonderbar, wenn Sie an geläufige Ausdrücke wie »Bauchgefühl« und »aus dem Bauch heraus reagieren« denken. Sie basieren auf einer wichtigen Erkenntnis: Der Darm enthält eine Art zweites Gehirn, seine eigene hohe Intelligenz. Das wussten wir noch nicht, als ich Medizin studiert habe. Aber die neuesten Forschungen belegen, dass der Darm ein weitläufiges neurales Netzwerk enthält und eine Menge biochemische Stoffe, die mit dem Gehirn ständig Informationen austauschen.

> Ein gesunder Dam und ein gesundes Mikrobiom sind Voraussetzung für eine optimale Gehirnfunktion, also für ausgeglichene Stimmung und klares Denken.

Wenn Ihr Gehirn also eine potenzielle Herausforderung oder Gefahr wahrnimmt, reagiert auch Ihr Darm darauf und Sie haben dann ein »flaues Gefühl« in der Magengrube oder auch »Schmetterlinge im Bauch«. Diese Reaktionen spielen sich im Darm ab, auch wenn oft vom Magen die Rede ist. Und wenn der Darm ein Problem wahrnimmt – eine Gefahr für das Immunsystem, Gift im Essen oder im Wasser –, informiert er das Gehirn darüber.

Dieses neurale Netzwerk wird enterisches Nervensystem oder Darmnervensystem genannt. Es ist ein zweites Gehirn mit zwei sehr wichtigen Funktionen:

1. Es überwacht die Verdauung und die Billionen von Mikroorganismen im Mikrobiom, die an der Verdauung und Dutzenden anderen wichtigen Funktionen beteiligt sind.
2. Mit dem Mikrobiom erzeugt der Darm biochemische Stoffe, die das Gehirn braucht, um die Stimmung (die Gefühle) und die Kognition (das Denken) zu regulieren. Deshalb sind ein gesunder Dam und ein gesundes Mikrobiom Voraussetzung für eine optimale Gehirnfunktion, also für ausgeglichene Stimmung und klares Denken.

Manche Patienten finden das unlogisch. Schließlich befindet sich das Gehirn zwischen den Ohren, während der Darm und das Mikrobiom im Bauch angesiedelt sind. Wie können diese drei Aspekte der Anatomie zusammen das Denken und Fühlen bestimmen?

Die Antwort lautet: Sie kommunizieren ständig miteinander. Das Gehirn spricht mit dem Darm und mit dem Mikrobiom und hört ihnen zu! Auch der Darm und das Mikrobiom reden miteinander und hören einander zu. Diese Gespräche hören nie auf und sind die Voraussetzung dafür, dass das Gehirn gut mit den biochemischen Stoffen ausgestattet ist, die es Ihnen ermöglichen, klar zu denken und Ihre Stimmung zu regulieren. Gehirn, Darm und Mikrobiom bilden zusammen ein System, das ich Ganzes Gehirn nenne.

Das Mikrobiom

Das Mikrobiom ist die Gesamtheit von Bakterien, die im Darm und anderen Teilen des Körpers leben. Die Zahl dieser Bakterien geht in die Billionen und übertrifft die Zahl unserer Zellen um das Zehnfache. Insgesamt besitzen diese Bakterien 150-mal mehr Gene als wir. Man könnte sogar sagen, dass wir eher Bakterien sind als Menschen! Zusammen wiegen diese Bakterien rund 1 Kilogramm, etwa so viel wie das Gehirn.

> Ist Ihr Mikrobiom in einem guten Zustand, dann haben Sie das Gefühl, dass Ihr Gehirn optimal arbeitet, weil alle Neuronen so zusammenwirken, wie sie sollen.

Vor ein paar Jahren war ich einer der wenigen, die über das Mikrobiom sprachen. Heute kann man in fast jeder Zeitschrift darüber lesen, aber hauptsächlich im Zusammenhang mit dem Darm und mit Verdauungsstörungen. Und das stimmt natürlich: Das Mikrobiom ist ein wesentlicher Bestandteil unseres Verdauungssystems. Da sich der größte Teil des Immunsystems gleich auf der anderen Seite der Darmwand befindet, ist das Mikrobiom auch für die Immunfunktion enorm wichtig.

Aber hier endet der große Einfluss des Mikrobioms noch nicht. Denn es hat erhebliche Auswirkungen auf fast jedes System und Organ des Körpers, auch auf das Gehirn. Diese winzigen und doch mächtigen Zellen helfen dem Organismus, viele Substanzen – von Vitaminen bis zu Neurotransmittern – zu bilden, die er braucht, um zu gedeihen, und die das Gehirn benötigt, um zu arbeiten.

Wenn Ihr Mikrobiom zu gering ausgeprägt und aus dem Gleichgewicht geraten ist, spielen Ihre Gefühle verrückt und Sie können nicht klar denken. Sie können dann depressiv, ängstlich oder einfach »durcheinander« sein – unfähig, sich zu konzentrieren, sich zu motivieren oder sich an die einfachsten Dinge zu erinnern. Ist Ihr Mikrobiom aber in einem guten Zustand, dann haben Sie das Gefühl, dass Ihr Gehirn optimal arbeitet, weil alle Neuronen so zusammenwirken, wie sie sollen.

Die Macht des Ganzen Gehirns

Ab jetzt sollten Sie immer diese mächtige Triade vor Augen haben, die Ihr Ganzes Gehirn bildet, wenn Sie ein Problem mit Ihrer Stimmung oder Ihrem Denkvermögen haben:

- Gehirn
- Darm
- Mikrobiom

Wenn Sie oder Ihr Arzt sich nur mit dem Gehirn befassen, übersehen Sie wichtige Komponenten der Gehirngesundheit. Natürlich brauchen Sie auch ein gesundes Gehirn, um klar zu denken und ausgeglichen zu sein. Aber das Gehirn kann nicht gesund sein, wenn der Darm und das Mikrobiom krank sind. Das ist unmöglich. Der Darm und das Mikrobiom produzieren chemische Stoffe, die das Gehirn benötigt. Deshalb stehen die Heilung des Darms und der Aufbau eines gesunden Mikrobioms im Zentrum des Programms für das Ganze Gehirn.

Die Rolle der Schilddrüse

Allerdings brauchen Sie noch ein Teilchen, damit das Puzzle vom Ganzen Gehirn komplett ist: die Schilddrüse unterhalb des Kehlkopfs. Sie gehört zwar nicht zum Ganzen Gehirn, ist aber für dessen Funktion unentbehrlich, weil sie Hormone bildet, die jede Körperzelle mit Energie versorgen, auch die Zellen im Gehirn und im Darm. Ist die Schilddrüse nicht gesund, arbeitet das Ganze Gehirn nicht mehr so, wie es soll. Depressionen, Angst, Brain Fog und das Gefühl, dass das Gehirn nicht richtig funktioniert, sind die Folge.

Die Beziehung zwischen der Schilddrüse und dem Ganzen Gehirn gleicht der zwischen den Lungen und dem Herz-Kreislauf-System. Die Lungen sind zwar kein Teil dieses Systems, doch ohne den Sauerstoff, den sie liefern, können das Herz und der Kreislauf nicht arbeiten. Ebenso können der Darm, das Mikrobiom und das Gehirn ohne Schilddrüsenhormone in der richtigen Menge nicht funktionieren. Deshalb untersuche ich immer auch die Schilddrüse, wenn ich das Ganze Gehirn behandle. Neueste wissenschaftliche Erkenntnisse stützen diese Vorgehensweise.

Wenn Ihre Schilddrüse aus dem Gleichgewicht gerät, können Sie nicht klar denken. Sie neigen zu Depressionen, Angst, Gedächtnisstörungen und Brain Fog. Sie schlafen nicht genug – oder zu viel. Sie fühlen sich erschöpft und schlapp – oder aufgedreht und nervös. Sie sind anfällig für Tränenausbrüche und Panikattacken. Sie nehmen zu – oder Sie nehmen bedenklich schnell ab. Das Schlimme ist, dass bei Ihnen eine Schilddrüsenstörung vorliegen kann, selbst wenn Ihr schulmedizinisch orientierter Arzt sagt, Ihre Laborwerte seien in Ordnung. Wie Sie noch sehen werden, bleiben Schilddrüsenprobleme erschreckend oft unerkannt und viele Menschen brauchen viel mehr Unterstützung für ihre Schilddrüse, als Schulmediziner meinen.

»Mein Arzt sagt, meine Schilddrüse sei in Ordnung!«

Leider sind die üblichen Tests für die Schilddrüsenfunktion oft unzureichend. Selbst wenn Ihre Laborwerte in Ordnung sind, können Sie ein Problem haben. Mehr darüber lesen Sie in Kapitel 7. Bis dahin möchte ich Sie nur darauf hinweisen, dass bei Ihnen durchaus eine Schilddrüsenstörung vorliegen kann, wenn Sie an Angst, Depressionen oder Brain Fog leiden, einerlei, was Ihre Laborwerte sagen.

Auf jeden Fall arbeitet Ihr Gehirn erheblich besser, wenn Ihr Mikrobiom, Ihr Darm und Ihre Schilddrüse intakt sind. Sie werden ruhig, aktiv und optimistisch und haben einen klaren Kopf. Ebenso wie eine Heilung des Darms und des Mikrobioms kann auch die richtige Unterstützung der Schilddrüse Wunder wirken.

Heilen Sie Ihr Mikrobiom, und Sie heilen Ihren Geist

Annettes Depressionen und Ängste hatten sie schwer belastet. Sie fühlte sich verletzlich und unsicher. »Ich traue mich nicht, irgendetwas anzufangen, weil ich wahrscheinlich nicht die Kraft haben werde, es zu Ende zu bringen«, gestand sie mir. »Ich bin immer krank und müde.« Ihre vielen körperlichen Symptome – Sodbrennen, Schlafstörungen und Akne – schwächten Annettes Selbstvertrauen noch mehr. »Wenn wenigstens ein Bereich meines Körpers richtig arbeiten würde«, klagte sie nur halb scherzhaft.

> Ist die Schilddrüse nicht gesund, arbeitet das Ganze Gehirn nicht mehr so, wie es soll. Depressionen, Angst, Brain Fog und das Gefühl, dass das Gehirn nicht richtig funktioniert, sind die Folge.

Trotz dieser zahlreichen Probleme konzentrierte jedoch auch Annette sich nur auf ihr Gehirn und erwartete von mir, ihr wie die anderen Ärzte ein Medikament dafür zu verschreiben. Stattdessen begann ich aber mit der Behandlung des Mikrobioms. Eine vielfältige und ausgewogene Mikrobengemeinschaft konnte Annettes Gehirn ganz anders aktivieren und heilen als alle Medikamente, die sie eingenommen hatte, und ihre Gehirnfunktionen würden sich drastisch verbessern.

Anstatt ihre Symptome einzeln anzugehen, wollten wir nun daran arbeiten, ihr Gehirn in seiner Gesamtheit besser funktionieren zu lassen. Aufgrund der Beschaffenheit des Mikrobioms wirkt eine Verbesserung sich nicht nur auf ein Teil des Gehirns aus, sondern auf das komplette Gehirn.

Ein typisches Merkmal für ein Mikrobiom, das nicht in Ordnung ist, sind Entzündungen. Dabei handelt es sich um Reaktionen des Immunsystems, die oft im Mikrobiom und/oder im Darm beginnen und sich dann in andere Körperteile ausbreiten, auch in die Schilddrüse und ins Gehirn. Eine Entzündung ist zudem ein wichtiger Aspekt im Zusammenhang mit Störungen wie Angst, Depression und Brain Fog. Anfangs erscheinen die Symptome noch eher unbedeutend: Gewichtszunahme, Akne, Kopfschmerzen, Müdigkeit, Gelenkschmerzen, Hormonstörungen, leichte Depressionen und/ oder Angst. Wird die Entzündung nicht beseitigt, stellen sich aber ernstere Symptome ein, zum Beispiel schwerere Depressionen und/oder Angststörungen, Fettleibigkeit, Diabetes, Herz-Kreislauf-Erkrankungen, Autoimmunerkrankungen und Krebs.

Entzündungen stören die Darmfunktion, bringen das Mikrobiom aus dem Gleichgewicht und schädigen die Schilddrüse. Aus all dem bisher Gesagten sollte klar sein, dass sie auch schlimme Folgen für das Ganze Gehirn haben. Eine meiner wichtigsten Maßnahmen besteht daher immer darin, Entzündungen zu reduzieren, vor allem wenn ein Patient mit Problemen kämpft, die das Gehirn betreffen. Obendrein fördern viele häufig verwendeten Medikamente Entzündungen, auch die, die Annette einnahm, sowie Säureblocker, Paracetamol, Hustenstiller und andere rezeptfreie Mittel. Aspirin und Ibuprofen hemmen Entzündungen, aber sie können das Ganze Gehirn schädigen, weil sie negativ auf das Mikrobiom und den Magen wirken. Deshalb war mein Ziel, Annette so weit voranzubringen, dass sie die problematischen Medikamente nicht mehr einnehmen musste.

Angesichts dieser Situation empfahl ich Annette spezifische probiotische Ergänzungsmittel, um ihr Mikrobiom zu heilen. Ein gesundes Mikrobiom ist vielfältig, es besteht also aus zahlreichen verschiedenen Bakterienarten. Deshalb ist es sehr wichtig, die bakterielle Vielfalt wiederherzustellen, um das Ganze Gehirn zu heilen. Viele faszinierende Studien bestätigen, dass bestimmte nützliche Bakterienstämme besonders wichtig sind, um Depressionen, Angst und andere mentale Probleme zu bekämpfen. Stellen Sie sich ein unausgewogenes Mikrobiom wie einen abgebrannten Wald vor. Dort muss man auch neue Bäume und viele verschiedene gesunde Pflanzen ansiedeln.

Annette musste dazu auch ihre Ernährung ändern, die eine Menge raffinierten Zucker, Weißmehl und fettes Fleisch, aber wenig komplexe Kohlenhydrate, Ballaststoffe, grünes Blattgemüse und gesunde Fette enthielt. Außerdem empfahl ich ihr, auf entzündungsfördernde Nahrungsmittel zu verzichten und mehr Produkte zu essen, die das Mikrobiom unterstützen.

Häufige Ursachen von Entzündungen

Gestörter Darm und gestörtes Mikrobiom

- Zucker und andere verarbeitete Süßungsmittel
- Künstliche Süßstoffe
- Verarbeitete Getreideprodukte, darunter alle, die Weißmehl enthalten
- Glutenhaltiges Getreide, zum Beispiel Weizen, Gerste und Roggen
- Produkte aus Kuhmilch
- Sojaprodukte
- Produkte mit künstlichen Zutaten, zum Beispiel Konservierungsmitteln und Farbstoffen
- Schlafstörungen
- Berufliche Probleme
- Häusliche Probleme
- Andere Krankheiten
- Chemische Stoffe, wie man sie zum Beispiel in vielen Körperpflegemitteln (Shampoos, Lotionen, Deodorants, Zahncremes, Duschgelen, Seife), Haushaltsreinigern und Nahrungsmitteln aus konventioneller Landwirtschaft findet.
- Schwermetalle wie Arsen, das in vielen Reissorten enthalten ist, und Blei, das manche Zahnfüllungen (Amalgam) aufweisen.

Deshalb riet ich Annette, mein Ernährungsprogramm für das Ganze Gehirn zu befolgen und Nahrungsmittel zu essen, die ein gesundes, ausgewogenes Mikrobiom fördern. Ich ermunterte sie, mehr fermentierte Produkte zu sich zu nehmen, eine Art natürliche Probiotika, die reich an nützlichen Bakterien sind. Zu den fermentierten Nahrungsmitteln gehören Kimchi (koreanischer fermentierter Kohl), rohes Sauerkraut und fermentiertes Gemüse. Viele Menschen reagieren empfindlich auf Milchprodukte, wer sie aber verträgt, sollte ungesüßten Joghurt und Kefir ohne Aromastoffe verzehren. Kefir ist ein fermentiertes Milchgetränk, das wie flüssiger Joghurt schmeckt.

Außerdem empfahl ich Annette, natürliche Präbiotika zu essen, also Nahrungsmittel, die viele von jenen Ballaststoffen enthalten, die nützlichen Bakterien als Nahrung dienen. Präbiotische Nahrungsmittel sind eine Art Superfood für das Mikrobiom, dazu zählen zum Beispiel Artischocken, Möhren, Knoblauch, Topinambur, Yambohnen (Jicamas), Lauch, Zwiebeln, Rettich und Tomaten. Der Verzehr dieser Nahrungsmittel sollte zur Heilung von Annettes Mikrobiom beitragen. Ergänzend riet ich ihr zur Einnahme von Präbiotika in Kapseln, die Butyrat und andere kurzkettige Fettsäuren enthalten, die für den Darm und das Gehirn gleichermaßen wichtig sind.

Den Kreislauf durchbrechen

Wie viele andere Menschen hatte Annette nicht nur mit Depressionen und Angst, sondern auch mit Säurereflux, Sodbrennen und Magenverstimmungen zu kämpfen. Leider schaden die Medikamente, die diese Magen-Darm-Störungen beheben sollen, dem Mikrobiom und führen langfristig zu gravierenden Problemen, auch im Ganzen Gehirn. Darum half ich Annette, den Protonenpumpen-Inhibitor allmählich abzusetzen, und zeigte ihr andere Methoden, um ihren Reflux zu bekämpfen.

In diesem Zusammenhang wandten wir uns auch dem eigentlichen Problem zu: Annettes stressigem Leben und der entzündungsfördernden Kost, die zu einer pathologisch durchlässigen Darmwand, auch Leaky-Gut-Syndrom (»löchriger Darm«) genannt, führte. Dabei lockern sich die Verbindungen, die die Zellen der Darmwand zusammenhalten, sodass winzige Partikel aus teilweise verdautem Essen hindurchdringen können. Und weil sich das Immunsystem gleich auf der anderen Seite der Darmwand befindet, lösen diese Partikel eine Immunreaktion aus – also eine Entzündung.

Bei Annette hatte dieses Syndrom das Mikrobiom geschädigt, was sich wiederum negativ auf den Darm ausgewirkt hatte. Deshalb konnten beide nicht die richtig Art und Menge der Substanzen produzieren, die ihr Gehirn brauchte. Das gestörte Gehirn traf dann falsche Entscheidungen, anstatt das Mikrobiom und den Darm zu unterstützen. Mit anderen Worten, jedes Element des Ganzen Gehirns wirkte sich schädlich auf die beiden anderen aus, und ihre Schilddrüsenunterfunktion trug dazu auch noch ihren Teil bei.

Um diesen heimtückischen Kreislauf zu durchbrechen, mussten wir den Darm heilen. Dafür verzichtete Annette auf entzündungsfördernde Nahrungsmittel und unterstützte den Darm mit speziellen Heilkräutern. Mit Probiotika, Präbiotika und gesunder Kost sorgte sie für ein vielfältiges, ausgewogenes Mikrobiom, was ihren Darm heilte. Und dies war wiederum gut für ihr Mikrobiom. Auf diese Weise setzten wir einen positiven Kreislauf in Gang, in dem jedes Element half, die Funktionen der anderen anzukurbeln.

Wie das Programm für das Ganze Gehirn Annette half

Im Laufe der Jahre war Annette zu der Ansicht gelangt, Antidepressiva seien für sie die einzige Möglichkeit, ihre Depressionen zu lindern. Sie wusste, dass Antidepressiva auch einige Nebenwirkungen hatten, darunter Gewichtszunahme, Verlust des Sexualtriebes und der sexuellen Funktion sowie eine allgemeine emotionale Stumpfheit, wie sie es nannte. Doch sie fürchtete, sonst in eine gravierende Depression zu versinken. Deshalb wollte sie anfangs nur ein neues, stärkeres Medikament von mir haben. »Bitte helfen Sie mir, damit das aufhört!«, bat sie mich eines Tages.

Stattdessen begannen wir jedoch mit dem Programm für das Ganze Gehirn. Ich wusste, dass Annettes Gedanken, Gefühle und vielleicht sogar ihre Einstellung sich ändern würden, sobald ihr Mikrobiom vielfältig und ihr Darm gesund war und ihre Schilddrüse genug Unterstützung bekam. Studien belegen beispielsweise, dass Menschen hinsichtlich ihrer Erfolgsaussichten viel optimistischer sind, wenn ihr Gehirn mehr Serotonin enthält. Da ein gesunder Darm und ein ausgewogenes Mikrobiom Ihren Serotoninspiegel erhöhen können – neben vielen anderen Auswirkungen –, werden auch Sie vielleicht feststellen, dass einige Ihrer Ansichten über die Welt sich verändern.

Und tatsächlich – innerhalb von zwei Wochen begann Annette sich besser zu fühlen. Und nach einigen Monaten hatte sie das Gefühl, wieder sie selbst zu sein. Es ging ihr »besser denn je«, wie sie es ausdrückte.

In diesem Buch werde ich Ihnen die neuesten Forschungsergebnisse vorstellen, die erklären, warum die Heilung des Mikrobioms einen enormen Einfluss auf die Stimmung und die Gehirnfunktion haben kann. Meine klinische Erfahrung bestätigt: Wenn ich meinen Patienten helfe, ihr Mikrobiom zu heilen, erleben sie eine erstaunliche Verwandlung – ihre Depression flaut ab, ihre Angst legt sich, ihr Brain Fog löst sich auf und ihr Gedächtnis wird besser.

Das alles sind wunderbare Ergebnisse. Aber eines ist noch wichtiger, weil es meine Patienten und mich verändert, wann immer ich das Privileg habe, es mitzuerleben: Wenn meine Patienten endlich ein gesundes, dynamisches Mikrobiom haben, erwacht bei ihnen allmählich etwas, das ich den Willen zur Ganzheit nenne – ihre Vitalität, eine neue Beziehung zu sich selbst. Das ist wahre Heilung – und das Ziel dieses Buches.

Meiner Erfahrung nach profitiert das Gehirn am meisten, wenn wir nicht nur den Körper, sondern auch den Willen heilen. Mit Willen meine ich dabei nicht die Willenskraft – ich behaupte nicht, dass Menschen sich »kraft ihres Willens« von einer Depression oder von Ängsten befreien können. Ich spreche von der fundamentalen Lebenskraft, dem tiefsten Teil unseres Wesens, der danach trachtet zu nehmen und zu geben – als Teil unserer Verbindung zu anderen Menschen, zu uns selbst und zu unserer Umwelt (mehr darüber in Kapitel 8).

Deshalb lud ich Annette im Rahmen ihrer Therapie ein, über den Sinn ihres Lebens nachzudenken. Wie wollte sie leben? Was war ihr am wichtigsten? Ich wusste, dass Annettes Wille erwachen würde, wenn es ihr ein wenig besser ging. Sobald ihr Ganzes Gehirn seine Kraft zurückgewinnen, ihre Emotionen sich vom Schatten der Depression befreiten und ihr Denken und ihre Einstellungen sich zu weiten beginnen würden, wäre sie wieder in der Lage, den Willen zu spüren, etwas anzunehmen und anderen etwas zu geben. Wenn sie sich mehr mit sich selbst und mit der Welt verbunden fühlte, würde ihr Wille »wiedererwachen« und ihr ganzes Selbst mit Begeisterungsfähigkeit und Gesundheit erfüllt werden.

Als es Annette körperlich besser ging und ihr Ganzes Gehirn besser arbeitete, war sie imstande, über den Sinn ihres Lebens und ihre Beziehungen zu anderen nachzudenken und das zu spüren, was ich nur als authentisches Selbst bezeichnen kann. »Endlich fühle ich, dass ich ich selbst bin«, sagte sie mir bei ihrem letzten Besuch. »Ich bin wieder eine Person, die ihr Leben lebt, nicht nur ein Haufen von Symptomen, der versucht, den Tag zu überstehen.«

Kapitel 2

Nutzen Sie 100 Prozent Ihres Potenzials?

Anzeichen für ein Ungleichgewicht im Ganzen Gehirn

Nico war ein ängstlicher Mann Anfang 50.

»Ich war schon immer irgendwie nervös«, erklärte er mir bei seinem ersten Besuch. »Aber seit Kurzem zucke ich bei jeder Kleinigkeit zusammen.«

Doch das war nicht seine einzige Sorge. Nico konnte sich Begriffe nicht merken, die in seinem Beruf häufig verwendet wurden. Er musste ein normales geschäftliches Memo drei oder vier Mal lesen, um es zu verstehen. Und er vergaß immer öfter die Namen von Leuten, die er seit Jahren kannte, sogar die Namen von Angehörigen – auch die seiner Vettern, mit denen er jeden wichtigen Feiertag verbrachte.

»Ich denke immerzu an Alzheimer«, sagte er leise, als fürchte er sich, das Wort laut auszusprechen. »In meiner Familie hat es niemand, und darum glaubte ich ... Aber was könnte es sonst sein?«

Nico litt zudem an Depressionen. Auch wenn er nie ein besonders fröhlicher Mann gewesen war, hatten seine Frau und seine Kinder immer eine große Bedeutung für ihn gehabt. Er sah sich selbst in einer langen Reihe von Vätern, die der nächsten Generation den Weg bereiteten, so wie sein geliebter Vater es für ihn getan hatte. »Meine Familie ist alles für mich«, sagte er. »Und ich habe immer geglaubt, ich sei ein guter Vater. Aber ...« Seine Stimme brach ab.

Stück für Stück erzählte Nico den Rest seiner Geschichte. Seit einigen Jahren plagten ihn immer häufiger schwere, schmerzhafte Zweifel an seinem Leben. Er war sich nicht mehr sicher, ob er wirklich ein guter Vater war. Es machte ihm keine Freude mehr, mit der Familie zu essen, mit seinem Sohn zu einem Ballspiel zu gehen oder mit seiner Tochter spazieren zu gehen. »Alles, was mich früher glücklich gemacht hat, ist mir jetzt irgendwie egal«, erklärte er zum Schluss. »Ich frage mich immer, was bringt das?«

Als Nico mir seine Geschichte erzählte, war mir klar, dass er sich in einer schwierigen Abwärtsspirale befand. Es war fast so, als ziehe ihn jemand unter die Oberfläche eines stürmischen Sees. Zuerst war er entmutigt und hoffnungslos. Dann wurde seine Angst – unter der er schon als Jugendlicher gelitten hatte – immer stärker. Als sein Verstand und sein Gedächtnis zu versagen schienen, geriet er in Panik und seine Depressionen verschlimmerten sich.

Nach einer gründlichen Untersuchung konnte ich Nico versichern, dass in seinem Körper und in seinem Gehirn keine strukturellen Probleme zu finden seien. »Alles, was jetzt mit Ihnen geschieht, lässt sich rückgängig machen«, sagte ich. Nico war skeptisch, aber so verzweifelt, dass er versprach, meine Ratschläge zu befolgen.

Und in der Tat, das Programm für das Ganze Gehirn und Schilddrüsenhormone verbesserten seinen seelischen Zustand enorm. Seine Angst verschwand nicht ganz – sie war zu sehr Teil seines Charakters –, aber sie ließ so stark nach, dass er mit ihr umgehen konnte. Seine Depressionen legten sich und er wurde wieder der ruhige, aber im Grunde glückliche Mann, der er früher gewesen war. Seine kognitiven Funktionen normalisierten sich und verbesserten sich vielleicht sogar. Bei seinem letzten Besuch berichtete er, dass er nun klarer und schärfer denken könne als je zuvor.

»Mir ist, als wäre ich eine Zeit lang ein anderer Mensch gewesen«, sagte er und wiederholte damit Worte, die schon viele meiner Patienten im Laufe der Jahre zu mir gesagt haben. »Als hätte ich aufgehört, ich selbst zu sein – als wäre ich von meinem Selbst getrennt gewesen und hätte den Rückweg nicht gefunden. Und dann ...« Er machte eine Pause und dachte an all die Veränderungen, die er in den letzten paar Monaten erlebt hatte. »Und dann habe ich meinen Weg gefunden.«

Symptome einer schlechten Gehirnfunktion

Während die Schulmedizin dazu neigt, jedes dieser Symptome einzeln zu behandeln, betrachte ich sie alle als Symptome einer schlechten Gehirnfunktion: eines kranken Ökosystems.

- Angst
- Depressionen
- Brain Fog: Benommenheit, Unfähigkeit, klar zu denken
- Gedächtnisstörungen, »kleine Aussetzer«
- Lustlosigkeit, Mangel an Motivation
- Konzentrationsschwäche, abschweifende Gedanken
- Probleme »umzuschalten«, sich auf etwas anderes zu konzentrieren
- Es ist schwer, Themen miteinander zu verbinden, die richtigen Worte zu finden, mit neuen Ideen umzugehen.
- Es ist kaum möglich, Aufgaben zu Ende zu führen, Termine einzuhalten, verschiedene Projekte zu bearbeiten.
- Es ist schwierig, emotional »umzuschalten« und nicht in einer Emotion »stecken zu bleiben«, wenn eine Situation sich ändert.
- Das Leben erscheint grau; das Leben oder die Welt wirkt öde
- Probleme beim Lernen und/oder beim Verarbeiten von Informationen
- Reizbarkeit und übersteigerte Reaktionen auf Stress. Lärm oder ein schreiendes Baby sind schwer zu ertragen
- Schlafstörungen, Erschöpfung, das Gefühl, beim Aufwachen müder zu sein als vor dem Schlafengehen

Als Nico mich zum ersten Mal aufgesucht hatte, waren seine Symptome heftig und schmerzhaft gewesen, so sehr, dass er sich endlich zu einer Therapie durchgerungen hatte. Aber ich kenne viele Menschen, die mit schwächeren Symptomen der gleichen Art kämpfen und jahrelang an leichten kognitiven Störungen leiden. Einerlei, ob Sie an Depressionen, Angst, Brain Fog, Gedächtnisschwäche oder nachlassendem Denkvermögen leiden, die

Grundursachen sind die gleichen: Ihr Gehirn arbeitet nicht optimal. Viele Faktoren – zum Beispiel falsche Ernährung, rezeptfreie und rezeptpflichtige Medikamente, Toxine, Stress und schmerzhafte Erlebnisse in der Kindheit – können im Zusammenspiel zahlreiche Symptome auslösen.

Manchmal sind diese Symptome so stark, dass sie eine medizinische Diagnose zur Folge haben. Dann wurde meinen Patienten gesagt, dass sie an Depressionen oder Angststörungen, vielleicht sogar an einer Demenz litten.

Andere Patienten fühlten sich einfach müde, ängstlich, traurig, hoffnungslos, hilflos oder melancholisch und litten gleichzeitig an Bewusstseinstrübung. Sie konnten nicht mehr klar denken und hatten Gedächtnis- und Konzentrationsstörungen. Sie waren oft verwirrt, ließen sich leicht ablenken und hatten das Gefühl, nicht mehr richtig denken zu können. Geistige Erschöpfung und Reizbarkeit kamen hinzu. Allzu oft hörten Sie dann: »Ihnen fehlt nichts – Sie werden nur älter.« Oder: »Sie brauchen Urlaub.« Oder: »Was erwarten Sie – das Leben ist anstrengend.«

Mit oder ohne Diagnose – meine Patienten bekamen selten Medikamente, die ihnen wirklich halfen. Manche Ärzte verschrieben ihnen ein Antidepressivum oder ein angstlösendes Mittel und gelegentlich schlug ihnen jemand ein Heilkraut oder ein Ergänzungsmittel vor. Aber fast nie bekamen sie ein echtes Heilmittel: eine Methode, die ihre Gehirnfunktion normalisierte und optimierte.

Ist das auch Ihre Geschichte? Haben Sie eine offizielle Diagnose wie »Angststörung« oder »Depression« erhalten und ein Medikament bekommen, das Ihnen nur zum Teil oder phasenweise hilft? Oder fühlen Sie sich miserabel, müde, benebelt, nicht voll leistungsfähig? Waren Sie schon bei mehreren Ärzten und haben einige Medikamente ausprobiert oder gestehen Sie sich gerade erst ein, dass etwas nicht stimmt?

Wie dem auch sei, ich möchte Sie ermuntern, anders an die Sache heranzugehen. Anstatt nach einer spezifischen Diagnose zu suchen – Angst, Depression, Brain Fog –, sollten Sie Ihr Gehirn als Ganzes sehen:

- Wenn Ihr Gehirn gut arbeitet, denken Sie klar und fühlen sich großartig.
- Wenn Ihr Gehirn schlecht arbeitet, leidet Ihr Denkvermögen darunter und Sie fühlen sich schlecht.

Ich weiß, das hört sich einfach an, doch im Grunde ist es alles, was Sie wissen müssen. Und Sie sollten die Lösung kennen:

- Wenn Ihr Gehirn nicht optimal arbeitet, kann Ihnen das Programm für das Ganze Gehirn helfen, die optimale Funktionsfähigkeit wiederherzustellen.

Einerlei, wie Ihre Diagnose lautet – oder ob Sie überhaupt eine Diagnose bekommen haben –, das Programm für das Ganze Gehirn unterstützt Sie dabei, Ihre Symptome zu beseitigen, sodass Sie wieder ein Leben voller Vitalität und in Gesundheit führen können.

Symptome einer Fehlfunktion des Ganzen Gehirns

Die Symptome eines Ungleichgewichts im Ganzen Gehirn können vielfältig sein. Laut bisherigen medizinischen Ansichten sind Symptome, die das Gehirn oder den Darm betreffen, völlig unabhängig voneinander. Angenommen, ein Patient sucht wegen »Gehirnproblemen« den Arzt auf – Brain Fog, Depression, Angst, Lustlosigkeit, Hoffnungslosigkeit, leichte Reizbarkeit, verlangsamte Reaktionen und Ähnliches. Meist versuchen die Ärzte dann, die Ursache für diese Probleme vom Hals an aufwärts zu lokalisieren. Wenn der Patient zudem an Symptomen leidet, die den Darm und das Mikrobiom betreffen, zum Beispiel Blähungen, Verstopfung, Durchfall und/oder Übelkeit, werden diese nach traditioneller Sichtweise als Anzeichen für völlig andere Probleme gesehen. Dennoch sind sie alle die Folge desselben Problems: einer Fehlfunktion des Ganzen Gehirns.

Psyche: Angst, Brain Fog, Depression, Gedächtnis-, Konzentrations- und Motivationsstörungen sowie Störungen, die nicht zu den üblichen Diagnosen passen.

Verdauungssystem: Reflux, Blähungen, Verstopfung, Durchfall, Übelkeit, Reizdarm

Hormone: Nebennierenstörungen, nachlassender Sexualtrieb oder Störungen der sexuellen Funktion, Menstruationsstörungen, Beschwerden nach der Menopause, Schilddrüsenstörungen

Immunsystem: Autoimmunerkrankungen wie chronisches Müdigkeitssyndrom, Basedow, Hashimoto-Thyreoiditis, multiple Sklerose, rheumatoide Arthritis

Nervensystem: ADHS, Demenz, Alzheimerdemenz, Autismus

Andere Symptome: Schwierigkeiten, Stress zu bewältigen, Müdigkeit, Reizbarkeit, Schlafstörungen

Nicht die Diagnose, sondern die Behandlung ist wichtig

Wenn ich Ihnen rate, sich keine Gedanken um eine Diagnose zu machen, hört sich das vielleicht eigenartig an, aber ich meine es ernst. Seit einigen Jahrzehnten ist die Schulmedizin ziemlich fixiert auf immer spezifischere auf das Gehirn bezogene Diagnosen: schwere depressive Episode, lang anhaltende depressive Verstimmung, affektive Störung aufgrund einer Allgemeinerkrankung, Sozialphobie, generalisierte Angststörung und so weiter. Diese Diagnosen ändern sich häufig mehr oder weniger stark mit jeder neuen Auflage des *Diagnostischen und Statistischen Manuals Psychischer Störungen*, auch DSM. Sie werden oft mit bestimmen Medikamenten und Therapien in Zusammenhang gebracht und werden bisweilen mit Bezug auf bestimmte biochemische Zustände oder Gehirnregionen erklärt.

Das klingt alles sehr wissenschaftlich, oder? Das Problem ist nur, dass dieser Ansatz nicht wissenschaftlich ist – zumindest nicht annähernd so sehr, wie die Mediziner behaupten. Anders als spezifische Erscheinungen, die bestimmte anatomische Probleme widerspiegeln – zum Beispiel ein gebrochenes Bein oder Sichelzellenanämie –, sind kognitive und emotionale Störungen viel schwerer zu definieren. Wenn Sie wie viele meiner Patienten bereits verschiedene Diagnosen und/oder Therapien bekommen haben, wissen Sie genau, wovon ich rede.

Tatsache ist, dass niemand genau weiß, was »Depression« oder »Angststörung« wirklich ist. Im Grunde fassen Wissenschaftler und Ärzte Symptome zu einer Gruppe zusammen und geben dieser Gruppe einen Namen. Eine Gruppe heißt »schwere depressive Episode«, eine andere »Dysthymie«, eine dritte »Sozialphobie« und so weiter. Oft überschneiden sich die Diagnosen und die gleichen Symptome tauchen bei vielen verschiedenen Störungen auf. Zahlreiche Störungen werden mit verwandten Symptomen in Zusammenhang gebracht, die zwar nicht genau zur Diagnose gehören, aber häufig zusammen mit ihr auftreten. Eine Depression geht beispielsweise oft mit Gedächtnis-, Konzentrations- und Aufmerksamkeitsstörungen einher, doch diese Symptome gelten irgendwie als unabhängig von der eigentlichen Diagnose oder als sekundär.

Um die Angelegenheit noch verwirrender zu machen, stützt sich nicht jeder Arzt auf das *DSM*, das hauptsächlich bei der Zusammenarbeit mit Versicherungen benutzt wird. Manche Ärzte und einige Bücher sprechen von »milder«, »moderater« und »schwerer« Depression. Aber es gibt keine klare Trennlinie zwischen einer »milden« und einer »moderaten« oder zwischen einer »moderaten« und einer »schweren« Depression. Manche Formen von Depression schließen die Symptome von Angststörungen ein. Einige Formen von Angststörungen zeigen ähnliche Symptome wie eine Depression et cetera.

Obwohl Wissenschaftler sich die größte Mühe geben, können spezielle Störungen nicht immer bestimmten Gehirnregionen zugeordnet werden oder auch nur die biochemischen Stoffe identifiziert werden, die möglicherweise beteiligt sind. Gewiss, die auf Seite 27 des ersten Kapitels aufgezählten Stoffe sind unerlässlich für die Gehirnfunktion, aber das gilt auch für viele andere – auch für die Schilddrüsenhormone. Ich habe im Laufe der Jahre viele Patienten getroffen, deren Depression und/oder Angst innerhalb von einigen Wochen verschwand, nachdem ich ihnen Schilddrüsenhormone verordnet hatte. Andere sprachen auf eine Behandlung mit adaptogenen Kräutern an, die den Nebennieren helfen, mit Stress fertigzuwerden. Wieder andere erlebten eine gewisse Linderung mit SRIs und angstlösenden Medikamenten. Aber wie sinnvoll ist eine einzelne Diagnose, die so viele potenzielle Ursachen haben kann und bei der so viele Therapien wirken? (Wie Sie sehen werden, schließt das Programm für das Ganze Gehirn die Zufuhr von Schilddrüsenhormonen in der richtigen Dosis und die Unterstützung der Nebennieren mit Adaptogenen ein.)

Was Sie mithilfe des Programms für das Ganze Gehirns erreichen können

- Lebensfreue, Optimismus
- Ruhe, Angstlinderung
- Klares Denken
- Besseres Gedächtnis und Erinnerungsvermögen
- Weniger Entzündungen im Gehirn
- Bessere Plastizität des Gehirns: mehr Dendriten (Fortsätze von Nervenzellen), bessere Verbindungen zwischen Gehirnzellen
- Gesunde Darmfunktion: ohne Verstopfung, Durchfall, Blähungen, Völlegefühl, Übelkeit und Magenverstimmung
- Kein Säurereflux, Sodbrennen oder gastroösophageale Refluxkrankheit
- Vielfältigeres, gesünderes Darmmikrobiom
- Das Idealgewicht ist leichter zu erreichen
- Linderung bei Autoimmunerkrankungen
- Ein überwältigendes Gefühl der Vitalität
- Bessere allgemeine Gesundheit: weniger Allergien, bessere Immunfunktion, schönere Haut und Haare
- Beseitigung der wahren Ursachen für Krankheiten, Förderung der wahren Ursachen für Gesundheit

Wenn die Diagnose also keine Rolle spielt, was ist dann wichtig? Meiner Erfahrung nach ist entscheidend, das Ganze Gehirn zu behandeln. Das ist die wirksamste Methode, um für klares Denken und Wohlbefinden zu sorgen. Dafür ist das Programm für das Ganze Gehirn gedacht. Eine einzige Therapie hilft gegen alle Symptome, weil die verschiedenen Symptome eine einzige Grundursache haben: eine fehlerhafte Gehirnfunktion. Unser Ziel ist eine bessere allgemeine Funktionsfähigkeit des Gehirns. Wenn wir dieses Ziel erreichen, verschwinden die

Eine einzige Therapie hilft gegen alle Symptome, weil die verschiedenen Symptome eine einzige Grundursache haben: eine fehlerhafte Gehirnfunktion. Unser Ziel ist eine bessere allgemeine Funktionsfähigkeit des Gehirns.

Depressionen, die Angst und der Brain Fog. Manche Patienten fühlen sich sofort besser, andere brauchen dafür einige Wochen, wieder andere erleben erst nach mehreren Monaten eine vollständige Heilung. Alle befinden sich jedoch auf dem Weg zur optimalen Gehirnfunktion. Wenn Ihnen das gelingt, legen sich Ihre Symptome, unabhängig von der Diagnose.

Können Medikamente helfen?

Das ist eine schwierige Frage. Wenn Ihr Zustand ernst ist, brauchen Sie möglicherweise Medikamente, um die Symptome erst einmal zu lindern. Und wenn Sie damit begonnen haben, Medikamente einzunehmen, dürfen Sie nicht einfach damit aufhören. Das gilt für Antidepressiva, angstlösende Mittel und Stimulanzien. Der Umgang mit Medikamenten, die auf das Gehirn einwirken, muss sorgfältig überwacht werden, selbst wenn Sie nur die Dosis verringern möchten, aber erst recht, wenn Sie sie ganz absetzen wollen.

In den weitaus meisten Fällen können Sie wahrscheinlich auf Medikamente verzichten, wenn Sie das Programm für das Ganze Gehirn befolgen, oder Sie können die Dosis verringern oder das Mittel allmählich absetzen. (Arbeiten Sie immer mit Ihrem Arzt zusammen und versuchen Sie *nicht*, die Dosis selbst zu verändern oder die Arznei abzusetzen!)

Vielleicht hat Ihnen jemand gesagt, Sie hätten »schlechte Gene«, die Depressionen, Angst oder Demenz verursachten. Das ist völlig falsch. Wie Sie in diesem Buch erfahren werden, verdammen Ihre Gene Sie nicht zu einer bestimmten Krankheit (obwohl sie manchmal dazu beitragen können). Depressionen, Angst, Demenz und andere vergleichbare Störungen sind die Folge von Prozessen im Körper, die Sie durch das Programm für das Ganze Gehirn in eine neue Richtung lenken können.

Fassen wir zusammen:

- Wenn Sie das Programm für das Ganze Gehirn befolgen, können Sie möglicherweise auf Medikamente verzichten, die Dosis verringern oder Medikamente absetzen.

- Halten Sie immer Rücksprache mit Ihrem Arzt, wenn Sie Medikamente, die das Gehirn beeinflussen, absetzen oder ihre Dosis verringern wollen.

Zu viel Ammoniak: eine Hauptursache für Brain Fog

Wenn Ihre Darmbakterien nicht so arbeiten, wie sie sollten, erzeugen sie oft zu viel Ammoniak, das in falscher Menge für das Gehirn giftig sein kann. Ein Überschuss an Ammoniak ist eine der häufigsten Ursachen für Brain Fog und kann so schwere Symptome auslösen, dass Patienten – zum Beispiel Nico – fürchten, an Alzheimer oder an einer anderen Demenzerkrankung zu leiden. Ammoniaküberschuss kann auch zu Depressionen führen.

Wenn Probleme mit dem Darm und dem Mikrobiom gelöst werden, sinkt die Ammoniakproduktion und dann verschwinden meist auch die Symptome. Die Empfehlungen des Programms für das Ganze Gehirn tragen dazu bei, die Überproduktion von Ammoniak zu stoppen. Ich habe auch einige gezielte Vorschläge für Menschen ausgearbeitet, die an schwerem Brain Fog und/oder Gedächtnisstörungen leiden.

Eine Evolution in der Medizin

Im letzten Jahrhundert hielten die Mediziner Störungen, die mit dem Gehirn zusammenhingen, hauptsächlich für ein Problem des Gehirns selbst. Deshalb entwickelten sie Medikamente, die nur auf die Prozesse im Gehirn einwirkten.

Seit Kurzem sind einige Ärzte, die der funktionellen Medizin anhängen, eher ganzheitlich orientiert. Sie haben verstanden, dass viele Gehirnprobleme auf Störungen im Darm oder sogar im Mikrobiom zurückgehen. Deshalb konzentrieren sie sich darauf, den Darm und das Mikrobiom zu heilen, um Angst, Depressionen, Brain Fog und andere Beschwerden zu lindern.

Meine Methode geht da noch weiter. Anstatt im Darm und im Mikrobiom die Ursache von Gehirnproblemen zu sehen, betrachte ich sie als Teil des Gehirns. Alle drei bilden das System, das ich Ganzes Gehirn nenne. Ein gesunder

Darm und ein gesundes Mikrobiom helfen dem Gehirn nicht nur, sie sind das Gehirn. Wenn wir das Ganze Gehirn als *ein* System betrachten, können wir die Funktionsfähigkeit des Gehirns besser und umfassender heilen.

Optimieren Sie die Funktionsfähigkeit Ihres Gehirns

Wie viele meiner Patienten litt Nico an mehreren Symptomen, zu der keine einzelne Diagnose passte. Er war ängstlich, depressiv und seine Gehirnfunktionen ließen nach. Diese Symptome beobachte ich oft bei meinen Patienten, aber die Schulmedizin sieht häufig keinen Zusammenhang zwischen ihnen.

Nehmen wir an, Nico hätte bei einem schulmedizinischen Arzt Hilfe für seine vielen Probleme gesucht. Er hätte wahrscheinlich mehrere Medikamente bekommen: gegen Angst, Depression, Gedächtnisschwäche und nachlassendes Denkvermögen. Jedes Medikament hätte eine Reihe von Nebenwirkungen ausgelöst. Und keines hätte die eigentliche Ursache des Problems behandelt: die gestörte Gehirnfunktion.

Die Schulmedizin sucht nach Diagnosen. Ich will die Funktionsfähigkeit verbessern. Sobald Ihr Gehirn optimal arbeitet, können Sie klar denken und Sie fühlen sich großartig. Das Programm für das Ganze Gehirn optimiert die Gehirnfunktion, weil es die eigentlichen Ursachen der Funktionsstörungen beseitigt – die wahren Ursachen dafür, dass Ihr Gehirn nicht sein Bestes geben kann. Gehirnstörungen hängen mit Störungen im Darm und im Mikrobiom zusammen. Deshalb hat die Heilung des Darms und des Mikrobioms Vorrang. Wenn Ihr Darm und Ihr Mikrobiom optimal arbeiten, ist auch Ihr Gehirn zu Höchstleistungen fähig.

Aus diesem Grund bin ich so optimistisch, wenn Sie das Programm für das Ganze Gehirn befolgen. Ich wette, dass sich niemand je der Beschaffenheit Ihres Darms und Ihres Mikrobioms gewidmet hat – und wenn, dann nicht auf die umfassende Weise, die ich in diesem Buch beschreibe. Dank dieser neuen Methode können Tausende meiner Patienten wieder klar denken und sich guter Gesundheit erfreuen. Ihr bisheriger Arzt oder ihre bisherigen zwei oder sechs Ärzte konnten ihnen nicht dazu verhelfen.

Um zu verstehen, warum mein Programm so effektiv ist, müssen wir die Gesundheit des Gehirns aus einem neuen Blickwinkel betrachten. Das wollen wir im folgenden Kapitel tun.

Kapitel 3

Die Gesundheit des Gehirns in neuem Licht

Vielleicht kennen Sie die Geschichte von den Blinden und dem Elefanten. Als man einige Blinde zu einem riesigen, rätselhaften Wesen führte, das keiner von ihnen kannte, griff jeder nach dem Teil des Tieres, das er erreichen konnte. Einer betastete den Rüssel und erklärte, die Kreatur sei lang und biegsam wie eine Schlange. Ein anderer umklammerte ein Bein und meinte, das Tier sei rund und massiv wie ein Baum. Ein dritter packte einen Stoßzahn und behauptete, das Wesen sei glatt und spitz wie ein polierter Stock.

Diese Männer taten, was die meisten Menschen tun, wenn sie mit einer völlig neuen Idee konfrontiert werden: Sie zerlegten sie in Einzelteile und beurteilten diese anhand des Wissens, über das sie verfügten. Da sie jedoch nichts von Elefanten wussten und ein solches Tier nicht als Ganzes wahrnehmen konnten, versuchten sie, mithilfe eines einzelnen Teils auf das Ganze zu schließen. Und weil jeder nur ein Teil des Tieres untersuchte, konnte niemand eine Verbindung zwischen den Teilen herstellen. Ein Elefant ist nicht einfach ein Rüssel plus Beine plus Stoßzähne plus Schwanz. Er ist mehr als die Summe seiner Teile – ein gewaltiges, herrliches Tier, das keinem anderen gleicht. Wenn wir uns allein auf die Teile konzentrieren, verstehen wir das Ganze nicht.

Mit einigen seltenen und lobenswerten Ausnahmen verhalten sich die Wissenschaftler und Ärzte, die das menschliche Gehirn untersuchen, wie diese Blinden. Sie haben festgestellt, dass bestimmte Neurotransmitter mit bestimmten Störungen zusammenhängen, und haben jede Störung einer anderen Gehirnregion zugeordnet. Ein Wissenschaftler studiert Depressionen und befasst sich mit den Neurotransmittern und Synapsen, die Antriebslosigkeit, Niedergeschlagenheit und andere Symptome der Depression hervorrufen. Ein zweiter widmet sich der Parkinson-Krankheit und erforscht andere Neurotransmitter und eine andere Gehirnregion. Ein Dritter befasst sich mit dem Lernen und der Wahrnehmung, ein Vierter mit dem Gedächtnis, ein Fünfter mit Stress ... Ich denke, Sie verstehen, was ich meine.

Natürlich hat uns diese Vorgehensweise in gewisser Weise geholfen, das Gehirn besser zu verstehen. Doch wenn wir das Gehirn in einzelne Teile zerlegen, übersehen wir meiner Meinung nach einen wichtigen Punkt. Der weitaus größte Teil der wissenschaftlichen Literatur beschäftigt sich nicht mit dem Gehirn als Ganzem, als lebendem System, sondern nur als Ansammlung einzelner Regionen – als würden diese isoliert arbeiten.

Ich schlage ein neues Paradigma für die Heilung von Gehirnstörungen vor. Wir müssen das Ganze Gehirn behandeln und wir müssen begreifen, dass das Gehirn, der Darm und das Mikrobiom Teile desselben Systems sind, so wie der Rüssel, die Beine und die Stoßzähne Teile eines Elefanten sind. Die Komponenten des Ganzen Gehirns mögen wie separate Teile aussehen, und das sind sie auch in gewissem Maße, aber wir müssen sie ebenso als Teil desselben Ganzen verstehen. Hier folgen nun vier neue Denkmodelle, die Erklärungen liefern können.

Paradigmenwechsel 1: vom einzelnen Objekt zum vernetzten Ökosystem

Wie die Medizin bisher vorgegangen ist, habe ich während meines Studiums erlebt. Die Grundlage der Anatomie war ein einzelnes Objekt: ein Leichnam. Wie Generationen von Studenten vor mir musste ich menschliche Leichen sezieren, um zu lernen, wo sich die einzelnen Organe befinden und wie groß sie sind. Bald wurde mir klar, dass diese Betrachtungsweise mehr war als nur ein nützliches Hilfsmittel zum Lernen – sie war das grundlegende Fundament der Schulmedizin. Anstatt den Menschen als lebendes System zu betrachten, in dem unaufhörlich elektrische Impulse, biochemische Prozesse und Hunderte von winzigen Transformationen ablaufen, wurde mir beigebracht, den Menschen letztlich als inaktives Objekt zu sehen, das man leicht in Teile zerlegen kann.

Wenn Sie mit einer Leiche arbeiten, ist es einfach, das Herz von den Lungen, die Schilddrüse von den Nebennieren, den Darm vom Gehirn zu trennen – Sie nehmen einfach Ihr Skalpell und fangen an zu schneiden. Und wenn Sie sich für ein medizinisches Spezialgebiet entscheiden, folgen Sie dem gleichen Prinzip des Teilens: Sie werden Kardiologe, Lungenfacharzt, Endokrinologe, Rheumatologe, Gastroenterologe oder Psychiater. Diese Spezialisten haben ihren eigenen Medizinschrank, ihre eigenen Medikamente, ihre eigenen diagnostischen Tests. Wenn sie sehen, dass Ihre Symptome die Grenze zu einem anderen Fachgebiet überschreiten, halten sie meist nicht inne, um sich die Frage zu stellen, ob Sie womöglich ein ganzer Elefant sind und nicht ein Rüssel plus ein Bein. Sie schicken Sie einfach zu einem anderen Spezialisten. Es kann durchaus sein, dass Sie dann zwei, drei oder vier verschiedene Diagnosen bekommen, jede mit der dazu passenden Therapie und Medikation.

Wenn das Paradigma »Der Körper ist eine inaktive Ansammlung von Teilen« lautet, ist es für Ärzte nur vernünftig, Antidepressiva gegen Depression, Protonenpumpenhemmer gegen Reflux und krampflösende Mittel gegen das Reizdarmsyndrom zu verschreiben, ohne sich zu fragen, ob alle drei Störungen womöglich zusammenhängen. Aber warum leiden so viele depressive Menschen auch an einem Reizdarmsyndrom? Warum treten Depressionen und Gewichtszunahme so oft zusammen auf? Warum finden wir Brain Fog, Angst und Reizbarkeit so häufig bei Patienten, die depressiv sind?

Angenommen, wir ändern unseren Blickwinkel und betrachten den Körper nicht mehr als inaktives Objekt, das sich problemlos in einzelne Teile zerlegen lässt, sondern als Ökosystem, in dem jeder Aspekt und jedes System des Körpers alle anderen beeinflusst, als Ökosystem, in dem alle Elemente eng miteinander verbunden sind, was geschieht dann?

Um zu verstehen, was ich mit »Ökosystem« meine, können Sie sich einen See mitten in einem Wald vorstellen. Im Wald weiden Tiere und streifen Wölfe umher. Im See leben viele Fischarten, Algen wachsen in genau der richtigen Menge und Reiher und Kraniche suchen das Ufer nach Futter ab.

Wenn dieses Ökosystem ausgewogen ist, gedeiht jeder Teil von ihm und jeder Teil unterstützt alle anderen Teile direkt oder indirekt. Die Rehe fressen das Gras, die Wölfe fressen die Rehe. Wenn die Wölfe sterben, düngen ihre Körper das Gras, das die Rehe eines Tages fressen werden. Ein Teil dieses Düngers gelangt in den See und ernährt die Algen, von denen die Fische leben. Vögel fressen die Fische und manchmal fressen die Wölfe diese Lebewesen oder ihre Kadaver düngen das Gras und die Algen. Es besteht eine ständige Wechselwirkung zwischen den vielen Elementen dieses Ökosystems, ein fortwährender Austausch von Ressourcen, wenn man so will, um ein gesundes, blühendes Ganzes zu schaffen.

Nehmen wir nun an, dass ein Aspekt dieses Systems sich verändert. Vielleicht haben Jäger zu viele Wölfe erlegt. Dann gibt es irgendwann zu viele Rehe, die alle um dasselbe Gras kämpfen. Wenn das ganze Gras aufgefressen wurde, muss das Wild hungern und der See bekommt entweder nicht genug Dünger (zu wenige Wölfe) oder zu viel Dünger (zu viele Rehe). Das alles hat schwerwiegende Folgen für die Algen und die Fische.

Oder nehmen wir an, dass verunreinigtes Grundwasser voller Industriechemikalien und Pestizide in den Boden sickert und das Gras abzusterben beginnt oder giftig wird. Jetzt nimmt die Zahl der Rehe ab, und weil die Wölfe nicht mehr genug zu fressen haben, beginnen auch sie zu sterben, was Folgen für die Algen, Fische und Vögel hat.

Wie Sie sehen, sind alle Teile des Ökosystems betroffen, wenn wir irgendeinen Teil verändern.

Paradigmenwechsel 2: von »Krankheit als Eindringling« zu »Gesundheit als Prozess«

Historisch betrachtet haben Ärzte und Wissenschaftler Krankheiten immer als fremde Eindringlinge betrachtet, als »Ding«, das man vernichten oder aus dem Körper entfernen muss. Krankheiten galten als Störungen an einer ganz bestimmten Stelle mit wenig Bezug zu anderen Organen und Systemen in weiteren Teilen des Körpers. Dementsprechend betrachtet die bisherige alte Medizin Gesundheit einfach als »Abwesenheit von Krankheit«.

Die neue Medizin geht hingegen davon aus, dass weder eine Krankheit noch die Gesundheit ein Ding ist, beide sind vielmehr komplexe Prozesse. Eine Krankheit gilt als eine Art ungesundes Ökosystem. Ein einziges problematisches Ereignis – das Aussterben der Wölfe oder die Vergiftung des Bodens – kann die Gesundheit des Ökosystems untergraben. Meist kommen aber mehrere problematische Faktoren zusammen. Auf jeden Fall ist die Heilung einer Krankheit selten so einfach wie das »Herausschneiden« oder »Vernichten« des Problems. Ein negativer Prozess wird in Gang gesetzt und löst viele andere negative Prozesse aus. Wenn die Zahl der Wölfe sinkt, steigt die Zahl der Rehe zu stark an, was zu Grasknappheit führt und so weiter. Die Vergiftung des Grases zieht einen Mangel an Wild nach sich, sodass die Wölfe sterben und ihre giftigen Kadaver als Nahrung für andere Lebewesen dienen et cetera. Das Problem in diesen Beispielen ist nicht ein einzelnes Ding, sondern ein zusammenhängender Prozess. Statt die Krankheit zu beseitigen, müssen wir den Prozess umkehren.

Als ich meine Patientin Annette behandelte, die Sie in Kapitel 1 bereits kennengelernt haben, wollte ich ihr nicht einfach eine Tablette gegen ihre Depressionen geben. Ich musste ihr gesamtes Ökosystem untersuchen, damit ich mich um die vielen Probleme in jedem Bereich kümmern konnte: um das biochemische Ungleichgewicht in ihrem Gehirn, die fehlende Vielfalt ihres Mikrobioms, den krankhaft durchlässigen Darm, die Unterfunktion der Schilddrüse und ihr Gefühl, nicht mehr mit ihrem Willen verbunden zu sein, mit ihrem tiefen, authentischen Selbst. Ich musste herausfinden, wie jedes dieser Probleme negativ auf alle anderen wirkte und wie die Lösung eines Problems dazu beitragen konnte, alle anderen zu bessern. Annettes Depressionen waren kein isoliertes Ding, sondern Teil eines komplexen Geflechts, und als solchen musste ich sie behandeln, um Annette wirklich zu heilen.

Paradigmenwechsel 3: von einer Medizin, die einen einzelnen Aspekt des Gehirns behandelt, zur Unterstützung der Funktionsfähigkeit des Gehirns im Ganzen

Wenn es um Störungen der Gehirnfunktion geht, neigt die Schulmedizin dazu, das Gehirn in Regionen einzuteilen. Angst, Depressionen und Brain Fog gelten als verschiedene Störungen, die jeweils einem bestimmten Gehirnareal oder bestimmten biochemischen Reaktionen zugeordnet werden. Häufig verordnen die Ärzte spezifische Medikamente, um jede einzelne Störung zu behandeln.

Basierend auf unserer neuen Sichtweise befassen wir uns jedoch nicht mit separaten Krankheiten wie Depression, Angststörungen und so weiter. Stattdessen betrachten wir das Gehirn als Ökosystem und konzentrieren uns auf seine optimale Funktionsfähigkeit. Die Krankheiten, die früher als separate Phänomene angesehen wurden, gelten heute als viele miteinander verbundene Erscheinungsformen desselben Grundproblems.

Überlegen Sie einmal, wie viele Funktionen Ihr Gehirn ausübt: Denken, Fühlen, Erinnern, Lernen sowie die Überwachung des autonomen Nervensystems (das Vorgänge steuert, die automatisch ablaufen, zum Beispiel die Atmung, das Schlucken, die Verdauung und den Schlaf). Wenn das Gehirn gesund ist, arbeitet es gut. Ist es krank, erfüllt es eine oder mehrere Aufgaben schlecht. Wollen wir also das Gehirn heilen, dürfen wir uns nicht einzelnen Problemen widmen und sie separat behandeln. Wir müssen die allgemeine Gesundheit des Gehirns im Blick haben und uns bemühen, sie zu verbessern.

Betrachten wir einen meiner Patienten, der mit mehreren schweren Störungen kämpfte. Als Kind war Luke sehr ängstlich gewesen und als er zehn Jahre alt war, wurde bei ihm ADHS diagnostiziert. Mit 20 litt er immer wieder an Depressionen, die im folgenden Lebensjahrzehnt immer häufiger und schwerwiegender wurden. Als er mich mit Ende 40 aufsuchte, plagten ihn zudem Gedächtnisstörungen.

Ein Schulmediziner würde jedes dieser Probleme separat behandeln. Meiner Meinung nach hatte Luke aber nur *ein* Problem. Seine vier scheinbar unterschiedlichen Störungen waren Aspekte eines einzigen Grundproblems: einer suboptimalen Gehirnfunktion.

Die Einsicht, dass das Gehirn ein Ganzes ist, ein Ökosystem, hilft uns zu verstehen, warum die Behandlung sich darauf konzentrieren sollte, die allgemeine Funktionsfähigkeit wiederherzustellen und nicht nur separate Störungen zu behandeln. Statt Depressionen, Angst oder Brain Fog zu beseitigen – statt Medikamente zu entwickeln, deren Ziel bestimmte biochemische Zusammenhänge und Prozesse sind, die bei jeder Störung betroffen sind –, versuchen wir, das gesamte Gehirn zu heilen. Sobald die Gesamtfunktion sich bessert, verschwinden die einzelnen Probleme von selbst.

Kehren wir zu unserem Beispiel vom See und vom Wald zurück. Angenommen, wir stellen fest, dass mehrere Fischarten sterben. Anstatt nun den See zuerst mit neuen Forellen, dann mit Barschen und schließlich mit Welsen zu besetzen, untersuchen wir zunächst, warum der See krank geworden ist. Vielleicht sickert ein Gift ins Wasser. Oder das überhandnehmende Wild erzeugt zu viel Dünger, sodass der See an Algen erstickt. Oder es gibt mehrere Ursachen gleichzeitig. Wenn wir herausfinden, was das Ökosystem stört, und wieder ein gesundes Gleichgewicht herstellen, erholen sich die Fischbestände von selbst.

Nur ein ökologischer Blickwinkel ermöglicht uns diese ganzheitliche Heilmethode. Andernfalls würden wir uns damit erschöpfen, jede einzelne Fischart zu retten – wahrscheinlich mit geringem Erfolg!

Lukes schulmedizinisch eingestellten Ärzte hatten jede seiner Beschwerden separat behandelt. Die Folge war, dass er vier Medikamente eingenommen hatte, von denen jedes eine andere Störung beheben sollte. Aber niemand widmete sich den eigentlichen Ursachen. Die Symptome wurden dadurch durchaus gelindert und er fühlte sich ein klein wenig besser, aber sein gesamtes Ökosystem war immer noch krank.

Als ich Luke untersuchte, sah ich nicht vier separate Störungen, sondern ein einziges Problem mit vier verschiedenen Symptomen. Statt ihm vier Medikamente zu verabreichen, wollte ich die Funktion seines Ganzen Gehirns verbessern. Denn ich wusste, dass das Problem sich auf diese Weise lösen ließ.

Paradigmenwechsel 4: von der Behandlung des Körpers zur Behandlung des ganzen Menschen

Hier kommt der ökologische Blickwinkel voll zur Geltung. Die heutige Medizin trennt »das Körperliche« meist scharf von anderen, tieferen Aspekten des Menschen. Therapien stützen sich hauptsächlich auf Medikamente und sollen auf physischer Ebene wirken. Was Sie glauben, wie Sie sich fühlen und wie Sie Ihren Platz in der Welt sehen, interessiert die meisten Ärzte kaum. Sogar viele Psychiater neigen dazu, sich nur darauf zu konzentrieren, welche Medikamente Sie brauchen, um die Stimmung oder kognitive Störungen zu beeinflussen, anstatt Ihre Gedanken, Gefühle und Einstellungen in den Blick zu nehmen.

Manchmal berücksichtigt ein ganzheitlich gesinnter Arzt auch andere Aspekte des Menschen, zum Beispiel die Psyche oder gar die sogenannte spirituelle Dimension unserer Erfahrungswelt. Noch tiefer ist jedoch der Willen angesiedelt; er ist die Basis aller heilenden Faktoren.

Wie ich bereits erklärt habe, meine ich mit Willen nicht die Willenskraft. Ich glaube nicht, dass Sie sich mit bloßer Entschlossenheit von Depressionen oder Angst befreien können oder dass Sie »das einfach schaffen« müssen, weil »Ihnen im Grunde nichts fehlt und Ihre Probleme nur auf Ihre mangelhafte Einstellung« zurückzuführen sind. Diese Theorie beleidigt Menschen, die an den sehr realen Störungen leiden, über die wir hier reden, ganz zu schweigen davon, dass sie wissenschaftlich unhaltbar ist.

Unter Willen verstehe ich vielmehr die mächtige und fundamentale menschliche Kraft, die die Grundlage Ihres Handlungsvermögens und Ihres Lebenszieles ist. So gesehen hat der Wille zwei Aspekte: Wir haben den Willen zu nehmen und den Willen zu geben. Beide sind äußerst wichtig.

Wir brauchen einen Willen zu nehmen, damit wir überleben und unser Potenzial voll entwickeln können. Nur dann haben wir etwas zu geben.

Wir brauchen auch einen Willen zu geben, damit wir anderen einen Teil von uns geben können. Wie Sie in Kapitel 8 sehen werden, ist die Erfahrung, anderen etwas zu geben, enorm wichtig für unsere menschliche Identität – und für unsere Gesundheit.

Kämpfen Sie mit Angst, Depression oder Bewusstseinstrübung, kann es durchaus sein, dass Sie sich hilflos, hoffnungslos und verzweifelt fühlen, als wäre Ihre gesamte Widerstandskraft geschwunden. Vielleicht denken Sie, dass Sie kein Recht auf etwas Gutes im Leben haben oder dass Ihnen niemand jemals etwas geben wird oder dass Sie die Fähigkeit verloren haben, etwas zu nehmen, nicht einmal von Menschen, die Ihnen etwas geben wollen. Vielleicht sind Sie der Meinung, dass Sie nichts zu geben haben oder dass Ihre Gaben wertlos sind. Oder die Anforderungen des Lebens haben Sie derart unter Druck gesetzt, dass Sie nicht mehr imstande sind, anderen etwas zu geben. Diese Reaktionen sind sowohl Ursachen als auch Auswirkungen eines erschöpften Willens – ein Verlust der Vitalität und der Bindung an Ihre Umwelt, der Ihnen Energie, Begeisterung und Freude raubt.

Wenn Ihr Wille zu nehmen und zu geben stark ist, können Sie lernen, sich über negative Gefühle zu erheben und positive Gefühle zu nutzen. Sie können sich den Weg durch alle körperlichen Herausforderungen freikämpfen. Sie können Ihr Gehirn, Ihr Ganzes Gehirn und Ihren Körper heilen.

Deshalb halte ich es auch für meine Verantwortung als Arzt, Ihnen beim Entfachen Ihres Willens zu helfen. Ein Teil dieser neuen Kraft fließt Ihnen zu, wenn Sie Ihr Mikrobiom, Ihren Darm und Ihre Schilddrüse heilen. Ein weiterer Teil wird freigesetzt, sobald Sie Maßnahmen ergreifen – selbst wenn sie Ihnen nur ganz klein vorkommen –, die anderen etwas geben. Schon ein Lächeln, die ehrliche Frage, wie es dem oder der anderen geht, oder ein Lob für gute Arbeit können die Gehirnfunktion erheblich beeinflussen. Meiner klinischen Erfahrung nach haben diese scheinbaren Kleinigkeiten bisweilen eine außerordentliche Wirkung.

Immer mehr wissenschaftliche Studien stützen meine Beobachtungen. Ein Artikel in der Zeitschrift *Berkeley Wellness* berichtete beispielsweise im Jahr 2016, dass es gut für die Gesundheit ist, anderen zu helfen. Unter dem Titel »Altruismus: Gutes tun tut gut« stellt der Artikel eine Studie vor, die im *American Journal of Public Health* veröffentlicht wurde: 846 Menschen über 65 Jahre wurden gefragt, wie viele belastende Ereignisse sie im letzten Jahr erlebt hatten und wie oft sie Freunden oder Angehörigen geholfen hatten, zum Beispiel indem sie Kinder gehütet, Einkäufe erledigt oder Hausarbeiten übernommen hatten.[1]

Es ist wichtig, das große Ganze zu sehen

- Der menschliche Körper besteht nicht aus einzelnen, separaten Teilen. Er ist ein vernetztes System.
- Eine Krankheit ist kein isoliertes Ding, das man einfach aus dem Körper entfernen kann. Sie ist ein komplexer Prozess, den wir umkehren müssen. Unser Ziel besteht darin, ein gesundes Ökosystem herzustellen.
- Wenn irgendein Aspekt des Gehirns gestört ist, liegt ein Problem im Ganzen Gehirn vor.
- Die allgemeine Gesundheit und Dynamik des Körpers haben eine tief greifende Wirkung auf die Gehirnfunktion.
- Der Wille zu nehmen und der Wille zu geben haben ebenfalls eine tief gehende Auswirkung auf die Funktionsfähigkeit des Gehirns.

Das Ergebnis überraschte: Die belastenden Ereignisse erhöhten bei Menschen, die anderen *nicht* geholfen hatten, die Sterblichkeit in den folgenden fünf Jahren statistisch gesehen signifikant. Bei Menschen, die anderen geholfen hatten, schienen belastende Ereignisse hingegen keinen signifikanten Einfluss auf die Sterblichkeit zu haben.

Fällt Ihnen auf, wie sehr dies der gängigen Meinung widerspricht? Hätten Sie nicht vielmehr vermutet, dass soziale Unterstützung den Menschen am meisten hilft, die Schwierigkeiten des Alters zu bewältigen? In Wirklichkeit überlebten aber eher diejenigen, die anderen halfen. Wie Sie in Kapitel 8 sehen werden, ist der Wille zu geben der mächtigste Teil unseres Willens, der mächtigste Teil unseres Wesens und ein wichtiger Faktor bei der Heilung von Depressionen, Angst und anderen Gehirnstörungen. Wenn wir geben, ohne eine Gegenleistung zu erwarten, einfach weil wir helfen wollen, leisten wir einen wesentlichen Beitrag zur Heilung des Ganzen Gehirns.

Die Heilung des Ganzen Menschen

Kehren wir zu meiner Patientin Annette zurück, der Sie in Kapitel 1 begegnet sind. Der Wechsel zu einem ungesunden Ökosystem begann früh in ihrem Leben und schloss mehrere schädliche Prozesse ein, die zu einem gestörten Ganzen führten. Meiner Erfahrung nach schaden seelische Traumen in der Kindheit sowie ein gestörter Darm und ein unausgewogenes Mikrobiom dem Ganzen Gehirn am meisten. Folgende Faktoren brachten Annettes Ökosystem unter anderen durcheinander:

- Ihre tägliche Kost enthielt viel Zucker, künstliche Süßstoffe, Weißmehl, ungesunde Fette und industriell gefertigte Produkte, die Entzündungen auslösten und das Mikrobiom aus dem Gleichgewicht brachten.
- Ihr Essen enthielt reichlich Gluten, das zu einer krankhaft durchlässigen Darmwand führte.
- Ihrer Ernährung fehlten die Nährstoffe und Kofaktoren, die ihr Körper brauchte, um für eine optimale Funktion der Schilddrüse, des Darms und des Gehirns zu sorgen.

- Als Kind hatte sie an Ohrenentzündungen gelitten, die mit Antibiotika behandelt wurden. Das hatte ihr Mikrobiom noch mehr geschädigt.
- Sie hatte einige belastende Erfahrungen durchgemacht. Diese begannen in einer stürmischen Kindheit und setzten sich in ihren Teenagerjahren sowie in ihren Zwanziger- und Dreißigerjahren in ihrem Liebes- und Berufsleben fort. Schon 24 Stunden Stress können das Mikrobiom verändern. Längerer Stress ohne ausreichenden Stressabbau stört das Mikrobiom erheblich, belastet den Darm und schwächt allzu oft den Willen.
- Annette hatte sehr früh hören müssen, sie sei nur ein »kleines Rädchen im Getriebe«, wie sie es ausdrückte, und sie werde niemals einen echten Einfluss auf ihre Mitmenschen haben. Anstatt sich als geschätztes Mitglied der menschlichen Gemeinschaft und wertvollen Teil des Universums zu sehen, hielt Annette sich für unbedeutend und machtlos. Sie glaubte, sie habe wenig zu geben. Diese Einstellung untergrub ihren Willen zu nehmen und ihren Willen zu geben.

Verstehen Sie, dass all diese Faktoren zusammen Annettes Gesundheit geschädigt haben? Die Angst, die Depression und der Brain Fog waren keine einzelnen Krankheiten, die man separat behandeln musste. Sie waren der Beweis für ein krankes Ökosystem. Die Lösung bestand nicht darin, ihre Krankheit zu »beseitigen«, sondern darin, ihr Ökosystem wiederherzustellen und vor allem ihren Willen neu zu entfachen, der ein entscheidender Faktor bei jeder Heilung ist.

Der neue Ansatz der Medizin

Basierend auf diesem neuen, ganzheitlichen Ansatzpunkt lade ich Sie ein, sich selbst mit ganz anderen Augen zu sehen als ein Schulmediziner. Sie sind keine Ansammlung von Teilen oder eine Liste von Symptomen, ebenso wenig wie der Elefant. Sie sind ein ganzheitliches menschliches Wesen mit einem Ganzen Gehirn und einem kompletten Körper, dessen Systeme unaufhörlich miteinander kommunizieren. Sobald wir den Menschen als Ganzes verstehen, können wir ihn anders diagnostizieren und behandeln.

Es macht mich traurig, wie die Schulmedizin mit Gehirnstörungen umgeht. Viele meiner Patienten sind von einem Arzt zum anderen gegangen, haben ein Medikament nach dem anderen eingenommen, ohne dass es ihnen besser ging. Und viele von ihnen mussten viele Jahre lang leiden, ohne dass man ihnen die Mittel gab, die sie gebraucht hätten, die Unterstützung, auf die sie ein Recht gehabt hätten, das Wohlbefinden, das sie verdient hätten.

Wenn ich aber an die Möglichkeiten denke, die sich uns jetzt eröffnen – die aufregenden Studien zum Mikrobiom, die neuesten Erkenntnisse über den menschlichen Geist –, keimt wieder Hoffnung in mir auf. Wir befinden uns wirklich inmitten einer medizinischen Revolution, die uns die Möglichkeit bietet, wieder so gesund, vital und froh zu werden, wie wir es uns kaum vorstellen können.

Im Teil II dieses Buches erfahren Sie mehr über die Funktionen des Gehirns, des Mikrobioms, des Darms, der Schilddrüse und des Willens. Doch zuerst wollen wir uns einen anderen Mitspieler genauer ansehen, der uns hilft, diese medizinische Revolution in Gang zu setzen: unsere Gene.

Kapitel 4

Machen Sie das Beste aus Ihren Genen

Meine Patientin Tess war verzweifelt.

»Meine Mutter war ihr Leben lang depressiv«, berichtete sie. »Ebenso meine Großmutter und mindestens eine meiner Tanten. Viele in meiner Familie sind depressiv – und darum bin ich es auch. Und deshalb brauche ich wahrscheinlich Medikamente, oder?«

Nein, widersprach ich Tess, diese Einstellung ist nicht richtig – zumindest ist sie nur halb richtig. Die Gene können der Grund sein, dass manche Menschen anfälliger sind für Depressionen oder Angststörungen als andere. Aber kein Gen verdammt uns zu dem ein oder anderen Phänomen. Es gibt kein Gen für Depression oder Angst oder eine andere Gehirnstörung.

Gewiss, manche Gene bewirken, dass Sie bestimmte Stoffe im Gehirn nur in geringerer Menge erzeugen, zum Beispiel Serotonin. Aber diese genetische Tendenz kann durch die Ernährung und die persönliche Lebensweise kompensiert werden. Wenn Sie Ihren Darm und Ihr Mikrobiom heilen – indem Sie Ihr Ganzes Gehirn im Auge behalten –, entwickeln Sie ein gesundes Ökosystem, das für eine gute Gehirnfunktion sorgt. Vielleicht müssen Sie etwas mehr auf Ihre Ernährungs- und Lebensweise achten als Menschen mit anderen Genen. Doch es ist ein Märchen, dass Ihre Gene Ihr Schicksal bestimmen – einerlei, wie viele Verwandte depressiv oder ängstlich sind.

Tess war begeistert, als sie erfuhr, dass ihre Gene ihr Schicksal nicht ultimativ festgelegt hatten. Ich habe Tess gern über die häufigsten Irrtümer aufgeklärt und Fakten über die Gene mitgeteilt – und genauso freut es mich, dass ich Ihnen all das offenbaren kann, damit sie in Bezug auf Ihr Gehirn ebenso optimistisch sein können wie ich.

Die Mythen über die Gene

Von den zahlreichen Mythen, die sich rund um die Schulmedizin ranken, betreffen die schädlichsten wohl unsere Gene:

- Wir bekommen oft zu hören, dass Gene unser Schicksal bestimmen. Das heißt, dass wir der Krankheit nicht entkommen können, wenn wir das Gen für Depression in uns tragen.
- Angeblich sind unsere Gene von Natur aus »egoistisch« und vor allem auf ihre Weitergabe bedacht, und dieser Egoismus zwingt uns, ebenfalls egoistisch zu sein.
- Es wird behauptet, dass die einzigen Gene, die für unsere Gesundheit und unser Wohlbefinden eine Bedeutung haben, unsere eigenen sind: die Gene in unseren 23 Chromosomenpaaren.

Nun, ich versichere Ihnen, dass keiner dieser Mythen wahr ist:

- Die Gene sind kein Schicksal. Wir können sie zwar nicht ändern, aber wir können ihren Einfluss auf uns verändern.
- Wir sind nicht von Natur aus egoistisch, sondern sozial.
- Und schließlich sind unsere eigenen Gene nicht die einzigen, die unsere Gesundheit beeinflussen – diese hängt auch von den Genen unseres Mikrobioms ab, deren Zahl 150 Mal größer ist als die Zahl unserer menschlichen Gene.

Mit anderen Worten, die Wahrheit über die Gene ist viel komplexer und positiver, als veraltete medizinische Ansichten uns vermitteln wollen.

Gene sind die Grundeinheiten unserer Biologie. Sie sind in jeder einzelnen Zelle enthalten. Die Gene erteilen den Zellen ständig Anweisungen und sagen ihnen, wie sie arbeiten sollen.

Diese »Instruktionen« werden Genexpression genannt, es ist die Art, wie sich ein Gen ausdrückt. Je nachdem, was Sie essen, wie Sie leben und vielleicht auch, wie Sie denken, können diese Anweisungen unterschiedlich ausfallen. Ihre Gene selbst ändern sich nicht. Aber Sie können – zumindest in gewissem Umfang – darauf Einfluss nehmen, welche Instruktionen Ihre Gene geben.

Deshalb riet ich Tess, sich keine Sorgen um ihr »genetisches Erbe« zu machen. Es war durchaus möglich, dass ihr Körper unter dem Einfluss ihrer Gene weniger Serotonin produzierte, als ihr Gehirn für eine optimale Funktion brauchte. Doch sie konnte mit ihrer Ernährung, mit Ergänzungsmitteln und mit Probiotika eine ganze Menge dafür tun, diese genetischen Instruktionen auszugleichen und die Reaktion ihres Körpers auf sie zu ändern. Der Forschungszweig, der sich mit der Genexpression befasst, heißt Epigenetik. Er ist einer der aufregendsten Fachgebiete der neuen Medizin und erfährt gerade große Aufmerksamkeit.

Tess ist bei Weitem nicht die einzige Frau, die fürchtet, dass Gene ihr Depressionen, Angststörungen und andere Störungen aufzwingen. Deshalb wollen wir uns diesen Mythos und einige andere verbreitete Irrtürmer rund um die Gene einmal genauer anschauen.

Mythos: Gene sind unser Schicksal.
Wahrheit: Wir können den Einfluss, den unsere Gene auf uns haben, verändern.

Vor einigen Jahrzehnten entdeckten Wissenschaftler, dass Erscheinungen wie Depression, Angst, Demenz und neurodegenerative Störungen in gewissem Umfang vererbt werden. Das heißt, sie können von einer Generation zur nächsten weitergegeben werden. Anstatt diese Funktionsstörungen als überwiegend psychisch oder als zufälligen Schicksalsschlag zu betrachten, fand man heraus, dass sie auf biochemischen Prozessen beruhen, die zumindest teilweise in unseren Genen verwurzelt sind.

Das war eine wirklich aufregende Entdeckung, die unter anderen Umständen vielleicht bewirkt hätte, dass wir den Einfluss der Ernährungs- und Lebensweise und der Umwelt auf diese biochemischen Prozesse und unseren geistigen Zustand besser verstehen. Sie hätte zu einem tieferen Verständnis des Ganzen Gehirns führen können.

Leider kam es nicht dazu. Unter dem Einfluss der mechanistischen Wissenschaft und der alten Medizin brachten die neuen Erkenntnisse stattdessen vielmehr eine Verengung der Sicht auf mentale Störungen mit sich. Da die Wissenschaftler das Gehirn isoliert betrachteten, nicht als Teil eines Ökosystems, und da sie Krankheiten für Invasoren hielten und nicht für einen komplexen Prozess, entwickelten sie spezialisierte Medikamente, anstatt die allgemeine Gehirnfunktion zu verbessern. Und weil sie zudem die Funktion der Gene missverstanden, gelangten die meisten Schulmediziner zu der völlig falschen Überzeugung, die Gene träfen die letzte Entscheidung darüber, ob wir an Depressionen, Angst und anderen Störungen erkrankten. Mit anderen Worten: Wir verdanken der Schulmedizin gleich zwei schwere Irrtümer: blindes Vertrauen auf Medikamente und den Glauben, dass wir diese Krankheiten kaum beeinflussen können.

Greifen wir eines von vielen Beispielen heraus und betrachten wir noch einmal den Botenstoff Serotonin, die Wohlfühlsubstanz, die Optimismus, Selbstvertrauen und Lebensfreude fördert, aber auch gesunden Schlaf, optimale Verdauung und das allgemeine Wohlbefinden.*

Ein niedriger Serotoninspiegel wird mit vielen Arten von Depression in Zusammenhang gebracht. Das heißt, Sie sind anfälliger für Depressionen, wenn Sie aufgrund Ihrer Gene wenig Serotonin produzieren, nicht ausreichend Serotoninrezeptoren besitzen oder wenn diese Rezeptoren nicht sensitiv genug sind. Das kann eine chronische Depression auslösen oder die Gefahr vergrößern, dass Sie nach einem belastenden Ereignis oder in einer ungewöhnlich stressigen Lebensphase depressiv werden. Wie dem auch sei, ich stimme in diesem Punkt mit den Schulmedizinern überein: Es gibt eine genetische Disposition für Ihre Reaktionen und für Probleme mit dem Serotoninspiegel.

Die alte medizinische Ansicht behandelt dieses Phänomen ziemlich passiv. »Sie sind nun mal genetisch anfällig. Wir wissen nicht, wo oder wann sich das Phänomen bemerkbar machen wird, und wir können es nicht verhindern. Aber wenn es auftritt, geben wir Ihnen Medikamente.« Werden Sie depressiv, verschreibt man Ihnen also ein Antidepressivum, das die Serotoninmenge beeinflusst, die Ihren Zellen zur Verfügung steht. In den meis-

* Ich könnte auch andere Stoffe als Beispiel wählen, etwa Dopamin, GABA oder Noradrenalin.

ten Fällen ist das alles: kein Versuch, das gesamte Ökosystem Ihres Körpers und Ihres Geistes zu behandeln (allenfalls schickt man Sie zu einer Gesprächstherapie).

Mein Ansatz besteht hingegen darin, Ihnen beim Aufbau eines gesünderen Ökosystems zu helfen – eines Ökosystems, in dem Ihr Körper imstande ist, mehr Serotonin zu produzieren und die verfügbaren Serotoninvorräte so effizient wie möglich zu nutzen. Mit Ihrer Ernährungs- und Lebensweise können Sie Ihre Gene veranlassen, mehr Serotonin zur Verfügung zu stellen, und Sie können zudem einen Serotoninmangel ausgleichen. Dieses gesündere Ökosystem verringert die Gefahr, dass Ihre genetische Disposition zum Tragen kommt, erheblich und führt auch dazu, auftretende Auswirkungen zu beheben. Wir bauen dieses Ökosystem auf, indem wir Ihr Ganzes Gehirn unterstützen:

- Gehirn: Die richtige Ernährung und Ergänzungsmittel können Entzündungen im Gehirn reduzieren, die Gesundheit der Zellmembranen verbessern, die Energie der Gehirnzellen steigern und Ihr Gehirn mit Serotoninvorläufern versorgen – mit Substanzen, die in Serotonin umgewandelt werden.
- Darm: Weil Serotonin hauptsächlich im Darm produziert wird, brauchen Sie einen gesunden Darm mit starken, undurchlässigen Wänden.
- Mikrobiom: Da das Mikrobiom für die Bildung von Serotonin und ähnlichen Substanzen wichtig ist, muss es gesund und vielfältig sein.

Dieser Ansatz hilft Ihnen, einer Depression vorzubeugen, selbst wenn Sie dafür genetisch anfällig sind, und er kann zur Heilung einer Depression beitragen, wenn Sie bereits erkrankt sind. Ich bestreite die Bedeutung der Gene nicht, aber ich sehe keinen Grund, ihre Auswirkung passiv hinzunehmen.

Die große Mehrheit der Schulmediziner glaubt hingegen, die Gene seien unser Schicksal und wir seien machtlos, wenn eine bestimmte Krankheit in den Genen festgelegt ist. Sie räumen zwar die Möglichkeit ein, dass Sie nicht erkranken, doch sie sind überzeugt, dass Sie chancenlos sind und nichts gegen genetisch bedingte Depression, Angststörungen oder Demenz tun können. Sobald sich eine genetisch bedingte Störung entwickelt hat, können Sie nach Auffassung dieser Ärzte nur Medikamente einnehmen und die Symptome bekämpfen.

Diese Ansicht ist völlig falsch und schädlich. Denn viele Formen von Gehirnstörungen – auch Angststörungen, Depression und Brain Fog – sind sehr wohl heilbar, wenn Sie Ihr Ökosystem so verändern, dass Ihr Gehirn optimal und ohne Symptome oder Probleme arbeitet.

Gene und psychische Störungen

Die Überzeugungen der alten Medizin

- Gene sind unser Schicksal. Deshalb können wir wenig tun, um genetisch bedingten Störungen – zum Beispiel Angststörungen, Depressionen, Gedächtnisstörungen und Demenz – vorzubeugen.
- Sobald sich eine solche Funktionsstörung entwickelt hat, sind Medikamente unablässig, mit anderen Mitteln ist der Krankheitsverlauf nicht zu beeinflussen.

Die Überzeugung der neuen Medizin

- Die Gene legen bestimmte Parameter und Tendenzen fest, aber sie sind nur *ein* Faktor.
- Jeder kann einiges tun, um genetisch bedingten psychischen Störungen – zum Beispiel Angst, Depressionen, Gedächtnisstörungen und Demenz – vorzubeugen.
- Wer bereits an einer genetisch bedingten Störung leidet, kann sie in gewissem Umfang, vielleicht sogar ganz heilen, indem er den Darm und das Mikrobiom unterstützt und andere Maßnahmen ergreift.
- Die wichtigste Strategie besteht darin, das Ökosystem zu verbessern und dazu vor allem die Gene des Mikrobioms zu nutzen.

Die Bedeutung der Epigenetik

Natürlich sind Gene wichtig, sogar sehr wichtig. Aber sie sind nicht alles. Wie jeder andere Aspekt des menschlichen Körpers interagieren die Gene ständig mit unserer Umwelt: mit der pränatalen Umwelt der Gebärmutter, der äußeren Umwelt des Alltags, unserem Essen, unserer Atemluft und den Kosmetika, die wir auf die Haut auftragen. Gene reagieren auf unsere Erfahrungen – ob wir zuversichtlich oder mutlos, ängstlich oder ruhig sind, ob wir geliebt oder vernachlässigt werden. Sogar unsere Gedanken, Überzeugungen, Erwartungen und Ängste beeinflussen die Gene.

Gewiss, die Nahrung, die Umwelt, die Lebensweise und der Geist *formen* die Gene nicht, denn die bleiben während unseres ganzen Lebens dieselben. Die Gene, mit denen wir geboren werden, verändern sich nicht.

Was sich aber verändern kann, ist die Genexpression. Wenn Sie eine genetische Anfälligkeit für eine bestimmte Krankheit haben, kann diese Neigung sich manifestieren – oder auch nicht. Vielleicht drückt das Gen sich lautstark aus und hat eine enorme Wirkung auf Ihre Gesundheit, oder es bleibt »stumm« und spielt fast keine Rolle für die Gesundheit. Was macht Gene aktiv oder nicht? Die äußere Umwelt, also Ihre Umgebung (Toxine, Lärm, Stress und so weiter), und die innere Umwelt (Ernährungs- und Lebensweise, Stressabbau et cetera). Wie bereits erwähnt, wird das Fachgebiet, das sich mit der Frage befasst, welche Faktoren die Genexpression beeinflussen und wie sie das tun, Epigenetik genannt.

In seinem ausgezeichneten Buch *Warum Zebras keine Migräne kriegen* beschreibt der Neurowissenschaftler und MacArthur-Stipendiat Robert M. Sapolsky zwei staatliche Waisenhäuser im Nachkriegsdeutschland. Beide hatten ähnlich große Genpools: Kinder aus der Umgebung, deren Eltern im Krieg gestorben waren. Beide Gruppen bekamen das gleiche Essen – schließlich lebten sie in streng beaufsichtigten staatlichen Einrichtungen.

In einem dieser Heime war die Leiterin warmherzig und fürsorglich. Sie spielte mit den Kindern, sang ihnen vor, tröstete sie, wenn sie traurig waren, und behandelte sie liebevoll und gütig. Die Leiterin des anderen Waisenheimes war streng und kritisch. Sie kümmerte sich so wenig wie möglich um die Kinder und schalt sie oft vor allen anderen.

Und siehe da, die Kinder im Heim mit der freundlichen Atmosphäre wurden größer und nahmen mehr zu als die Kinder in der unfreundlichen Atmosphäre. Bei der fürsorglichen Leiterin gediehen sie gut, nicht nur seelisch, sondern auch körperlich. Obwohl die Genpools beider Gruppen ähnlich waren, bewirkten die unterschiedlichen Umweltbedingungen verschiedene Genexpressionen. Eine liebevolle Umwelt stimulierte das Wachstum der Kinder, sodass sie größer und schwerer wurden, während die strenge Umwelt dazu führte, dass sie kleiner und magerer blieben – obwohl sie die gleichen Gene hatten.

> Die Gene setzen bestimmte Parameter … Doch im Rahmen der Parameter, die unsere Gene setzen, sind enorme Unterschiede möglich, je nachdem, wie wir mit der Umwelt interagieren.

Dann verließ die liebevolle Leiterin das Heim und die strenge Frau übernahm ihren Job. Kaum hatte die strenge Leiterin ihr altes Waisenheim verlassen, begannen ihre früheren Schützlinge größer und stärker zu werden. Und kaum war sie in ihrem neuen Heim angekommen, entwickelten sich die Kinder dort langsamer.[1]

Faktoren, die die Genexpression beeinflussen

- Ihre Erfahrungen bis zum Alter von drei Jahren einschließlich der Liebe und Fürsorge, die Sie empfingen
- Der Zustand Ihres Mikrobioms
- Die Ernährung
- Entzündungen
- Umweltgifte
- Infektionskrankheiten wie die Lyme-Krankheit und die Belastung durch Schimmelpilze
- Die Hormone einschließlich der Schilddrüsenhormone
- Stress
- Ihr Wille (siehe Kapitel 8)

Die Gene der Kinder hatten sich nicht verändert. Nicht einmal ihr Essen hatte sich verändert. Aber ihre Umwelt war jetzt anders, und das beeinflusste die Genexpression. Wenn eine liebevolle Umwelt so viel Einfluss hat, wie viel größer ist dann dieser Einfluss in Kombination mit gesundem Essen, erholsamem Schlaf, Bewegung und der Reduzierung von Umweltgiften?

Natürlich setzen die Gene bestimmte Parameter. Auch bei noch so liebevoller Behandlung würde kein Kind 2,40 Meter groß werden, und ebenso bei noch so schlechter Behandlung nur 90 Zentimeter. Doch im Rahmen der Parameter, die unsere Gene setzen, sind enorme Unterschiede möglich, je nachdem, wie wir mit der Umwelt interagieren. Das belegt die Epigenetik.

Die Bedeutung der Genexpression

Stellen Sie sich eine Pianistin am Klavier vor. Sie arbeitet mit vielen verschiedenen Tasten, um ein harmonisches Musikstück zu kreieren.

Die Tasten existieren bereits und sie sind alles, womit sie arbeiten kann. Sie kann nicht den Hersteller anrufen, damit er ein anderes Klavier baut – sie muss mit dem auskommen, was sie hat. Was kann sie tun? Sie kann beschließen, bestimmte Tasten zu spielen oder nicht zu spielen.

Die Tasten sind Ihre vielen Gene und das Lied ist Ihre allgemeine Gesundheit. Die Pianistin sind Sie. Wenn Sie lernen, verschiedene Gene zu aktivieren oder schlummern zu lassen – vor allem die Gene, die zu Depression, Angst, Brain Fog und Demenz beitragen –, sind Sie auf dem Weg zu optimaler, strahlender Gesundheit ein gutes Stück weitergekommen. Das Programm für das Ganze Gehirn in Teil III ist Ihre Gebrauchsanweisung für die Arbeit mit Ihren Genen mit dem Ziel einer optimalen Genexpression.

Denken Sie daran, dass Sie die Tastatur nicht ändern können. Aber Sie können entscheiden, welche Tasten Sie spielen. Auch Ihre Gene können Sie nicht verändern. Aber Sie können entscheiden, welche Gene aktiviert werden oder nicht, ob sie einen kleinen oder großen Einfluss auf Ihre Gesundheit haben.

Meine Patientin Annette hatte mit dieser Vorstellung anfangs Schwierigkeiten. Nachdem sie jahrelang von Schulmedizinern behandelt worden war, schwankte sie nun zwischen zwei gegensätzlichen Ansichten. Einerseits sah sie die Gene als ihr Schicksal an und sich selbst als Gefangene ihrer Gene. Sie hatte ihre Depression geerbt, so wie sie ihre grünen Augen und ihr rotes Haar geerbt hatte. So war es eben.

Gleichzeitig überschätzte sie ihre Fähigkeit, sich »aus der Depression zu denken«. Nachdem sie mit einem Verhaltenstherapeuten gearbeitet hatte, konzentrierte sie sich sehr stark auf ihre Gedankenmuster, anstatt auf die »Musik« ihres Körpers. Sie wollte ihre Depression allein mit der Kraft ihrer Gedanken überwinden. Die kognitive Verhaltenstherapie kann zwar hilfreich sein, aber das Ganze Gehirn ist mehr als das Denken, sogar mehr als Gefühle. Der Darm und das Mikrobiom sind Teile des Ganzen Gehirns und die Schilddrüse spielt ebenfalls eine wichtige Rolle. Wenn diese Aspekte des Körpers nicht richtig arbeiten, ist das Ganze Gehirn gestört.

Ich konnte Annette überreden, dem Programm für das Ganze Gehirn eine Chance zu geben. Nach den ersten zwei Wochen begann sie, sich anders zu fühlen – wacher, klarer, energischer, optimistischer. Es dauerte einige Monate, bis sie sich rundum wohlfühlte, dann aber war sie zu ihrer Erleichterung wieder sie selbst. »Es geht mir sogar besser denn je«, sagte sie. »Es ist, als hätte ich immer versucht, so weit zu kommen, aber etwas ist mir immer im Weg gestanden.« Die Heilung ihres Darms und ihres Mikrobioms räumte die verborgenen Hindernisse beiseite, die der Gesundheit ihres Ganzen Gehirns im Weg gestanden hatten, und linderte gleichzeitig ihren seelischen Schmerz. »Es war, als wäre ich endlich wieder ich selbst«, meinte sie. Die Veränderung ihres Ganzen Gehirns zeigte ihr, dass die Gene nur *ein* Teil in der Geschichte waren.

Mythos: Unsere Gene sind von Natur aus egoistisch und vor allem auf ihre Weitergabe bedacht.
Wahrheit: Unsere Gene sind prinzipiell sozial. Unser Körper ist viel gesünder, wenn wir mit der Familie und einer Gemeinschaft verbunden sind.

Egoistische Gene in einer feindseligen Welt

Im Jahr 1976 veröffentlichte der Evolutionsbiologe Richard Dawkins ein bahnbrechendes Buch mit dem Titel *Das egoistische Gen*, das einen außergewöhnlichen Einfluss auf die Schulmedizin und das Denken der Menschen hatte. Dieser verständlich geschriebene und klar argumentierende Bestseller stellt das Leben und die Evolution »aus dem Blickwinkel eines individuellen Gens« dar.

Dawkins behauptete, das Hauptziel dieses Gens bestehe darin, sich zu reproduzieren – daher die Bezeichnung »egoistisches Gen«. Und sein Egoismus, versicherte Dawkins, sei auch der unsere. Trotz des hauchdünnen Lacks aus Altruismus, mit dem die Zivilisation und die Religion uns überzogen haben, ist der Mensch – und jedes andere empfindungsfähige Lebewesen – nach Dawkins' fester Überzeugung selbstsüchtig.

Deshalb, erklärte Dawkins, konzentrieren wir uns nur auf unser eigenes, individuelles Überleben, ohne Rücksicht auf andere. Gelegentlich werden wir zwar dazu angehalten, sozial oder zivilisiert zu sein und auch an die Bedürfnisse anderer zu denken, doch unsere ursprüngliche biologische Disposition zwingt uns dazu, dem Überleben unserer Gene Vorrang einzuräumen. Das ist sicherlich eine vereinfachte Darstellung von Dawkins' Argumentation, aber sie entspricht der Auffassung, die von den Medien übernommen wurde und sich in der Gesellschaft verbreitet hat.

Diese Annahme hat weitreichende Folgen für unsere Weltsicht. Wer glaubt, dass Gene von Natur aus »egoistisch« und nur an ihrer Reproduktion interessiert sind, für den ist das Leben ein Krieg im Sinne von »alle gegen alle«. In einer solchen Welt dürfen wir nur an unser eigenes Überleben denken. Altruismus oder auch nur Großzügigkeit werden dann zu gefährlichen Schwächen.

Diese Ideen verführen uns dazu, die Natur und das Leben selbst als feindliche Arena rivalisierender Gene zu betrachten. Anstatt uns als Teil der Natur zu fühlen, als Mitglied der Gemeinschaft aller Lebewesen, halten wir uns für fundamental getrennt von den anderen. Mit dieser Einstellung betrachten wir die Natur nicht als unsere Partnerin, sondern als Feindin, bevölkert mit gefährlichen Wesen in einer feindseligen Umwelt, die uns dominieren oder gar vernichten, wenn wir sie nicht unsererseits dominieren oder vernichten.

Die Idee vom »egoistischen Gen« führt dazu, dass wir uns in der Welt der Menschen unter Druck und verwundbar fühlen. Wenn sich alle nur fortpflanzen wollen, wer soll uns dann Hilfe anbieten, wenn wir sie brauchen? Wer stellt unser Wohlbefinden oder das der Gesellschaft über das Bedürfnis, die Weitergabe der eigenen Gene zu sichern?

Doch was wäre, wenn sich herausstellte, dass Gene anders sind, dass sie nicht selbstsüchtig sind, sondern ein Teil eines größeren Ganzen? Und was wäre, wenn diese Vorstellung bis in unser innerstes Wesen dringen würde? Wir haben die Chance, unsere Welt als liebevolles, großzügiges Ökosystem zu betrachten und uns selbst als ebenso liebevoll, großzügig und der Gesundheit des Ganzen verpflichtet. Wir können zu der Einsicht gelangen, dass wir nur dann wahrhaft gesund sein können, wenn unser Planet gesund ist. Diese Überzeugung bleibt uns jedoch verwehrt, solange wir an das »egoistische Gen« glauben.

Vom egoistischen Gen zum sozialen Gen

Die neueste wissenschaftliche Literatur lässt darauf schließen, dass unsere Gene nicht hauptsächlich egoistisch, sondern sozial sind. Offenbar beging Dawkins einen fundamentalen Fehler: Er betrachtete isolierte Gene. Aber wir dürfen Gene nicht von ihrer Umwelt trennen. Innerhalb seiner Umwelt ist der Zweck des Gens nicht *seine* Reproduktion, sondern das Überleben des Ganzen.

Nehmen wir die Gene in einer Herzzelle als Beispiel. Einerseits kümmern sich diese Gene nur um sich selbst, doch andererseits streben sogar die Gene in einer einzelnen Herzzelle danach, das Leben des ganzen Herzens zu bewahren – und letztlich das Leben des Menschen, in dem das Herz schlägt. Gene dürfen nicht egoistisch handeln, sondern zum Wohle des Kollektivs. Sie können sich nicht einfach vermehren, sondern sie müssen das Überleben des ganzen Organismus gewährleisten.

Vielleicht denken Sie nun: »Schön, aber ein menschliches Individuum kann trotzdem egoistisch sein und hauptsächlich an seinem eigenen Überleben interessiert.« Nun, die neuesten wissenschaftlichen Erkenntnisse widersprechen dieser Ansicht. Offenbar sind wir unserer Natur nach nicht nur an unserem eigenen Überleben interessiert, sondern auch am Überleben des Ganzen.

Ein führender Pionier dieser Idee vom sozialen Gen ist Steve Cole, Professor für Medizin, Psychiatrie und Verhaltenswissenschaften an der Medizinischen Fakultät in Los Angeles.[2] Im Jahr 2007 analysierten er und sein Kollege John Cacioppo, ein Sozialpsychologe, eine kleine Gruppe von 14 Bürgern in Chicago, die sich selbst entweder als »einsam« oder »sozial gut integriert« bezeichneten.

Wenn unsere Gene wirklich von Natur aus egoistisch sind – das heißt, wenn sie darauf ausgerichtet sind, vor allem an ihr Überleben und ans Überleben des Individuums, in dem sie sich befinden, zu denken –, sollte man meinen, dass es einsamen Menschen am besten geht. Da sie sich nur um sich selbst kümmern müssen, können sie ja ihre eigenen Interessen denen aller anderen vorziehen und dadurch das Leben ihrer Gene sichern.

Stattdessen stellten die Forscher fest, dass sage und schreibe ein Prozent (glauben Sie mir, in diesem Zusammenhang ist das eine Menge!) des Genoms einsamer Menschen ein abweichendes Muster der genetischen Expression aufwies, und das vor allem in Bezug auf das Immunsystem. Soziale Isolation – Einsamkeit – genügte anscheinend, um die Genexpression zu verändern. Etwa 78 Gene, die normalerweise Entzündungen fördern – eine Immunreaktion, die Krankheitserreger (Bakterien, Viren und Pilze) bekämpfen soll –, machten Überstunden. Gleichzeitig lag bei einer Gruppe von 131 Genen, die normalerweise zusammenarbeiten, um Entzündungen und Viren in Schach zu halten, eine Unterfunktion vor.

»Soziale Isolation ist der am besten belegte soziale oder psychische Risikofaktor für Krankheiten, den wir kennen.« – Verhaltensforscher Steve Cole

Mit anderen Worten: Obwohl keiner der einsamen Menschen wirklich krank war, benahm sich ihr Immunsystem, als wären sie krank, und löste ein ungewöhnlich heftiges Abwehrfeuer aus. Einsamkeit und Isolation versetzten sie in einen Verteidigungszustand, der zu übermäßigen Entzündungen führte. Und weil Entzündungen das Ganze Gehirn stören, sind Einsamkeit und Isolation enorme Risikofaktoren für Depression, Angst und Brain Fog.

Cole drückte es so aus: »Soziale Isolation ist der am besten belegte soziale oder psychische Risikofaktor für Krankheiten, den wir kennen. Es gibt nichts schlimmeres.« Viele Experten sind heute der Meinung, dass Stress ein großer

Risikofaktor ist. Aber Cole sagt: »Wenn Sie Stress mit den besten Instrumenten messen, die wir haben, kann er der sozialen Isolation nicht das Wasser reichen.«

Beziehungen sind ein Schlüssel zur Gesundheit

Immer mehr Studien belegen die Annahme, dass wir von Natur aus keine egoistischen, sondern soziale Wesen sind, die gedeihen, wenn sie mit anderen verbunden sind. Elizabeth Svoboda, eine Wissenschaftsautorin des *Wall Street Journal*, berichtet beispielsweise von einer Studie, bei der die Teilnehmer beschlossen, etwas für einen guten Zweck zu spenden. Das stimulierte die Gehirnregionen, die auch reagieren, wenn wir ein anregendes Medikament einnehmen oder unerwartet einen großen Preis gewinnen. Offenbar finden zumindest manche Menschen Hilfsbereitschaft ebenso aufregend wie das eigene Vergnügen.

Andererseits schadet soziale Isolation der Gesundheit enorm. Im Jahr 1996 studierten Steve Cole und seine Kollegen 80 weitgehend gesunde, HIV-positive homosexuelle Männer. Bei den Männern, die sich nicht geoutet hatten und daher vermutlich weniger soziale Unterstützung erhielten, war das Risiko, an AIDS zu erkranken, größer. Und selbst diejenigen, die sich geoutet hatten, wurden häufiger krank, wenn sie einsam waren.

Arme Kinder, Menschen, die krebskranke und sterbende Ehepartner pflegen, sowie Depressive mit Krebs weisen ebenfalls eine abweichende Genexpression auf, wenn sie einsam sind. Im Jahr 2008 stellten Cole und seine Kollegen Gregory Miller und Edith Chen fest, dass asthmatische Kinder, die die soziale Welt als beängstigend empfanden, häufiger an Entzündungen und anderen körperlichen Symptomen litten.

Eine Studie der Carnegie Mellon University stützte Coles Forschungen. Sie belegte, dass Menschen, die mehr soziale Bindungen haben, seltener erkältet sind, obwohl man erwarten sollte, dass häufigere soziale Kontakte das Infektionsrisiko vergrößern. Im Gegenteil – mehr soziale Kontakte können uns anscheinend vor Krankheiten schützen. Das ist nicht die Reaktion, die wir erwarten würden, wenn unsere »egoistischen Gene« uns zwingen würden, ebenfalls egoistisch zu sein und vor allem an unser eigenes Überleben zu denken.

Die aufregendste Studie leitete die Psychiaterin Joan Kaufman von der Yale University im Jahr 2004. Sie arbeitete mit 57 Schulkindern, die wegen

Missbrauchs in einem Heim untergebracht worden waren. Kaufman evaluierte die geistige Gesundheit dieser Kinder und suchte nach dem Serotonintransporter-Gen (SERT-Gen), von dem man weiß, dass es das Risiko für Depressionen stark vergrößert. Viele Forschungen bringen »kurze« SERT-Gene mit größerer Sensibilität bei Menschen und Rhesusaffen in Verbindung. Längere SERT-Gene scheinen die Träger robuster zu machen. Und in der Tat stellte Kaufman fest, dass die missbrauchten Kinder mit kurzen SERT-Genen doppelt so häufig psychisch krank waren wie die Kinder mit langen SERT-Genen.

> Eine einzige liebevolle Beziehung genügte, um etwa 80 Prozent der kombinierten Auswirkungen eines schweren Missbrauchs und einer genetisch bedingten Sensibilität auszugleichen.

Aber sie machte eine noch überraschendere Entdeckung: Als sie die soziale Unterstützung maß, die den Kindern zuteilwurde – dazu zog sie die Zahl der monatlichen Kontakte mit einem vertrauenswürdigen Erwachsenen außerhalb des Heimes heran –, zeigte sich, dass eine einzige liebevolle Beziehung genügte, um etwa 80 Prozent der kombinierten Auswirkungen eines schweren Missbrauchs und einer genetisch bedingten Sensibilität auszugleichen.

Liebevolle Fürsorge kann also sowohl die Genetik als auch die Umwelteinflüsse in erstaunlichem Ausmaß kompensieren. Darum glaube ich, dass eine Therapie des Ganzen Gehirns selbst die größten genetischen und umweltbedingten Probleme überwinden kann. Und deshalb bin ich auch überzeugt, dass es wichtig ist, einen Sinn im Leben zu finden und den Willen neu zu entfachen. Cole schrieb:

»Wir halten unseren Körper für eine stabile biologische Struktur, die zwar in der Welt lebt, aber letztlich von ihr getrennt ist. Wir sehen uns als einzelne Organismen, die diese Welt nur durchqueren. Aber wir lernen von den molekularen Prozessen, die unseren Körper in Gang halten, dass wir viel durchlässiger sind, als wir glauben, und dass die Welt uns durchdringt. (...)«

In einem Ausmaß, das den Immunologen und Psychologen nicht gefällt, sind wir die Architekten unserer Erfahrungen. Ihre subjektive Erfahrung ist mächtiger als Ihre objektive Situation. Wenn Sie mit Menschen, die Ihnen nahestehen, in einem Raum sind und sich trotzdem allein fühlen, haben Sie Probleme. Wenn Sie hingegen das Gefühl haben, gut unterstützt zu werden, obwohl kein Mensch zu sehen ist, wenn Sie Beziehungen im Kopf tragen, wenn Sie glauben, dass andere für Sie da sind, dass Sie wertvoll sind, dass Sie in Ordnung sind – dann arbeitet Ihr Körper so, als wären Sie in Ordnung.

Wie das Ganze Gehirn von den »sozialen Genen« profitiert

- Wenn Sie Kontakte zu Angehörigen, einer Gemeinschaft und der Umwelt haben, überwinden Sie soziale Isolation und verringern Ihr Risiko, Angststörungen, Depressionen und Immunschwäche zu entwickeln, wohingegen Ruhe, Optimismus und Vitalität zunehmen.
- Halten Sie die Natur für freundlich und gütig, nicht für feindselig, dann aktivieren Sie Ihren Willen zu geben und zu nehmen und sind offen für die Heilkraft der Natur (siehe Kapitel 8).
- Betrachten Sie Bakterien (das Mikrobiom) nicht als Feinde, sondern als Mitarbeiter, können Sie die nützlichen Bakterien unterstützen – mit diesen Folgen:

Systemische Verbesserungen

- Eine bessere Funktion der Nebennieren. Dadurch können Sie Stress besser bewältigen und die Schilddrüse, das Mikrobiom, der Darm und das Gehirn sind gestärkt.
- Eine bessere Immunfunktion. Somit werden Entzündungen im ganzen Körper und im Gehirn gelindert.
- Ein gesünderer Darm
- Eine optimal arbeitende Schilddrüse

Der Wissenschaftsautor David Dobbs hat die Ergebnisse der Kaufman-Studie, die seiner Meinung nach »einen Großteil der üblichen westlichen Auffassung von der Natur des Individuums« infrage stellt, so zusammengefasst:

»Um die Sprache der Studie zu verwenden: Manchmal stellen wir uns »soziale Unterstützung« als eine Art Zugabe vor, als etwas Zusätzliches, das uns irgendwie stärker macht. Diese Vorstellung geht jedoch davon aus, dass der Zustand des Menschen die Einsamkeit ist. Das ist falsch. Unser natürlicher Zustand ist Verbundenheit. Wir sind soziale Wesen, und zwar seit Ewigkeiten.«

Nach drei Jahrzehnten klinischer Erfahrung stimme ich Dobbs von ganzem Herzen zu. Wenn meine Patienten eine starke soziale Unterstützung erfahren, eine spirituelle Verbundenheit mit etwas Größerem spüren oder sich als wertvollen Teil der Welt sehen, dann geht es ihnen gut. Wenn sie sich als isoliert, von anderen getrennt, unwichtig und entbehrlich empfinden, leiden sie. Mehr noch, das Gefühl der Verbundenheit mit anderen hilft uns, unsere besten Qualitäten hervorzubringen, unsere Großzügigkeit und unsere Fürsorglichkeit. Wie Sie in Kapitel 8 sehen werden, wecken soziale Bindungen unseren Willen zu geben und zu nehmen und ermöglichen dadurch eine grundlegende und wirksame Heilung.

Die Vorstellung vom egoistischen Gen hat die Welt lange genug beherrscht. Wir sind vor allem soziale Wesen und unsere medizinischen Therapien müssen diese Tatsache widerspiegeln und die heilende Kraft der Verbundenheit, der Gemeinschaft und der Liebe nutzen.

Mythos: Sie werden nur von Ihren eigenen Genen beeinflusst.
Wahrheit: Die Gene Ihres Mikrobioms sind für Ihre Gesundheit enorm wichtig – manchmal vielleicht sogar wichtiger als Ihre eigenen Gene.

»Ich bin groß, ich enthalte Vielheiten«, schrieb der Dichter Walt Whitman in seiner Gedichtsammlung *Gesang von mir selbst*. Ich habe mich oft gefragt, ob er intuitiv wusste, dass diese Aussage buchstäblich wahr ist. Obwohl wir uns normalerweise für ein einzelnes Individuum halten, sind wir in Wahrheit ein Superorganismus, der Billionen von Mikroorganismen enthält – und viele, viele Trillionen ihrer Gene. Die Gene unserer Bakterien, unseres Mikrobioms, übertreffen unsere eigenen um den Faktor 150.

Als Arzt bin ich fasziniert von den Möglichkeiten, die diese Tatsache eröffnet. Wir sind nicht auf die Gene beschränkt, die wir von unseren Eltern geerbt haben, und wir sind nicht an die Einschränkungen gebunden, die sie uns auferlegen. Diese geerbten menschlichen Gene spielen nur eine kleine Rolle. Der größte Teil der biochemischen Prozesse ist von unseren Bakterien bestimmt – und hier kommt die Epigenetik ins Spiel. Wenn Sie Ihre Ernährungs- und Lebensweise umstellen und Stress abbauen, verändern sich die Zusammensetzung und das Verhalten Ihres Mikrobioms schnell. Und diese Veränderungen wirken sich ihrerseits auf die Genexpression und die Gesundheit Ihres Körpers und Ihres Gehirns aus.

Das ist überaus ermutigend. Statt den geerbten menschlichen Genen ausgeliefert zu sein, haben Sie die Möglichkeit, ihren Genpool der Mikroorganismen zu beeinflussen, indem Sie Ihr Mikrobiom verändern. Und so wie das Mikrobiom auf Ihre biochemischen Prozesse, Ihre Gehirntätigkeit und Ihre Stimmung einwirken kann, haben Sie die Chance, in Ihrem Leben und hinsichtlich Ihrer Gesundheit die treibende Kraft zu sein. (Mehr über das Mikrobiom lesen Sie in Kapitel 6).

Viele Menschen haben beispielsweise eine genetische Schwäche, was die Bildung des Enzyms MTHFR anbelangt (die Abkürzung steht für Methylen-Tetrahydrofolat-Reduktase – ein Name, den Sie sich nicht merken müssen!). MTHFR ist wichtig für das Funktionieren des Körpers und des Gehirns, besonders für die Methylierung, die ihrerseits mehr als 200 Körperfunktionen reguliert. Wenn Ihre eigenen Gene Ihren Körper nicht anweisen können, genügend MTHFR zu produzieren, ist Ihre Gesundheit bedroht.

Jetzt kommt das Mikrobiom ins Spiel! Unter Umständen können wir uns darauf verlassen, dass seine Gene alle MTHFR erzeugen, die wir brauchen. Allerdings müssen wir dafür über ein völlig gesundes Mikrobiom verfügen. Die Gene eines vielfältigen, ausgewogenen, gesunden Mikrobioms können unsere Darmbakterien anweisen, MTHFR für uns herzustellen und dadurch das Versagen unserer eigenen Gene zu kompensieren.

Wenn Sie einmal verstanden haben, wie enorm einflussreich die Gene Ihres Mikrobioms sind – und wissen, dass diese zahlreicher sind als Ihre Gene und dass sie die Genexpression beeinflussen können –, sehen Sie die Evolution mit anderen Augen. Dann halten wir uns nicht mehr für außergewöhnliche Individuen, für den Gipfel der Evolution. Stattdessen müssen wir uns als erstaunliche Teamarbeiter werten, als die letzten Ankömmlinge in der Geschichte der Erde, die mit einigen der ältesten Kreaturen auf diesem Planeten eine Partnerschaft eingegangen sind. Anstatt von der langen Entwicklungskette des Lebens zu sprechen, müssen wir uns als Teil des großen Austausches im Leben betrachten.

Wie Kinder, denen nicht klar ist, dass ihre Eltern ihnen heimlich den Weg ebnen, waren wir seit unseren ersten Augenblicken als Menschen von Bakterien abhängig. Fast alle Geschöpfe auf diesem Planeten, auch die meisten Pflanzen, teilen diese Abhängigkeit mit uns. Die Bakterien auf der Erde haben eine größere Masse als alle Landtiere und Fische zusammen. Ohne sie würde der Boden keine Nährstoffe enthalten, die Pflanzen brauchen, um zu überleben. Unser Darm könnte ohne Bakterien nicht verdauen, unser Gehirn könnte weder denken noch fühlen. Leben, wie wir es kennen, wäre unmöglich.

Das Mikrobiom erweitert unsere Fähigkeit zu wachsen und uns zu verändern erheblich. Wenn Sie nur mit der menschlichen DNS arbeiten, sind Sie auf eine bestimmte Zahl von Genen beschränkt, die sich sehr langsam entwickeln. Haben wir hingegen Zugang zu den Billionen von Genen im Mikrobiom, verschafft uns das zwei enorme Vorteile:

- Geschwindigkeit. Die Lebensspanne einer Mikrobe beträgt etwa 15 Minuten. 24 Stunden menschlicher Zeit entsprechen rund 1500 Jahren mikrobieller Zeit. Sie können die genetische Zusammensetzung Ihres Mikrobioms also an einem einzigen Tag erheblich verändern. In zwei oder drei Monaten sind die Veränderungen noch größer.
- Quantität. Die Gene des Mikrobioms sind 150 Mal zahlreicher als Ihre. Es ist, als würden Sie eine völlig neue Bibliothek auf Ihrem Computer speichern – Sie erweitern Ihr Potenzial enorm und Ihr Körper erreicht in puncto Funktionsfähigkeit eine neue Ebene.

Für Menschen, die nicht begreifen, wie groß die Macht des Mikrobioms ist, hört sich das vielleicht haarsträubend an. Aber für jeden, der wie ich jahrzehntelang mit dem Mikrobiom gearbeitet hat, ergibt es Sinn. Die Bakteriengemeinschaft in unserem Körper verfügt über ein gewaltiges kollektives Wissen darüber, wie wir gesund, vital und stark bleiben können. Wenn wir das Mikrobiom unterstützen, dann hilft es uns in erstaunlichem Ausmaß.

Machen Sie das Beste aus Ihren Genen

Ihre Gene sind eine wichtige Ressource für die Gesundheit Ihres Körpers und Ihres Gehirns. Um diese Ressource zu nutzen, müssen Sie aber darüber Bescheid wissen. Die Gene Ihres Mikrobioms sind ebenfalls Teil dieser Ressource – sofern Sie wissen, wie Sie von ihnen profitieren können. Kurzum: Anstatt sich von Ihren Genen bestimmt zu fühlen, sollten Sie erkennen, wie viel Möglichkeiten sich Ihnen durch sie bieten. Wenn Sie wissen, wie Sie Ihr Ganzes Gehirn unterstützen können, können Sie Ihre Gene dahingehend beeinflussen, dass Sie die optimale Funktionsfähigkeit Ihres Gehirns in einem ganz neuen Ausmaß erreichen.

Teil II

Die Heilung des Ganzen Gehirns

Kapitel 5

Das Gehirn in Ihrem Kopf und das Gehirn in Ihrem Darm

Vor drei Jahrzehnten, als ich Medizin studierte, habe ich gelernt, dass sich die Leistungsfähigkeit des Gehirns nicht verbessern lässt. Natürlich konnten wir uns mit den neuesten wissenschaftlichen Erkenntnissen und medizinischen Verfahren befassen, doch letztlich befanden sich alle Menschen auf einer Einbahnstraße, die bergab führte: hin zu Funktionsverlusten, geistigem Abbau und einem immer schlechter arbeitenden Gehirn. Man war sogar davon überzeugt, dass jeder Mensch eine endliche Zahl von Gehirnzellen besitzt und dass Gehirnzellen sich nicht reproduzieren können.

Die neuesten Erkenntnisse der Neurologie sprechen jedoch eine andere Sprache. Gehirnzellen vermehren sich! Stammzellen können die Bildung neuer Neuronen anregen und die Dichte der Dendriten steigern, die sie miteinander verbinden. Diesem Verbund zwischen den Neuronen verdanken wir unsere Intelligenz und das Wachstum unseres Gehirns.

Damals wurde uns Medizinstudenten auch beigebracht, dass der Darm eine »blinde Röhre« sei. Der inaktive Darm sei vergleichbar mit einem aufgerollten Gartenschlauch. Wer die Intelligenz des Körpers studieren wolle, müsse sich auf das Gehirn beschränken.

Aber das hat sich geändert. In den letzten Jahren haben Wissenschaftler nach vielen Experimenten und Forschungen eingesehen, dass der Darm über eine eigene Intelligenz verfügt. Heute bezeichnen manche Wissenschaftler den Darm sogar als zweites Gehirn. Auf jeden Fall ist er zusammen mit dem Mikrobiom Teil des Ganzen Gehirns. Der Darm – genauer gesagt der Magen, der Dünndarm und der Dickdarm – ist die Schnittstelle zwischen dem inneren und dem äußeren Ökosystem.

Es ist im Grunde ja auch wirklich sinnvoll, dass die Organe intelligent sind, die zwischen gesundem Essen und Giften, zwischen Nahrung und Abfall unterscheiden und die Nahrung in die Nährstoffe und Flüssigkeiten umwandeln, die wir brauchen. Wie schon gesagt steckt in den Redewendungen »dem Bauchgefühl vertrauen«, »aus dem Bauch heraus entscheiden« et cetera ein wahrer Kern.

Im Laufe der letzten 30 Jahre kam auch ich dank meiner klinischen Erfahrung zu dieser Einsicht. Je besser es mir gelang, den Darm zu heilen, desto mehr profitierten die geistigen Fähigkeiten meiner Patienten davon.

Das habe ich bei vielen Patienten beobachtet. Sie kamen verzweifelt zu mir und litten an zahlreichen unerklärlichen Symptomen: Depression, Brain Fog, Gedächtnisstörungen, Gewichtszunahme und hartnäckiger Müdigkeit. Einige Ärzte hatten ihnen nur gesagt: »Sie werden eben älter« oder »Ich kann nichts finden – es muss Einbildung sein«. Selbst ganzheitlich orientierten Ärzten fiel es schwer herauszufinden, was nicht stimmte. Einige Patienten erhielten Nährstoffe, weil ein Bluttest enthüllt hatte, dass ihnen dieses oder jenes Vitamin fehlte. Manchmal gab man ihnen Ergänzungsmittel, die die Nebennieren ankurbelten. Und gelegentlich wurde bei ihnen eine Unterfunktion der Schilddrüse diagnostiziert. Doch das wirklich Wichtige wurde übersehen.

Dank meiner Erfahrungen mit diesen Patienten habe ich verstanden, dass wir unbedingt den Darm heilen müssen, um dem Geist zu helfen. In der Folge betrachtete ich den menschlichen Körper immer mehr als Ökosystem. Wenn das Ökosystem des Darms nicht gesund ist – mit starken Darmwänden, Magensäure und Verdauungsenzymen in optimaler Menge und einer ausgewogenen Darmflora –, leiden der Körper und das Gehirn darunter. Es ist wirklich so einfach.

Wenn Schulmediziner erfahren, dass ein depressiver Patient einen Absatz drei Mal lesen muss, ehe er ihn versteht, oder dass er ein Problem nicht mehr durchdenken kann oder sich nicht mehr daran erinnert, warum er gekommen ist, dann erklären sie das so: »Dieser Brain Fog ist eine Nebenwirkung der Depression.« Ich hingegen sage: »Sowohl die Depression als auch der Brain Fog sind Anzeichen für ein Problem der Funktionsfähigkeit des Ganzen Gehirns – ein Problem, das auf ein angegriffenes Ökosystem zurückzuführen ist. Wenn wir das Ökosystem des Gehirns verbessern, dann verbessert sich auch seine Funktionsfähigkeit und sowohl die Depression als auch der Brain Fog verschwinden.«

In diesem Kapitel besprechen wir die Faktoren, die für ein gesundes Gehirn und einen gesunden Darm wichtig sind, und die Zusammenhänge. Sie werden erfahren, dass ein Leaky-Gut-Syndrom, eine häufige, aber oft unerkannte, heimtückische Krankheit, die geistigen Fähigkeiten beeinträchtigen kann. Im folgenden Kapitel – »Belauschen Sie Ihr Mikrobiom« – werden Sie erkennen, dass das Mikrobiom, die Bakteriengemeinschaft in Ihrem Darm, aktiv mit dem Darm und dem Gehirn kommuniziert.

Wenn wir das Ökosystem des Gehirns verbessern, dann verbessert sich auch seine Funktionsfähigkeit und sowohl die Depression als auch der Brain Fog verschwinden.

Der Darm, das Mikrobiom und das Gehirn sind zwar drei separate Einheiten, doch sie bilden auch ein einziges, sehr wichtiges System, so wie das Herz und die Blutgefäße ein System darstellen. Eine Blockade in den Arterien spüren Sie sofort im Herzen, so wie sie ein Ungleichgewicht im Mikrobiom gleich im Gehirn wahrnehmen. Erforschen wir also die Macht des Gehirns und des Darms, einzeln und zusammen.

Darf ich vorstellen: Ihr Gehirn!

Das menschliche Gehirn ist eine äußerst komplexe Struktur und man könnte mühelos mehrere Bücher über seine Anatomie und Biochemie schreiben. Für unsere Zwecke ist das jedoch nicht notwendig. Um zu verstehen, warum ein Gehirn bisweilen nicht richtig arbeitet und wie man seine optimale Funktionsfähigkeit wiederherstellt, wollen wir uns auf die folgenden Aspekte der Gehirntätigkeit konzentrieren:

- Das Gehirn reguliert das autonome Nervensystem. Dieses steuert die Systeme, die automatisch arbeiten, ohne dass wir bewusst eingreifen müssen: die Atmung, die Verdauung, den Herzschlag und so weiter. Es schließt das sympathische Nervensystem ein, das die Stressreaktion reguliert, also die Fähigkeit, auf Hochtouren zu kommen und Herausforderungen zu bewältigen. Außerdem umfasst es das parasympathische Nervensystem, das die Entspannung fördert, also die Fähigkeit, sich zu beruhigen, zu genesen und zu schlafen. Das Gehirn steuert diese Systeme mithilfe von zwei Drüsen, die Hypothalamus und Hypophyse heißen.
- Das Gehirn reagiert auf eine Gefahr, noch bevor wir sie bewusst wahrnehmen. Dies ist ein komplexer Prozess, den wir noch nicht ganz verstehen. Wir wissen aber, dass die Amygdala, der »unbewusste« Teil des Gehirns, Gefahren wahrnimmt und den Körper anweist zu reagieren, bevor der bewusste Teil entscheidet, was zu tun ist. Wenn Sie zum Beispiel einen Ast auf einem Weg liegen sehen, nehmen Sie ihn vielleicht als gefährliche Schlange wahr und Ihre Amygdala veranlasst Sie beiseitezuspringen, ehe der bewusste Teil Ihres Gehirns erkennt, dass es auf einem Bürgersteig einer Stadt keine Schlangen gibt und Sie wahrscheinlich nicht in Gefahr sind. Aber diese Reaktion kann Ihnen das Leben retten, wenn Sie tatsächlich einer Schlange begegnen, die Amygdala kann also sowohl hilfreich als auch kontraproduktiv sein. (Wenn Sie die Welt für feindselig halten, befindet sich Ihre Amygdala ständig im Alarmzustand. Gehen Sie von einer freundlichen Welt aus, ist das ganze Nervensystem ruhig.)
- Das Gehirn nimmt Gefühle wahr. Für diesen Teil der Gehirnfunktion ist das limbische System zuständig. Früher glaubte man, das limbische System sei eine separate, spezifische Gehirnregion. Heute wissen wir, dass es überall im Gehirn aktiv ist – und im Darm. Oft ist es unmöglich, bestimmte Gefühle einer bestimmten Gehirnregion zuzuordnen.
- Das Gehirn trifft bewusste Entscheidungen und lenkt rationale Analysen. Dies ist die »ausführende Funktion« des Gehirns, für die hauptsächlich die Gehirnrinde zuständig ist, also der Teil des Gehirns unmittelbar hinter der Stirn. Auch diese Funktion erfordert eine Zusammenarbeit mit dem Darm, wie wir noch sehen werden.

Was gehört zu einem gesunden Gehirn?

- Die richtige Menge von chemischen Substanzen wie Serotonin, Dopamin, Noradrenalin, GABA und vielen anderen (siehe Seite 27)
- Gesunde Neuronen (Gehirnzellen). Diese sind auf gesunde Fette und Phosphatidylcholin angewiesen, die die Zellwände schützen.
- Ein gesundes elektromagnetisches Feld. Wenn alle Neuronen aktiv sind, geben sie elektromagnetische Strahlung ab. Dieses Energiefeld organisiert seinerseits die Neuronen so, dass sie effektiver zusammenarbeiten. Gesunde, gut koordinierte Neuronen erzeugen eine positive Feedbackschleife mit einem gesunden elektromagnetischen Feld. Sind die Neuronen hingegen krank und schlecht koordiniert, erzeugen sie eine negative Feedbackschleife mit einem ungesunden elektromagnetischen Feld.
- Ein gesunder Darm und ein gesundes Mikrobiom, die dazu beitragen, die Substanzen zu erzeugen, die das Gehirn braucht.
- Entzündungen im richtigen Ausmaß. Das ist abhängig von einem gesunden Immunsystem. Ein gesunder Darm und ein gesundes Mikrobiom sind für das Funktionieren des Immunsystems und daher auch für die Gesundheit des Gehirns äußerst wichtig. (Mehr über Entzündungen erfahren Sie auf Seite 32.)

Der Verdauungstrakt

Zum Verdauungstrakt gehören mehrere Bereiche, die jeweils ihre eigenen Funktionen haben:

- Mund: Wenn Sie essen, trägt der Speichel dazu bei, Toxine zu beseitigen, während Enzyme die Verdauung vorbereiten.
- Speiseröhre: Nach dem Schlucken ziehen sich die Muskeln der Speiseröhre zusammen. Durch diese Peristaltik wird das Essen in den Magen befördert.

- Magen: Im Magen beginnt die eigentliche Verdauungsarbeit. Der Magen knetet und mischt das Essen, während die Magensäure und die Enzyme es chemisch abbauen.
- Dünndarm: Etwa 90 Prozent der eigentlichen Verdauung spielen sich hier ab. Der Speisebrei wird in kleinste Bestandteile zerlegt: in Kohlenhydrat-, Eiweiß- und Fettmoleküle, Mineralien und andere Nährstoffe. Diese Moleküle gelangen über die Darmwand ins Blut. Mit dem Blut kreisen sie durch den ganzen Körper und versorgen die Zellen mit den Nährstoffen, die sie zum Überleben brauchen.
- Dickdarm: Er empfängt die Bestandteile des Nahrungsbreis, die nicht resorbiert werden, auch verschiedene Arten von Ballaststoffen. Letztere sind unverdaulich – aber nicht für Ihr Mikrobiom! Hier lebt der größte Teil Ihrer Bakteriengemeinschaft und ernährt sich von Pflanzenfasern im Gemüse, Obst, Getreide, Nüssen und Kernen. Außerdem entzieht der Dickdarm dem verbliebenen Darminhalt Wasser, damit der Rest als Abfall beseitigt werden kann.
- After: Er scheidet den Abfall aus dem Körper aus. Das ist wichtig, weil dieser Müll oft Toxine und Krankheitserreger enthält (die hoffentlich nicht in Ihr Blut gelangt sind!), die ausgeschieden werden müssen, bevor sie resorbiert werden können.

Was gehört zu einem gesunden Darm?

- Eine gesunde Darmwand
- Magensäure und Verdauungsenzyme in der richtigen Menge
- Ein ausgewogenes Gleichgewicht an Bakterien im gesamten Mikrobiom
- Ein ausgewogenes Gleichgewicht an Bakterien im Dünndarm und im Dickdarm (in jeden Darmabschnitt leben andere Bakterien)

Wie der Darm mit dem Gehirn »spricht«

Jedes Mal wenn ich mit meinen Patienten an der Heilung des Darms arbeite, wird mir wieder bewusst, welch tief greifenden Einfluss der Darm auf unsere seelische Gesundheit hat. Wenn das Ökosystem aus dem Gleichgewicht gerät oder nicht gesund ist, ist es viel schwieriger, klar zu denken, zu lernen und das Gelernte zu behalten, ruhig und ausgeglichen zu bleiben, optimistisch, selbstsicher, motiviert, energiegeladen und konzentriert zu sein – nicht nur, weil es schmerzhaft und störend ist, an Blähungen, Magenverstimmung und Übelkeit zu leiden, sondern auch, weil der Darm ein Teil des Ganzen Gehirns ist:

- Der Darm bildet biochemische Stoffe, die das Gehirn für das Denken und Fühlen braucht, zum Beispiel Serotonin, Dopamin und GABA.
- Der Darm hängt eng mit dem Immunsystem zusammen, das Entzündungen und die allgemeine Gesundheit und das Wohlbefinden beeinflusst.
- Der Darm kommuniziert über das zentrale Nervensystem (ZNS) ständig mit dem Gehirn. Deshalb kann das Gehirn nicht gesund sein, wenn der Darm nicht gesund ist.
- Der Darm hat seine eigenen Neuronen – ja, er verfügt über seine eigene Intelligenz –, die mit den Neuronen im Gehirn zusammenarbeiten, um Gefühle zu bewältigen, die ihrerseits ein wichtiges Element des Denkvermögens sind.
- Und natürlich beherbergt der Darm das Mikrobiom – den größten Teil im Dickdarm –, das einen großen Einfluss auf die Funktionsfähigkeit des Gehirns hat.

Von der »blinden Röhre« zum zweiten Gehirn

Wie Ihr Gehirn enthält auch Ihr Darm zahlreiche Neuronen, die eine große Menge Informationen verarbeiten. Es gibt mehr Neuronen im Darm als im Rückenmark! Diese Darmneuronen sind Teil des enterischen Nervensystems, das sich von der Speiseröhre (die das geschluckte Essen zuerst aufnimmt) bis zum After (der die unverdaulichen Überreste ausscheidet) erstreckt.

Das enterische Nervensystem ist so eigenständig, dass es unabhängig vom ZNS arbeiten kann.[1] Deshalb können selbst Menschen mit gelähmten Gliedmaßen schlucken und verdauen.

Meist arbeitet das enterische Nervensystem jedoch nicht allein, sondern als Teil des Ganzen Gehirns. Ein umfangreiches neurales Netzwerk verbindet den Darm mit dem Gehirn, und ein kompliziertes System aus chemischen Substanzen und Hormonen sorgt für eine ausgiebige und komplexe Kommunikation zwischen den beiden.

Um ein einfaches Beispiel zu nennen: Der Darm kann dem Gehirn mitteilen: »Ich bin hungrig! Wir brauchen mehr Nahrung.« Daraufhin sucht das Gehirn nach etwas Essbarem. Andererseits kann das Gehirn den Darm hungrig machen, wenn es leckeres Essen sieht oder auch nur daran denkt – Speisen, die Sie mit Genuss, einem Gefühl der Sättigung oder einer schönen Zeit mit einem geliebten Menschen assoziieren.

> Wenn der Darm nicht richtig arbeitet, bekommt das Gehirn problematische Botschaften und arbeitet schon bald selbst auch nicht mehr richtig.

Mit anderen Worten, auf der Darm-Hirn-Achse laufen die Informationen ständig in beide Richtungen. Durch diese Achse schickt der Darm äußerst präzise Anweisungen an das Gehirn und löst dadurch eine Fülle von biochemischen Prozessen aus.[2] Wenn der Darm nicht richtig arbeitet, bekommt das Gehirn problematische Botschaften und arbeitet schon bald selbst auch nicht mehr richtig.

Auch das Gegenteil ist wahr. Wenn das Gehirn nicht richtig arbeitet, treten im Darm und im Mikrobiom ebenfalls Störungen auf. Die komplexe, ständige, lebhafte Kommunikation zwischen den diversen Bereichen des Ganzen Gehirns bedingt es, dass jeder Teil von der Gesundheit und von der optimalen Funktion der anderen abhängig ist.

Darmstörungen hängen oft mit einem unausgewogenen Mikrobiom zusammen und beide beeinflussen das Gehirn. Vor Kurzem transplantierten beispielsweise Wissenschaftler Bakterien von Mäusen, die fettreiches Futter bekamen, in Mäuse, die normal gefüttert wurden.[3] Die zweite Gruppe nahm zwar nicht zu, aber sie zeigte Verhaltensstörungen und biochemische Störungen, wie sie für Fettleibigkeit typisch sind, sowie Anzeichen für Depression und Demenz. Die Mäuse litten an »kognitiven Störungen« (das heißt, sie hatten Schwierigkeiten, Probleme zu lösen) und erkundeten ihre Umgebung seltener (ein Verhalten, das bei Depression sehr häufig vorkommt). Die Untersuchung ihres Gehirns belegte zudem, dass Entzündungen zugenommen hatten.

Denken Sie einen Augenblick darüber nach. Forscher haben das Mikrobiom normaler Mäuse verändert und dadurch deren Darmfunktion beeinflusst, wodurch auch das Gehirn betroffen war.

Interessant ist, dass die Mäuse nicht zunahmen. Sie hatten ja auch nicht das fettreiche Futter gefressen, sondern nur die Bakterien der Mäuse bekommen, die fettreich ernährt worden waren. Die Folge war, dass bei den vorher normalen Mäusen die Gehirnstörungen auftraten, die oft mit Gewichtszunahme einhergehen. Daraus schließe ich, dass sowohl die Gewichtszunahme als auch die Gehirnstörungen Symptome eines unausgewogenen Mikrobioms sind.

Die Wissenschaftler kamen zu einem ähnlichen Ergebnis: »Insgesamt bestätigen diese Daten den Zusammenhang zwischen einer abnormen Darmflora und neurologischen Störungen.« Mit anderen Worten: Wenn Ihr Darm nicht einwandfrei arbeitet, geht es Ihrem Gehirn auch nicht besser.

Die Bedeutung des Bauchgefühls

Wenn ich sage, dass Sie in Ihrem Darm ein zweites Gehirn haben, meine ich damit nicht, dass Ihr Darm ein Gedicht schreiben oder Mathematikaufgaben lösen kann. Das bleibt Ihrem »ersten Gehirn« vorbehalten.

Aber der Darm ist der Sitz Ihrer urmenschlichen Emotionen – Ihrer elementaren, tief empfundenen Gefühle. Deshalb sind Entscheidungen »aus dem Bauch heraus« so wichtig. Wahrscheinlich folgen Sie Ihrem Bauchgefühl nicht immer, doch Ihre erste Reaktion vermittelt Ihnen viele nützliche Informationen darüber, was Sie *wirklich* denken.

Wir können unserem Gehirn vielleicht einreden, dass wir Jan im Büro mögen oder dass wir Linda gern am Flughafen abholen. Wir können dem

Gehirn sogar weismachen, dass ein bestimmtes Kindheitserlebnis uns nicht mehr belastet oder dass es uns egal ist, wenn ein Freund wegzieht. Doch dieses unangenehme Bauchgefühl, diese Wut, Empörung, Bestürzung oder Traurigkeit, die wir tief in uns spüren, sprechen eine andere Sprache.

Natürlich müssen wir unsere Gefühle manchmal verbergen oder uns über sie hinwegsetzen oder sogar gegen sie ankämpfen. Primitive Wut, Eifersucht oder Habgier sind nicht immer die besten Ratgeber. Doch unabhängig davon, ob wir uns von Gefühlen leiten lassen, ist es immer nützlich, sie zu kennen. Und diese Gefühle leben zuerst und hauptsächlich im Darm.

Während des Medizinstudiums und in den Forschungslabors, die ich kenne, wird viel Wert auf rationales Denken gelegt. Das finde ich gut, weil Gefühle wie gesagt nicht immer die richtige Grundlage für Entscheidungen sind.

Aber wir müssen auch verstehen, dass diese Gefühle überaus wichtig sind. Ohne Gefühle können wir keine Probleme lösen – wir können nicht einmal denken. Wenn beispielsweise das Krebsproblem einem Wissenschaftler völlig gleichgültig ist, wenn er nicht mit Begeisterung nach neuen Lösungen sucht, wenn trauernde Familien und aus dem Leben gerissene Menschen ihn kalt lassen oder wenn die Umweltgifte, die unseren Planeten bedrohen, ihn nicht wütend machen, dann fehlt ihm die Motivation, der unbedingte Wille oder die Kreativität, um langwierige, mühselige Forschungen durchzustehen. Und wenn ein Arzt seinen Patienten gefühllos begegnet, wenn ihr Leiden ihm gleichgültig ist, dann entgehen ihm wichtige Informationen, die er möglicherweise braucht, um das Problem zu verstehen und zu lösen. Zudem enthält er seinen Patienten das förderliche Vertrauen und das Mitgefühl vor, das meiner Meinung nach die Grundlage jeder Behandlung ist. Seine Patienten müssen spüren, dass sie und ihre Genesung ihm am Herzen liegen und dass er an eine Heilung glaubt.

> Unser Gehirn ist nicht nur mit den Gefühlen verbunden – unsere Gefühle, erklären diese Wissenschaftler, sind extrem wichtig für unsere Denkfähigkeit.

Der Gegensatz zwischen Gefühl und Vernunft ist eine veraltete Vorstellung, an der die Medizin immer noch festhält, obwohl die wissenschaftliche Welt sich bereits davon verabschiedet hat. Im 18. Jahrhundert stellte der französische Philosoph René Descartes der Vernunft die »irrationalen« Gefühle gegenüber. Er betrachtete das Denken, die Vernunft und die Intelligenz als Kern des Menschseins. Doch wegweisende Forscher stellen diese Auffassung heute infrage. Unser Gehirn ist nicht nur mit den Gefühlen verbunden – unsere Gefühle, erklären diese Wissenschaftler, sind extrem wichtig für unsere Denkfähigkeit.

Ihr Darm hilft Ihnen, Entscheidungen zu treffen

Einer der führenden Forscher, die sich mit Gefühlen befassen, ist der Neurowissenschaftler Joseph LeDoux, der versucht, die komplexen neuralen Systeme zu entschlüsseln, die Gefühle verarbeiten. Seiner Meinung nach sollten wir Gefühle nicht als nebensächlich betrachten und zugunsten der Vernunft beiseiteschieben, sondern sie als lebenswichtig anerkennen.

Oder wollen wir wirklich lediglich wie Computer sein und glauben, dass Gefühle unser Gehirn weniger effektiv machen? Der Neurowissenschaftler Antonio Damasio hat nachgewiesen, dass Gefühle sehr wichtig sind, wenn wir Entscheidungen treffen. In einer Untersuchung stellte er fest, dass Menschen, die wegen eines Gehirnschadens keine Gefühle verspürten, kaum in der Lage waren, selbst die einfachsten Entscheidungen zu treffen. Wenn es uns gleichgültig ist, welchen Weg wir gehen, sind Entscheidungen unmöglich, vor allem wenn es keine klaren, vernünftigen Informationen gibt, die uns anleiten könnten. Soll ich Literaturwissenschaft oder Physik studieren? Thomas oder Dieter heiraten? In die Stadt oder aufs Land ziehen? Kinder haben oder nicht? Solche Entscheidungen prägen unser Leben, und Vernunft allein ist dabei keine ausreichende Hilfestellung. Um kluge Entscheidungen zu treffen, müssen wir auch unsere Gefühle beteiligen – mit anderen Worten: unseren Darm. Und für wirklich gute Entscheidungen brauchen wir einen optimal arbeitenden Darm in einem gesunden Ökosystem, gebildet von unserem Ganzen Gehirn.

Der Psychologe Jeffrey Lackner von der University of Buffalo interessiert sich ebenfalls für den Zusammenhang zwischen Gehirn und Darm, aber er betrachtet das aus einer anderen Richtung, denn er untersucht, wie das Gehirn den Darm beeinflusst.[4] Lackner möchte herausfinden, ob Patienten mit dem Reizdarmsyndrom – einer extrem schmerzhaften Darmerkrankung – ihre Beschwerden durch eine kognitive Verhaltenstherapie (KVT) lindern können.

Die KVT stützt sich auf eine Reihe von Methoden, die den Geist in eine positive Richtung lenken sollen. Eine von ihnen ist das sogenannte Reframing (Umdeutung). Anstatt anzunehmen, dass der Autofahrer, der Sie auf der Straße zu einer Vollbremsung gezwungen hat, rücksichtslos oder respektlos ist, stellen Sie sich vor, dass er dringend ein Kind ins Krankenhaus bringen musste. Das Umdeuten der Situation ermöglicht es Ihnen, den Geist neu auszurichten und Ihre Gefühle anzupassen: Aus der Wut über einen Rüpel wird Mitgefühl für einen besorgten Vater.

Eine andere übliche KVT-Technik ist die Konzentration auf das Positive. Wenn Sie auf der Straße geschnitten werden, denken Sie nicht daran, wie ärgerlich es ist, zu spät zur Arbeit zu kommen, sondern Sie konzentrieren sich darauf, wie viel Glück Sie gehabt haben – es ist nicht zu einem Unfall gekommen, Ihr Auto ist noch in Ordnung, Sie haben einen Job, der Ihren Lebensunterhalt sichert. Die Veränderung Ihrer Gedanken wirkt sich auch auf Ihre Gefühle aus: Aus Wut und Groll wird Dankbarkeit und Wertschätzung.

Lackner sucht nach Beweisen dafür, dass Patienten, die an Schmerzen leiden, mithilfe dieser Techniken ihr Denken, ihre Gefühle und ihr Mikrobiom beeinflussen können. Seine Forschungen stützen sich auf frühere Studien, die belegen, dass eine Veränderung des Mikrobioms sich auf die Reaktion des Gehirns auf die Umwelt, vor allem auf Stress, auswirken kann. Die eine Fahrbahn auf der Autobahn führt vom Darm zum Gehirn. Lackner hofft, dass der Verkehr auch in die andere Richtung fließen kann: vom Gehirn zum Darm.

Lackners Arbeit ähnelt der meinen, weil ich versuche, mithilfe des Darms, des Mikrobioms und des Willens das Ganze Gehirn zu heilen. Es ist immer eine zweispurige Fahrbahn oder, wenn wir das Mikrobiom einbeziehen, eine dreispurige. Jeder Bereich des Ganzen Gehirns beeinflusst die anderen. Immer.

Das Leaky-Gut-Syndrom

Eine sehr unangenehme Darmerkrankung ist die pathologisch durchlässige Darmwand, auch Leaky-Gut-Syndrom genannt. Bei dieser häufig auftretenden Erkrankung werden die Wände des Dünndarms – die nur eine Zelle dick sind – allmählich undicht.

Wie bereits erwähnt (siehe Seite 87) spielen sich die Verdauung und die Resorption hauptsächlich im Dünndarm ab. Der Dünndarm resorbiert nur die kleinsten, wichtigsten Moleküle: Proteine, Kohlenhydrate, Vitamine, Mineralien und Fette. Diese gelangen durch die Darmwand ins Blut und versorgen den Körper mit Nährstoffen.

Gleich auf der anderen Seite der Darmwand befindet sich das Immunsystem, zumindest der größte Teil davon. Und weil die meisten Giftstoffe über das Essen in unseren Körper gelangen, wartet das Immunsystem neben dem Darm darauf, gefährliche Bakterien, Viren und Toxine zu bekämpfen, die wir unabsichtlich essen oder trinken.

Deshalb brauchen Sie eine starke, gesunde, intakte Darmwand, die Ihrem Immunsystem einen Teil der Arbeit abnimmt. Ein gesunder Darm lässt nur Nährstoffe durch, während Toxine, Krankheitserreger und überflüssige Bakterien in den Dickdarm gelangen und ausgeschieden werden. Dann hat das Immunsystem nichts mit diesen Störenfrieden zu tun und bleibt ruhig und entspannt.

Doch was geschieht, wenn Ihr Darm durchlässig wird, wenn seine Zellwände nicht fest geschlossen sind und seine Schlussleisten locker werden?

In diesem Fall kann teilweise verdautes Essen tatsächlich durch die Darmwand dringen, zusammen mit Toxinen und Krankheitserregern. Tauchen diese potenziell gefährlichen Eindringlinge auf, wird das Immunsystem aktiv. Die Folge ist eine Entzündung. Statt ruhig und entspannt zu bleiben, wird das Immunsystem wachsam und ist vielleicht sogar besorgt, auf jeden Fall bereit, auf die nächste mögliche Bedrohung sofort zu reagieren.

Wenn Ihre Darmwand nur gelegentlich löchrig wird, ist der Schaden nicht groß. Vielleicht verspüren Sie eine leichte Übelkeit oder Sie haben Blähungen als Reaktion auf die Entzündung, womöglich bilden Sie ein wenig Akne aus, Kopfschmerzen oder andere Entzündungssymptome. Aber die Symptome verschwinden bald und haben keine langfristigen Folgen.

Ist die Darmwand jedoch immer durchlässig, dringt teilweise verdaute Nahrung mühelos in das Immunsystem ein und es entsteht eine chronische Entzündung. Das führt auf Dauer dann zu Symptomen wie Angststörungen, Depressionen, Brain Fog und anderen psychischen Störungen.

Ein gesundes Mikrobiom trägt dazu bei, Entzündungen in Schach zu halten. Doch wenn Ihr Mikrobiom nicht mehr im Gleichgewicht ist, gerät Ihr Körper in die Defensive. Das Immunsystem beginnt, mehr Entzündungen auszulösen – und die Probleme werden zahlreicher. Häufig kommt es zu Insulinresistenz und Gewichtszunahme, die Entzündungen weiter verschlimmern. Eine epigenetische Wende zum Schlechteren führt dazu, dass die Gene, die die Lipolyse (den Fettabbau) steuern, ihre Expression verändern, was die Fettspeicherung steigert – und Entzündungen noch mehr anheizt.

Faktoren, die ein Leaky-Gut-Syndrom verursachen – und auch als Folgen auftreten

- Unausgewogenes Mikrobiom
- Entzündungen
- Stress
- Angst
- Depressionen
- Brain Fog
- Gewichtszunahme
- Fettansammlung und Fettpolster
- Insulinresistenz
- Nahrungsmittelunverträglichkeiten
- Toxine im Essen, im Wasser, in der Luft, in Körperpflegeartikeln (Shampoos, Lotionen, Kosmetika und so weiter) sowie in Haushaltsartikeln (Reinigungsmittel, Waschmittel, Polituren und so weiter)

Was ist die Lösung? Das erfahren Sie im Programm für das Ganze Gehirn (siehe Teil III)

- Probiotika, um das Mikrobiom ins Gleichgewicht zu bringen und den Darm zu unterstützen, und fermentierte Nahrungsmittel als natürliche Probiotika
- Reichlich ballaststoffreiche Präbiotika, um das Mikrobiom zu unterstützen, zum Beispiel Artischocken, Knoblauch, Lauch, Möhren, Rettiche, Tomaten, Topinambur, Zwiebeln
- Ergänzungsmittel, die dabei helfen, die Darmwände zu heilen
- Reichlich gesunde Fette, die die Gehirn- und Darmzellen gesund halten
- Verzicht auf entzündungsfördernde Nahrungsmittel wie Sojaprodukte, Gluten, Milchprodukte, Zucker, industriell hergestellte Nahrungsmittel, Zusatz- und Farbstoffe, ungesunde Fette
- Verringerung der Toxinbelastung durch Konsum von Bioprodukten und gefiltertem Wasser, Überwachung der Luftqualität und Verwendung sauberer, umweltfreundlicher Produkte
- Unterstützung der Schilddrüse, damit die Stresshormone ihre Arbeit effizienter verrichten und um Stress zu lindern
- Entfachen des Willens

In Folge eines durchlässigen Darms kann es noch zu einem weiteren Problem kommen: Nahrungsmittelunverträglichkeiten. Das teilweise verdaute Essen, das durch die Darmwand dringt, ist für das Immunsystem ein gefährlicher Eindringling. Oft wird es mit Antikörpern markiert, damit das Immunsystem aktiv wird, sobald es wieder auftaucht. Dann lösen Sie jedes Mal, wenn Sie diese Nahrung zu sich nehmen, eine Entzündungsreaktion aus.

Milchprodukte, Sojaprodukte und Gluten sind die häufigsten Auslöser dieser Reaktion. Doch wenn die Entzündung stark genug ist, wird das Immunsystem übererregt, sieht überall Gefahren und schüttet immer mehr entzündungsfördernde Stoffe aus. In diesem Fall kann sich sogar eine Überempfindlichkeit gegen gesunde Nahrungsmittel entwickeln, und sie klingt erst ab, wenn Sie die Entzündung lindern.

Stressoren wie ein Wechsel des Arbeitsplatzes, Beziehungsprobleme oder ein krankes Kind können ebenfalls ein Leaky-Gut-Syndrom und mit ihm eine ganze Kaskade von Störungen auslösen, zunächst Entzündungen und schließlich oft Angst, Depressionen und Brain Fog. Wie Sie inzwischen wissen, sind das die Auswirkungen verhängnisvoller, zusammenhängender Vorgänge, die sich gegenseitig verstärken.

Da Entzündungen auch die Vielfalt Ihres Mikrobioms beeinträchtigen, müssen sie unbedingt eingedämmt werden. Wenn Sie das Programm für das Ganze Gehirn befolgen, unterstützen Sie gleichzeitig das Gehirn, den Darm und das Mikrobiom– ein positiver Kreislauf, der dafür sorgt, dass Sie auf dem richtigen Weg zu einem Leben in Gesundheit sind!

Depressionen und das Leaky-Gut-Syndrom

Zahlreiche Studien stellen einen Zusammenhang zwischen dem durchlässigen Darm und dem Reizdarmsyndrom her. Bei dieser Krankheit ist der Dickdarm entzündet und die Folgen sind Blähungen, Durchfall und Verstopfung.[5] Oft tritt dieses Syndrom bei depressiven Menschen auf. Es ist daher kein großer Sprung, auch den durchlässigen Darm mit Depression in Verbindung zu bringen. Der durchlässige Darm und das unausgewogene Mikrobiom, das damit einhergeht, lösen Entzündungen und eine Flut von Zytokinen aus, die ihrerseits das Nervensystem anfällig für Depressionen machen. Das Leaky-Gut-Syndrom kann auch mit kognitiven Störungen zusammenhängen, zum Beispiel mit Lernschwierigkeiten und Gedächtnisschwäche.

Wenn wir jedoch das Mikrobiom mit Probiotika auffrischen und den durchlässigen Darm heilen, können wir vielleicht auch ein Reizdarmsyndrom beseitigen, Depressionen lindern und die Gehirnleistung steigern. Einige dieser Zusammenhänge wurden wissenschaftlich nachgewiesen, andere sind derzeit noch Hypothesen. Ich kann jedoch bezeugen, dass ich diese Vorgänge im Laufe der letzten Jahrzehnte bei Tausenden von Patienten beobachtet habe. Der Darm, das Mikrobiom und das Gehirn arbeiten eng zusammen, deshalb verbessern sich die Gehirnfunktionen, wenn wir den Darm und das Mikrobiom heilen. So arbeitet das Ganze Gehirn.

Meine Patientin Farah war beispielsweise in acht Jahren bei zwölf Ärzten gewesen – ein wahres Karussell von Diagnosen und Behandlungen. Sie litt am Reizdarmsyndrom und an Depressionen, aber auch an häufigen Infekten, Kribbeln und Taubheit in den Händen und Füßen, Schwindel, Kopfschmerzen, Muskelschmerzen, motorischer Schwäche, Gliederschmerzen, Gelenkschmerzen, Gewichtszunahme, Schlafstörungen, Gedächtnisschwäche und Brain Fog. Sie hatte den Eindruck, dass sie nicht mehr so schnell lesen konnte wie früher und dass sie manche Absätze mehrere Male lesen musste. Auch ihr Gedächtnis ließ nach: »Jeden Tag fällt es mir schwerer, mich zu erinnern.« Das Ganze sah nach einem totalen Funktionsverlust aus. Besonders geschwächt waren das Immunsystem, die Verdauung und die Gehirnfunktion.

Einige ihrer Ärzte glaubten, sie leide an der Lyme-Krankheit. Doch als sie ihr Antibiotika gaben, die diese Krankheit in der Regel bessern, ging es ihr noch schlechter. »Ich habe das Gefühl, außerhalb meines Körpers zu leben«, sagte sie mir. »Es ist, als wäre mein Alltag nicht real.«

Bevor ich mit der Behandlung begann, ließ ich ausführliche Tests durchführen, darunter auch Stuhl- und Atemuntersuchungen, die etwas über das Auftreten und Verhältnis bestimmter Bakterien im Mikrobiom aussagen konnten. Als herauskam, dass Farahs Mikrobiom gestört war, kannte ich die Ursache ihrer Probleme. Mit einem derart unausgewogenen Mikrobiom konnte ihr Darm nicht richtig arbeiten. Und weil sowohl das Mikrobiom als auch der Darm beeinträchtigt waren, litt Farah auch an psychischen Störungen und einem schlecht funktionierenden Immunsystem – das, wie Sie wissen, gleich hinter der Darmwand sitzt.

Also versuchte ich, Farahs durchlässigen Darm mit Kräutern zu heilen und gleichzeitig dafür zu sorgen, dass sie genügend Magensäure und Enzyme hatte, die ihr Essen richtig verdauten. Wie Sie noch sehen werden, hängen der Schlaf, der Darm und das Mikrobiom zusammen. Deshalb gab ich ihr natürliche Ergänzungsmittel, damit sie besser schlief. Ich wusste, dass dies auch gut für ihren Darm und ihr Mikrobiom war. Dann bemühte ich mich, ihren Kortisonspiegel zu senken, der ihren Schlaf störte, den Stress verstärkte und eine Herausforderung für das Mikrobiom und den Darm darstellte. Außerdem half ich ihr dabei, auf fettreiche Kost zu verzichten und sich auf eine gesündere Ernährung für das Ganze Gehirn umzustellen. (Auf Seite 89-90 und 120 können Sie nachlesen, was fettreiches Futter bei Mäusen anrichtet.)

Unterstützen Sie Ihren Darm mit Säure und Verdauungsenzymen

Leiden Sie an Säurereflux oder Sodbrennen? Dann sollten Sie wissen: Rezeptfreie und rezeptpflichtige Säureblocker gehören zwar zu den meistverkauften Arzneimitteln aller Zeiten, aber die meisten Menschen leiden nicht an Säureüberschuss, sondern an Säuremangel. Für Säurereflux oder Sodbrennen gibt es viele Gründe. Der häufigste ist ein Mangel an Magensäure, sodass Fleisch und andere Proteine nicht vollständig aufgespalten werden. Das unverdaute Essen bleibt dann im Magen liegen, zusammen mit der unzureichenden Säure, die es nicht zerlegen konnte. Manchmal werden das Essen und die Säure dann wieder nach oben in die Speiseröhre befördert, wo die Säure brennt.

Die Lösung: Nehmen Sie zu jeder Mahlzeit 500 mg Salzsäure in Tablettenform ein oder verdünnen Sie 1 Teelöffel Apfelessig mit 5 bis 6 Teelöffeln Wasser und trinken Sie die Mischung zu jeder Mahlzeit. Steigern Sie die Dosis nach und nach, bis Sie zu jeder Mahlzeit 1000 mg Salzsäure nehmen oder 1 Esslöffel Apfelessig in einem Glas Wasser trinken. Wenn Sie an Verdauungsstörungen leiden, sollten Sie ein gutes Enzymprodukt wählen, das folgende Bestandteile enthält:

- Protease, die Eiweiß verdaut
- Lipase, die Fett verdaut
- Amylase, die Stärke verdaut
- DPP 4 (Dipeptidylpeptidase 4), das hilft, Gluten und Kasein (Milcheiweiß) zu verdauen, falls Spuren dieser Proteine in Ihrem Essen enthalten sind

Farahs Körper war so stark geschädigt, dass sie nur langsam gesund wurde – langsam, aber sicher. Nach drei Wochen ging es ihr besser. Nach drei Monaten waren die meisten Schmerzen abgeklungen, sie schlief besser, hatte mehr Energie, konnte klarer denken und war optimistischer. Nach sechs Monaten fühlte sie sich richtig wohl und ihre Gehirnfunktion war optimal. Ihre Stimmung war ausgewogen, ihre Einstellung war positiv, sie verstand, was sie las, konnte sich auf ihr Gedächtnis verlassen, war motiviert, hatte viel Energie und war konzentriert und lebhaft.

Stellen Sie sich vor, ich hätte Farah einfach nur Antidepressiva verabreicht, anstatt sie so umfassend zu behandeln. Vielleicht hätte sie sich dann etwas besser gefühlt, etwas weniger verzweifelt, ein bisschen dynamischer. Aber ihre kognitiven Funktionen - ihre Fähigkeit zu lesen, zu denken und sich zu erinnern - wären nicht zurückgekehrt, ebenso wenig ihre Energie, ihre Motivation und ihre Lebensfreude. Sie hätte weiter an Entzündungen gelitten, die Schwindel, Gelenkschmerzen, Müdigkeit und Brain Fog ausgelöst hätten. Und sie hätte mit weiteren chronischen Erkrankungen - mit einer Autoimmunerkrankung oder sogar mit Krebs - rechnen müssen, weil ihre Entzündungen sich verschlimmert hätten.

In Farahs extremem Fall konnte ich den Nutzen einer ökologischen Therapie besonders gut beobachten. Als ihr Ganzes Gehirn wieder ein gesundes Ökosystem war, wurde sie vital, lebensfroh und ihr Gehirn arbeitete optimal. Wie viele meiner Patienten sagte Farah: »Endlich bin ich wieder ich selbst - mein bestes Selbst. Und mit diesem Selbst kann ich jetzt hinaus in die Welt gehen und auch anderen helfen, nicht nur mir selbst.«

Schlafstörungen und der Darm

Der Schlaf und die Stresshormone sind bestimmt von einem Biorhythmus, einem Rhythmus, der die Schlaf-Wach-Phasen eines Tages steuert. Ihr Mikrobiom hat ebenfalls einen solchen Biorhythmus, der im Idealfall den hormonellen Rhythmus unterstützt. Wenn diese zwei täglichen Zyklen nicht harmonieren, ist es schwer einzuschlafen und durchzuschlafen.

Stress - egal ob körperlich oder psychisch - kann jeden Kreislauf stören. Wenn aber ein Kreislauf aus dem Gleichgewicht gerät, folgt ihm der andere bald - und dann bringen die gestörten Zyklen einander aus dem Gleichgewicht, sodass die Schlafstörungen immer schlimmer werden.

Die Lösung? Fördern Sie die Vielfalt Ihres Mikrobioms und die Gesundheit des Darms mit dem Programm für das Ganze Gehirn. Ein vielfältiges Mikrobiom und ein gesunder Darm tragen dazu bei, Entzündungen zu lindern, die Stressreaktion auszubalancieren und den Schlafrhythmus zu regulieren.

Zwangsstörung und der Darm

Nach einem Bericht im *Psychiatry Advisor* im Jahr 2016 besteht wahrscheinlich ein Zusammenhang zwischen der Zwangsstörung und einem nicht intakten Darmmikrobiom.[6] Wir kennen die Ursachen und die richtige Therapie der Zwangsstörung zwar noch nicht, aber die neue Studie verglich die Mikrobiome von Patienten mit Zwangsstörung mit denen von gesunden Freiwilligen und stellte fest, dass die Patienten mit Zwangsstörung signifikant häufiger an Depressionen, Angst und Stress litten. Wieder einmal sieht es danach aus, dass die Gehirnfunktionen mit vielen Dingen zusammenhängt. Das Problem, das eine Zwangsstörung verursacht, könnte durchaus auch für andere Störungen und Begleiterkrankungen verantwortlich sein, die in der Studie festgestellt wurden: generalisierte Angststörung, schwere depressive Episode und Aufmerksamkeitsdefizit-Hyperaktivitätsstörung, die bei 40 bis 60 Prozent der Patienten diagnostiziert wurden.

Im Allgemeinen hatten die Patienten, wie zu erwarten war, weniger zahlreiche und weniger vielfältige Bakteriengemeinschaften wie die Kontrollgruppe. Wir haben noch keine wissenschaftlichen Beweise dafür, dass die Unterstützung des Mikrobioms sich auf eine Zwangsstörung auswirkt; aber meine klinische Erfahrung spricht dafür.

Dünndarmfehlbesiedlung

Eine weitere Art der Darmstörung ist die Dünndarmfehlbesiedlung (DDFB). Sie kann die Darmfunktion und daher auch die Gehirnfunktion beeinträchtigen. Die Ansicht der Schulmedizin spiegelt sich im Namen wider: eine bakterielle Fehlbesiedlung des Dünndarms.

Ich ziehe allerdings eine andere Terminologie vor. Ich spreche eher von einem Ungleichgewicht im Mikrobiom, zu dem es kommt, wenn bestimmte Bakterien sich zu stark vermehren. Auch das ist eine Frage der Ökologie. Manche Bakterienstämme arbeiten vorzüglich mit dem Ökosystem zusammen, wenn sie 10 Prozent des Mikrobioms ausmachen – aber bei 20 Prozent entsteht ein ökologisches Ungleichgewicht.

Solche Ungleichgewichte verursachen zahlreiche Probleme, wenn mehr Bakterien den Dünndarm besiedeln, als gut für ihn ist. Zu den Symptomen gehören Blähungen, Bauchschmerzen, Verstopfung, Durchfall und Sodbrennen oder Säurereflux.

Solche mikrobiellen Ungleichgewichte stehen häufig in Zusammenhang mit Nahrungsmittelunverträglichkeiten (siehe Seite 96) und Magensäuremangel (siehe Seite 99) einher. Entzündungen als Folge einer Unverträglichkeit können das Mikrobiom aus dem Gleichgewicht bringen und bei Säuremangel wird das Essen nicht ausreichend zerlegt, sodass es zu lange im Darm bleibt, bevor es verdaut und ausgeschieden wird. In diesem Fall gärt der Nahrungsbrei und wird zum Futter für Bakterien, die sich dann übermäßig vermehren.

Die Magensäure soll fremde Bakterien und Krankheitserreger vernichten, die manchmal im Essen enthalten sind. Bei Säuremangel gelangen die Eindringlinge jedoch unbehelligt in den Dünndarm, wo sie sich vermehren.

Auch eine Unterfunktion der Schilddrüse begünstigt eine bakterielle Fehlbesiedlung. Der Dünndarm und der Dickdarm reagieren äußerst empfindlich auf die kleinste Veränderung des Schilddrüsenhormonspiegels. Schon bei einem leichten Mangel wird die Verdauung langsamer und das Essen bleibt zu lange im Dünndarm, während unverdauliche Reste zu lange im Dickdarm verharren. Das sind günstige Bedingungen für eine bakterielle Überbesiedlung.

Stress ist ebenfalls ein Faktor. Er stört das mikrobielle Gleichgewicht und die Verwertung der Schilddrüsenhormone. Stress und eine Unterfunktion der Schilddrüse bewirken, dass das Essen zu lange im Verdauungstrakt bleibt.

Jedes Mal, wenn das Mikrobiom oder der Dam aus dem Gleichgewicht gerät, leidet das Gehirn darunter, und die DDFB ist da keine Ausnahme. Da der Darm den größten Teil des Serotonins produziert, führt eine DDFB zu einem Serotoninmangel. Und weil die Schilddrüse Nährstoffe aus dem Essen braucht, um ordnungsgemäß zu arbeiten, stört eine Fehlbesiedlung auch die Schilddrüsenfunktion. (Ja, Sie haben richtig gelesen: Die Fehlbesiedlung ist die Folge *und* die Ursache einer Schilddrüsenstörung – noch ein Beispiel für einen heimtückischen Kreislauf!)

Ein weiteres Problem ist die Nährstoffresorption. Wenn zu viele Bakterien den Dünndarm besiedeln, kann er Fett schlecht aufnehmen, und das bedeutet, dass er auch die fettlöslichen Vitamine A und D schlecht resorbiert. Mehr noch: Der Körper streitet sich dann mit den Bakterien um die Nährstoffe, die er und sie brauchen, um zu überleben. Die wahrscheinliche Folge ist ein Mangel an Vitamin B12, das sehr wichtig für die Gehirnfunktion ist. Brain Fog, Verwirrung, Gedächtnisschwäche, Hirnleistungsstörungen und Depression können entstehen. Und schließlich kann eine Fehlbesiedlung auch zu einer Überproduktion von Ammoniak führen, die die Gehirnfunktion ebenfalls stört.

Zum Glück können die meisten Menschen ihr bakterielles Ökosystem heilen, wenn sie das Programm für das Ganze Gehirn befolgen. Müssen Sie noch mehr tun, empfehle ich Ihnen meine DDFB-Diät. Auf Seite 237 finden Sie eine Anleitung, die Ihnen hilft herauszufinden, welche Ernährungsweise für Sie die richtige ist.

Unterstützen Sie die Partnerschaft zwischen Darm und Gehirn

Es mag schwer verständlich sein, dass wir den Darm heilen müssen, um Angst, Depressionen und Brain Fog zu überwinden. Wir haben schließlich eine lange medizinische Tradition, die den Darm und das Gehirn als zwei separate Länder betrachtet, die jeweils ihre eigene Regierung und Wirtschaft haben. Für Gehirnprobleme sind Psychiater zuständig, für Darmprobleme die Gastroenterologen. Ein neuer Blickwinkel ist notwendig, um diese beiden Regionen als Teil desselben Landes zu sehen.

Dieser neue Blickwinkel ist das Tor zu einer besseren Gehirnfunktion und zu optimaler Gesundheit. Sie können Ihr Gehirn nicht heilen, ohne Ihren Darm zu heilen. Es macht keinen Sinn, Antidepressiva einzunehmen oder sich einer Psychotherapie zu unterziehen, ohne auch darauf zu achten, ob ein Leaky-Gut-Syndrom, eine bakterielle Fehlbesiedlung oder andere Anzeichen für einen kranken Darm bestehen. Das Gehirn und der Darm sind zwei Aspekte desselben Systems. Sie sind voneinander abhängig und beide sind von Ihnen abhängig.

Die gute Nachricht lautet: Wenn Sie Ihren Darm heilen – und das Programm für das Ganze Gehirn hilft Ihnen dabei –, verbessert sich die Gehirnfunktion sofort, oft in erstaunlichem Ausmaß. Ich habe es bei Tausenden von Patienten erlebt und ich weiß, dass Sie es ebenfalls schaffen können. Sobald Sie verstehen, dass das Gehirn in Ihrem Kopf vom Gehirn in Ihrem Darm abhängt, ist der Weg zu einem klaren Denken und umfassenden Wohlgefühl geebnet, jetzt und bis ans Ende Ihres Lebens.

Kapitel 6

Belauschen Sie Ihr Mikrobiom

Wenn Sie sich Bakterien vorstellen, denken Sie wahrscheinlich an Organismen, die Sie krank machen – an Feinde Ihrer Gesundheit. Vermutlich haben Sie eine winzige Kreatur vor Augen, die so ziemlich die niedrigste Lebensform auf Erden ist: kein Gehirn, kein Nervensystem, keine Gedanken und Gefühle. Mit einer Lebensdauer von etwa 15 Minuten sind Bakterien anscheinend unfähig zu lernen oder sich weiterzuentwickeln – sie stehen eindeutig am Ende der evolutionären Entwicklung. Diese feindselige, abwertende Einstellung teilen die meisten Wissenschaftler und Ärzte der alten Medizin.

Aber die moderne Wissenschaft zeigt uns diese mächtigen, winzigen Organismen allmählich in einem anderen Licht. Ja, eine einzelne Bakterie stellt nicht viel dar. Aber als Gemeinschaft, die als Einheit fungiert, sind Bakterien so intelligent, dass unser Gehirn es kaum erfassen kann.

Wie im bisher Gesagten immer wieder betont wurde, arbeiten das Gehirn und der Darm zusammen, damit das Gehirn gesund bleibt. Das dritte Element in dieser Partnerschaft ist das Mikrobiom, die Bakteriengemeinschaft, die im Darm und anderswo lebt. Ohne ein gesundes Mikrobiom kann es zu Angststörungen, Depressionen, Brain Fog oder gar ADHS, Autismus, Demenz, multipler Sklerose oder Parkinson kommen. Wenn Ihr Mikrobiom gesund ist, haben Sie eine gute Chance, psychische Störungen aller Art zu vermeiden.

Was sind Bakterien?	
Die alte Ansicht	**Die neue Ansicht**
Sie machen uns krank.	Sie sind ein wesentlicher Bestandteil unserer Gesundheit; sie sind wichtig für den Stoffwechsel, die Verdauung, das Immunsystem, das Herz und die Gefäße, die Knochen, die Organe – und das Gehirn.
Sie müssen vernichtet werden.	Wir müssen dafür sorgen, dass sie in einer vielfältigen Gemeinschaft gut gedeihen.
Sie sind winzig, schwach und leben nur kurze Zeit.	Im Kollektiv sind sie riesig und mächtig und unser ganzes Leben lang aktiv.

Das Mikrobiom: ein Teil des Ganzen Gehirns

Einer der erstaunlichsten Aspekte des Mikrobioms ist seine Ähnlichkeit mit dem Gehirn. Sowohl das Mikrobiom als auch das Gehirn bestehen aus Billionen von winzigen einzelnen Zellen, die allein nicht viel erreichen können. Wenn diese Zellen sich jedoch zusammenschließen, entsteht eine außergewöhnliche Intelligenz. Das gilt für das Gehirn und ebenso für das Mikrobiom des Menschen. Wie die Gehirnzellen kommunizieren auch die einzelnen Komponenten des Mikrobioms miteinander. Dafür benutzen sie biochemische Stoffe und elektromagnetische Felder.

Mehr noch, das Mikrobiom stellt die Neurotransmitter her, die das Gehirn braucht, um zu denken und zu fühlen. Etwa 95 Prozent des Serotonins, eines wichtigen Neurotransmitters, der Depressionen lindert, werden beispielsweise vom Mikrobiom produziert. Das Gleiche gilt für andere wichtige Neurotransmitter, die dafür sorgen, dass das Gehirn und der Darm optimal arbeiten. Ohne ein gesundes Mikrobiom schwächelt das Ganze Gehirn. Angst, Depressionen, Brain Fog und andere Störungen sind häufige Folgen.

Die Intelligenz des Mikrobioms ist so groß, dass manche es sogar als »drittes Gehirn« bezeichnen, nach dem eigentlichen Gehirn und dem Darm. Ich stelle mir das Gehirn, den Darm und das Mikrobiom lieber nicht als drei separate Gehirne vor, sondern als ein komplettes Gehirn.

Ihr Mikrobiom stellt sich vor: die Grundlagen

- Menschen bestehen hauptsächlich aus Bakterienzellen. Bis zu 90 Prozent der Zellen in unserem Körper sind keine menschlichen, sondern bakterielle Zellen! Diese Mikroorganismen spielen eine wichtige Rolle, wenn es um unsere Gesundheit und unser Ganzes Gehirn geht.
- Bakterien sind unsere Freunde. Jahrzehntelang haben wir gelernt, dass Bakterien unsere Feinde sind. Meist helfen uns Bakterien jedoch, gesund zu bleiben. Sie sichern sogar unser Überleben – und die Gehirnfunktion.
- Bakterien produzieren Vitamine und Stoffe, die der Körper braucht. Dazu gehören die Vitamine Thiamin, Riboflavin, B12, Biotin, Pantothensäure, Folat und Vitamin K, kurzkettige Fettsäuren, natürliche Antibiotika und Neurotransmitter, mit deren Hilfe das Gehirn Gefühle und Gedanken hervorbringt.
- Bakterien fördern die optimale Genexpression – die Epigenetik. Bakterien besitzen den Hauptschlüssel zu unserer Genexpression, weil sie genau wissen, wann, wo und wie Gene ein- und ausgeschaltet werden müssen. Sie können dafür sorgen, dass Gene, die Angst, Depressionen oder Demenz fördern, inaktiv bleiben.
- Bakterien kurbeln den Stoffwechsel an. Sie tragen dazu bei, dass die Schilddrüse, der Darm und die Verdauung optimal arbeiten. Das ist auch essenziell für die Funktionsfähigkeit des Gehirns. Außerdem sind Bakterien enorm wichtig, wenn Sie abnehmen wollen!
- Die meisten unserer Bakterien leben im Darm, wo sich auch der größte Teil des Immunsystems befindet. Weil Billionen von Bakterien und 70 Prozent unseres Immunsystems benachbart sind, besteht zwischen beiden eine unlösbare Verbindung. Die Bakterien helfen dem Immunsystem, zwischen Freunden und Feinden zu unterscheiden, und fördern die Stabilität der Darmwände. Beides trägt dazu bei, Entzündungen vorzubeugen, deren Nebenwirkungen unter anderem Angst, Depressionen und Brain Fog sind.

Als Arzt betrachte ich das Mikrobiom als Mitarbeiter, der oft besser weiß als ich, wie der menschliche Körper geheilt werden kann. Wenn wir mit dieser »rechten Hand« – mit den Bakterien, die wir früher für unsere Feinde hielten – nicht zusammenarbeiten, werden wir anfälliger für einige affektive und neurodegenerative Störungen. Wir haben dann keinen Zugang zu einer unserer größten Ressourcen und fallen psychischen Störungen zum Opfer, unter denen heutzutage so viele Menschen leiden.

Wie das Mikrobiom half, Miriam zu heilen

Meine Patientin Miriam war Ende 50, als sie zu mir kam. Einige ihrer Angehörigen litten an Depressionen und auch sie hatte seit ihrer Jugend damit zu kämpfen. Bis in ihre Zwanzigerjahre waren die Depressionen eher schwach ausgeprägt, aber mit Anfang 30, als sie ihr erstes Kind bekam, wurden sie schlimmer. So ging es auch in den folgenden Jahrzehnten weiter, obwohl sie ärztlich behandelt wurde und Medikamente nahm.

»Es ging immer weiter bergab«, sagte Miriam und suchte nach den richtigen Worten. »Es war nicht dramatisch – es wurde nur Jahr für Jahr schlimmer.«

Miriam begann mit Mitte 30, Antidepressiva einzunehmen, und anfangs wirkten sie. Ihr Arzt verordnete ihr eine geringe Dosis, die ihr zwei oder drei Jahre lang den Schwung zu geben schien, den sie brauchte, um morgens aufzustehen, ihre Kinder zu versorgen und den Haushalt zu führen. Eine Weile konnte sie sogar ganz auf Medikamente verzichten.

»Das war eine schöne Zeit«, erzählte sie und strahlte. »Ich war wieder ich selbst – endlich! Mein Mann und ich bauten unsere Beziehung neu auf. Ich war wie ein anderer Mensch. Ich hatte die Energie, die ich für die Kinder brauchte. Es ging uns allen so gut – weil *ich* wieder voll funktionierte.«

Dann, mit Ende 30, begann Miriam wieder als Lehrerin in der örtlichen Highschool zu arbeiten. Obwohl sie immer gern unterrichtet hatte, war es für sie anstrengend, ganztägig zu arbeiten und gleichzeitig zwei Kinder großzuziehen. Ihre Depression kehrte zurück – Hoffnungslosigkeit und das Gefühl, dass das Leben seinen Reiz verloren hatte. Die Menschen und Aktivitäten, die ihr bisher Freude gemacht hatten, konnten sie nicht mehr aus ihrer Verzweiflung reißen. Miriam litt auch an anderen Symptomen, die ihr Arzt als Nebenwirkungen der Depression bezeichnete: Sie konnte sich nicht motivieren und konzentrieren und hatte manchmal Schwierigkeiten, sich an Ereignisse oder Namen zu erinnern. (Natürlich wissen Sie jetzt, dass diese Symptome keine Nebenwirkungen der Depression waren. Die Depression, der Brain Fog und die Gedächtnisschwäche waren vielmehr Teile desselben Problems: der suboptimalen Gehirnfunktion als Folge eines kranken Ökosystems.)

»Ich wollte nicht aufhören zu unterrichten«, sagte Miriam. »Wir brauchten das Geld und weil die Kinder in die Schule gingen, hatte ich auch Angst, mich zu Hause zu langweilen, wenn ich nichts tat. Aber ehrlich gesagt, war es eine Qual, jeden Tag aufzustehen und jeden Abend Arbeiten zu benoten. Ich gebe es nicht gern zu, aber es war einfach zu viel für mich, diesen Job zu machen und den Haushalt zu führen. Ich bin nicht stolz darauf, aber ich ging langsam zugrunde.«

Ein neuer Arzt verschrieb ihr ein anderes Antidepressivum, und wieder ging es ihr eine Weile etwas besser. Aber sie litt unter den Nebenwirkungen: Gewichtszunahme, Verlust der Libido, Scheidentrockenheit und Schlafstörungen. Auch ihr Brain Fog verschlimmerte sich – zunehmende Konzentrations- und Motivationsschwäche, mehr Gedächtnisstörungen. Aber dank der Tabletten funktionierte sie wenigstens.

Doch alle paar Jahre fiel Miriam in ein neues Loch und ging wieder zum Arzt. Der erhöhte jedes Mal die Dosis oder verordnete ihr ein neues Medikament. Sie experimentierten so lange, bis sie ein Präparat fanden, das ihr wenigstens eine Weile Linderung verschaffte.

»Es war immer das Gleiche«, sagte sie, »zunächst ging es mir besser – dann wieder schlechter. Besser – schlechter. Die Medikamente halfen immer. Bis sie irgendwann nicht mehr wirkten. Dann ging es mir schlechter als zuvor und das Spiel begann von vorne.«

Als bei ihr mit Anfang 50 die Wechseljahre einsetzten, verschlimmerten sich die Symptome weiter. Die Depressionen wurden schwerer und Miriam nahm noch ein paar Pfund zu. Sie litt an Hitzewallungen und es war ihr nahezu unmöglich, mehr als drei oder vier Stunden am Tag zu schlafen. Ihr Gedächtnis war, wie sie es ausdrückte, »voller Löcher«. Sie fühlte sich schlapp, lustlos und so müde, dass »ich manchmal kaum aus dem Bett kam«.

In ihrer Not bat sie ihren Arzt um ein neues Medikament, aber jetzt wirkten die Antidepressiva kaum noch.

Als Miriam mich aufsuchte, hatte sie bereits drei oder vier Ärzte konsultiert, in der Hoffnung, dass irgendjemand eine Lösung finden würde. »Ich kann kaum glauben, dass es noch etwas gibt, was ich ausprobieren könnte«, gestand sie. »Aber vielleicht haben Sie ja eine neue Methode.«

Ich versicherte ihr, dass ich eine hätte. Wir würden uns nicht um neue Medikamente kümmern, sondern uns mit der Heilung ihres Ganzen Gehirns beschäftigen. Anstatt uns auf die Symptome zu konzentrieren, würden wir die eigentlichen Ursachen ihres Zustandes anpacken.

Miriam war nicht überzeugt von einer Behandlung, die kein neues Medikament einschloss, aber da sie so verzweifelt Hilfe suchte, war sie letztlich bereit, mein Programm auszuprobieren, zu dem gesunde Ernährung, Ergänzungsmittel, die Heilung des Darms, die Unterstützung der Schilddrüse und Visualisierung gehörten. Außerdem verordnete ich ihr mehrere probiotische Bakterienstämme, um ihr Mikrobiom zu stärken. Diese Probiotika haben nachweislich einen erheblichen Einfluss auf Depressionen, Angst und Stress. Ich betonte jedoch, dass Probiotika keine Medizin im üblichen Sinne sind.

> Die Gemeinschaft der Mikroorganismen war Teil unserer Evolution. Unser Körper war immer auf das Mikrobiom angewiesen, um Essen zu verdauen, den Darm und das Immunsystem zu stärken und das Gehirn zu unterstützen.

»Unser Ziel ist, Ihr gesamtes Ökosystem zu heilen«, verriet ich Miriam. Schließlich wollte ich ja nicht, dass sie sich lediglich ein wenig besser fühlte, etwas weniger depressiv, von einer geringeren Anzahl an Symptomen geplagt. Ihr Gehirn sollte optimal arbeiten, ihr ganzes Selbst wieder vital und aktiv sein.

Ich erklärte Miriam, dass unsere Mikrobiome sich gemeinsam mit uns entwickelt haben. Unser Körper und unsere Bakteriengemeinschaft waren und sind Partner. Unser Verdauungssystem ist beispielsweise auf das Mikrobiom angewiesen. Wären wir plötzlich frei von Bakterien, könnten wir unser Essen nicht mehr verdauen, schon gar nicht ballaststoffreiche Nahrung, die wir im Gegensatz zu unseren Bakterien nicht zerlegen können. Aber gerade diese Nahrung ist für uns gesund, weil sie Futter für unsere Bakterien liefert, die ihrerseits unseren Körper und unser Gehirn unterstützen, indem sie die Stoffe produzieren, die wir brauchen. Es ist eine Symbiose, eine wahre Partnerschaft.

Unsere Drüsen und Organe sind ebenfalls auf das Mikrobiom angewiesen, weil auch sie sich gemeinsam mit ihm entwickelt haben. Unser Herz, die Gefäße, das endokrine System, die Leber, die Nieren, die Knochen und das Gehirn sind von den biochemischen Stoffen abhängig, die unser Mikrobiom erzeugt. Solange wir darauf achten, dass unser Mikrobiom vielfältig ist und gedeiht und die Bakterienstämme im Gleichgewicht bleiben, weiß unser Mikrobiom genau, wie es uns am besten unterstützen kann. Miriam musste nur ihr Mikrobiom auffrischen und ins Gleichgewicht bringen, dann würde ihre Bakteriengemeinschaft genau die Arzneien liefern, die sie brauchte.

Innerhalb weniger Wochen begann Miriam, sich besser zu fühlen, so sehr, dass sie ihre Antidepressiva allmählich absetzen konnte, während wir die Behandlung fortsetzten: gesunde Kost, Ergänzungsmittel, Probiotika, Darmheilung, Unterstützung der Schilddrüse und Stärkung ihres Willens (siehe Kapitel 8). Nach wenigen Monaten ging es ihr wunderbar.

Miriam war nicht nur »nicht depressiv«, sie konnte wieder klar und konzentriert denken, war motiviert und energiegeladen. Ihre Gedächtnisschwäche war verschwunden. Sie reagierte jetzt auch ganz anders auf Stress: »Ich kann Probleme nun besser bewältigen und stehe nicht mehr mit dem Rücken an der Wand.« Miriam war optimistisch und hatte Lebensfreude, was nie der Fall gewesen war, als sie Antidepressiva eingenommen hatte. Sie hatte das Gefühl, wieder eine leidenschaftliche, begeisterungsfähige Frau zu sein, die für sich selbst und andere da sein wollte. Sie war aktiv, vital und liebevoll.

> Wenn Ihr Mikrobiom aus dem Gleichgewicht gerät, kann Ihr Gehirn nicht richtig arbeiten. Heilen Sie Ihr Mikrobiom, dann stärken Sie auch die Funktionsfähigkeit Ihres Gehirns.

So viel Einfluss hat unser Mikrobiom. Es ist so mächtig, weil die Gemeinschaft der Mikroorganismen Teil unserer Evolution war. Unser Körper war immer auf das Mikrobiom angewiesen, um Essen zu verdauen, den Darm und das Immunsystem zu stärken und das Gehirn zu unterstützen. Wie Sie noch sehen werden, ist das Mikrobiom ein unentbehrlicher Mitspieler bei zahlreichen Gehirnfunktionen, von der Signalgebung und Kommunikation bis zur Nutzung wichtiger Neurotransmitter. Wenn Ihr Mikrobiom aus dem Gleichgewicht gerät, kann Ihr Gehirn nicht richtig arbeiten. Heilen Sie Ihr Mikrobiom, dann stärken Sie auch die Funktionsfähigkeit Ihres Gehirns.

Die Wissenschaft vom Superorganismus

Wie Miriam lernen musste, sind wir nicht nur Menschen, sondern Superorganismen: mächtige Geschöpfe, die aus einem Menschen und Milliarden von Bakterien bestehen. Unser Körper und unser Gehirn können ohne unsere bakteriellen Partner nicht arbeiten – und unsere Bakterien können ohne uns nicht überleben. Gemeinsam sind wir mehr als die Summe unserer Teile: ein prächtiger Superorganismus, dessen Ganzes Gehirn optimal arbeitet.

Die erstaunliche Macht des Mikrobioms hat mich dazu bewogen, meine Einstellung als Arzt zu ändern. Für mich ist das Mikrobiom ein Tor zu einem völlig neuen Verständnis von Gesundheit. Als ich begann, das Mikrobiom in meine Therapien einzubeziehen, fiel mir auf, dass meine Patienten viel gesünder wurden, als es mit Medikamenten jemals möglich gewesen wäre. Die Heilung des Mikrobioms besserte nicht nur einige Symptome ein wenig, sie machte alles besser. Wenn die Mikrobiome meiner Patienten erneuert und ins Gleichgewicht gebracht worden waren, verschwanden nicht nur ein paar Anzeichen für Depressionen – sie dachten auch klarer, waren motivierter, reagierten anders auf Stress und wurden so vital, wie ich es bei anderen Therapien fast nie erlebt hatte. Wenn die Patienten gleichzeitig an Verdauungsstörungen oder am Reizdarmsyndrom litten, besserte sich ihr Zustand auch da nicht nur ein wenig: Sie blühten auf, wurden schmerzfrei und hatten wieder Freude am Leben.

Das habe ich schon vor Jahren in meiner Arbeit als Arzt beobachtet. Heute, fünf oder sechs Jahre später, ist die wissenschaftliche Forschung auf diesem Gebiet enorm vorangekommen. Sie stützt meine Beobachtungen und erklärt genau, warum dieser Therapieansatz so wirksam ist.

Die Bakteriengemeinschaft, die in jedem Menschen lebt, besitzt ein kollektives Wissen. Wenn wir genau lauschen – die interne Kommunikation und die Kommunikation mit dem Darm und dem Gehirn verfolgen –, verstehen wir, was der Körper braucht. Medikamente zielen nur auf einen einzigen Aspekt des Gehirns ab. Da unser Körper sich jedoch zusammen mit dem Mikrobiom entwickelt hat, ist unsere Mikrobengemeinschaft ein integraler Bestandteil unserer Anatomie. Wenn wir das Mikrobiom heilen, geht es dem ganzen Körper besser, automatisch und auf natürliche Weise. Und zwar in einem Umfang, wie es ein Arzt nicht bewirken könnte – wovon die Patienten außerordentlich profitieren.

Die geheime Welt der Bakterien

Am Anfang waren die Bakterien. Seit Milliarden von Jahren sind diese einzelligen Organismen unerlässlich, um Sauerstoff zu erzeugen und Kohlendioxid und Stickstoff zirkulieren zu lassen. So schaffen sie die Grundlage für komplexes Leben auf der Erde.

Und sie sind überall. Das Reich der Bakterien ist viel größer, als wir es für möglich halten. Man findet sie im Boden, in den Wolken und sogar im Fels, der mehr als anderthalb Kilometer unter dem Meeresboden liegt und in dem die Temperatur bis zu 100 °C betragen kann. »Lange Zeit hielt man diese tiefen Sedimente für unbelebt«, sagt R. John Parkes, ein Forscher an der University of Cardiff in Wales.[1] Doch in Proben, die bei Bohrungen im Meeresboden gesammelt wurden, wurden Mikroben gefunden – und sie leben dort seit 111 Millionen Jahren.

Obwohl Bakterien winzig sind, ist ihre Zahl derart enorm, dass ihre Gesamtmasse die Masse aller anderen Lebensformen auf unserem Planeten übertrifft – sie ist größer als die Masse aller Tiere auf dem Land und aller Fische im Meer. Diese so zahlreichen Organismen machen das Leben, das wir kennen, erst möglich. Ohne sie wären wir alle nicht da.

Diese Bakterienmasse bringt eine einzigartige Intelligenz hervor. Der wissenschaftliche Begriff für dieses Phänomen ist emergente Eigenschaften: Aus einem System kann etwas völlig Neues entstehen, mit Eigenschaften, die es vorher nicht gegeben hat.

Was genau meinen wir mit »bakterieller Intelligenz«? Bakterien bilden gemeinsam einen sich selbst regulierenden Organismus. Obwohl eine einzelne Bakterie kein Gehirn besitzt, bilden Billionen von Bakterien eine Art Gehirn. James Shapiro, ein Mikrobengenetiker an der University of Chicago, erklärt: »Sie können Informationen sammeln, sowohl von außen als auch von innen. (…) Und auf der Grundlage dieser Informationen können sie angemessen reagieren. Sie müssen also irgendwie imstande sein, das Ergebnis zu berechnen. (…) Sie haben ausgeklügelte Methoden der Informationsverarbeitung.«[2]

Jeder Mensch enthält ein Mikrobiom, das den Körper überwachen kann, und zwar bis ins Detail. Ein Supercomputer würde es dafür beneiden. Die Tatsache, dass ein Kollektiv besondere Fähigkeiten ausbildet, leuchtet ein, wenn Sie an Ihr Gehirn denken. Eine einzelne Gehirnzelle stellt nicht viel dar. Aber Millionen Zellen bilden einen komplexen Organismus, der denken, fühlen und vernünftig urteilen kann. Ihr Mikrobiom arbeitet ähnlich: als kollektiver Organismus, der ein weiterer Aspekt Ihres Gehirns ist. Gewiss, das Mikrobiom kann nicht rechnen oder ein kaputtes Gerät reparieren. Aber es kann komplexe Aufgaben des Regulierens und Reagierens innerhalb Ihres Körpers lösen und Probleme wie Stress, Nährstoffmangel oder ein biochemisches Ungleichgewicht identifizieren und beheben, etwa indem es seine Produktion von Neurotransmittern und anderen Stoffen verändert.

Wenn wir unser Mikrobiom belauschen, das heißt, wenn wir seiner internen Kommunikation und seiner Kommunikation mit dem Gehirn, dem Darm und vielen anderen Teilen des Körpers zuhören, erhalten wir atemberaubend viele Informationen. Ein großer Teil unseres emotionalen Lebens spielt sich innerhalb der biochemischen Reaktionen des Mikrobioms ab. Als Arzt stütze ich mich darauf. Ich halte es für meine Pflicht, auf die bakterielle Gemeinschaft eines Patienten zu hören und ihr zu geben, was sie braucht. Dann führen die Bakterien einen Zustand optimaler Gesundheit herbei, den die alte Medizin nicht einmal in ihren kühnsten Träumen erreichen könnte.

Wie spricht das Mikrobiom mit dem Gehirn?

Wenn wir dem Mikrobiom zuhören, finden wir den Schlüssel zur Gesundheit. Wir müssen die vielen Gespräche belauschen und verstehen, die es mit den verschiedenen Teilen des Körpers führt. Natürlich finden im Körper zahlreiche Gespräche statt: zwischen dem Gehirn und den endokrinen Drüsen, zwischen den Drüsen und dem Immunsystem, zwischen dem Immunsystem und dem Herz-Kreislauf-System und so weiter. Um das Gehirn zu heilen, konzentrieren wir uns jedoch auf zwei besonders wichtige Gesprächsleitungen:

- 1. Leitung: Kommunikation zwischen Mikrobiom und Gehirn
- 2. Leitung: Kommunikation zwischen Mikrobiom und Immunsystem – und dann Gehirn

Beide Leitungen beeinflussen letztlich die Gehirnfunktion und entscheiden mit darüber, ob Sie deprimiert oder fröhlich, benebelt oder klar, ängstlich oder ruhig sind, ob Ihr Gehirn so arbeitet, wie es soll, oder ob Angst, Depression und 100 andere nicht einzuordnende Symptome Sie quälen, bis Sie klagen: »Mein Gehirn arbeitet einfach nicht richtig.« Schauen wir uns diese Leitungen also genauer an.

1. Leitung: Kommunikation zwischen Mikrobiom und Gehirn

Dieses Gespräch ist erstaunlich einseitig, weil es hauptsächlich – im Verhältnis 40 zu 1 – vom Mikrobiom ausgeht. Das Gehirn antwortet zwar, aber die Initiative kommt vor allem von unten, nicht von oben.

Stellen Sie sich Ihr Gehirn als wohlwollende Königin vor, die für ihr Königreich das Beste tun will. Sie schaut sich ständig in der Welt um und bemüht sich, Ihre langfristigen Ziele und Ihre kurzfristigen Überlebensstrategien zu ermitteln. Wollen Sie eine Banane von einem Baum pflücken, der zu hoch ist? Dann findet Ihr Gehirn eine Lösung. Sitzen Sie mit zehn Leuten in einem Raum, die sich über eine wichtige Frage nicht einigen können? Dann sucht Ihr Gehirn eine Möglichkeit, sie zur Zusammenarbeit zu bewegen. Oder müssen Sie sich zwischen zwei Autos entscheiden, die unterschiedliche Preise, Kilometerstände, Farben und Besonderheiten haben? Dann entscheidet Ihr Gehirn, welches Auto Sie sich leisten können, es verhandelt mit dem Verkäufer und erinnert Sie jeden Monat an die Ratenzahlung.

Diese Aktivitäten – Probleme lösen, entscheiden, bewerten, analysieren – werden exekutive Funktionen genannt. Sie kosten Ihre innere Königin eine Menge Zeit und Energie. Deshalb braucht sie das Mikrobiom als Chefberater. Dieser hat zwei Aufgaben:

- Er zeigt dem Gehirn, wie es die tatsächlichen Bedürfnisse des Körpers befriedigt. Wenn ein wütender Mensch den Raum betritt, reagieren Sie aus dem Bauch heraus: »Ich mag diesen Kerl nicht. Er sieht gefährlich aus. Wir müssen gegen ihn kämpfen oder fliehen.« Oder: »Ich komme mit ihm zurecht. Vielleicht sollte ich ihn im Auge behalten, aber ich muss mein Verhalten nicht verändern.« Die Reaktionen Ihres Mikrobioms werden von allen Ihren bisherigen Erfahrungen beeinflusst, auch von denen in Ihrer Kindheit. Darum reagieren wir so heftig auf Menschen oder Ereignisse, die uns an unsere Vergangenheit erinnern, selbst wenn wir sie vergessen haben. Alles, was geschieht, beeinflusst das Mikrobiom und das Mikrobiom spricht darüber mit dem Gehirn.
- Er überwacht die Körperfunktionen und zeigt dem Gehirn, wie es angemessen darauf reagiert. Haben Sie genügend Nährstoffe und Wasser? Brauchen Sie ein bestimmtes Nahrungsmittel, ein Glas Wasser, Zeit zum Schlafen, ein wenig Zeit zum Ausruhen? Wie geht es Ihrem Herzen? Pumpt es kraftvoll oder ist etwas nicht in Ordnung? Wie steht es um die Darmwände – sind sie intakt oder löchrig? Was ist mit den Verdauungsenzymen, mit der Magensäure? Über die Myriaden von Körperfunktionen auf dem Laufenden zu bleiben ist eine monumentale Aufgabe. Zum Glück für uns besteht das Mikrobiom aus Billionen Bakterien, die mit enormer Intelligenz zusammenarbeiten – andernfalls hätten wir uns wahrscheinlich nie zu den komplexen Kreaturen entwickelt, die wir heute sind. Wie ein guter Berater verfolgt Ihr Mikrobiom alles, was in Ihrem Körper vorgeht, und leitet diese Informationen und seinen guten Rat an das Gehirn weiter. »Wir sind dehydriert – besorge uns schnell Wasser!« »Wir stehen unter zu starkem Stress – bitte setz dich ein paar Minuten in einem ruhigen Raum und atme tief.« Ihre Königin findet zwar heraus, *wie* ein Job erledigt werden muss, aber Ihr Mikrobiom besitzt die Informationen, die sagen, *was* zu erledigen ist.

Nun verstehen Sie, warum die meisten dieser Gespräche im Mikrobiom beginnen. Wie ein effektiver Stabschef schickt Ihr Mikrobiom ständig Memos an Ihre Königin und drängt sie zu tun, was der Körper braucht, um zu überleben und zu gedeihen. Für diese Gespräche kann das Mikrobiom zwei Wege benutzen:

Mikrobiom

↓

Enterisches Nervensystem (in den Darmwänden)

↓

Vagusnerv

↓

Gehirn

Manchmal spricht das Mikrobiom unmittelbar zum Vagus und umgeht das enterische Nervensystem:

Mikrobiom

↓

Vagusnerv

↓

Gehirn

Interessant ist, dass die Gehirnregionen, die diese Botschaften erhalten, nicht für exekutive Funktionen zuständig sind. Die Empfängerin ist also nicht die Gehirnrinde hinter der Stirn, die analysiert und logisch denkt. Nein, die Teile des Gehirns, die diese mikrobiellen Nachrichten zuerst empfangen, sind die Amygdala – ein Notfallsystem für schnelle, drastische, impulsive Reaktionen – und der Hypothalamus, die endokrine Drüse, die Ihre Stressreaktion steuert. In beiden Fällen hören die Gehirnareale, die auf Gefahren reagieren, diese Botschaften zuerst. Das Überleben ist für den Körper schließlich das Wichtigste. Optimale Gesundheit – um die es *uns* geht – erhält erst dann Vorrang, wenn das Überleben gesichert ist.

Das Mikrobiom verfügt über zwei Haupttypen von biochemischen Stoffen, mit denen es diese Botschaften übermittelt:

- Neurotransmitter: Stoffe, die das Denken und Fühlen steuern. Die weitaus meisten werden im Darm gebildet, zum Beispiel Serotonin (es hilft Ihnen, selbstsicher und optimistisch zu sein), Dopamin (macht sie energiegeladen und erregt) und GABA (unterstützt sie dabei, ruhig und entspannt zu sein).
- Biochemische Informationssubstanzen: Meine eigene Bezeichnung für verschiedene biochemische Stoffe, die das Gehirn oder den Körper anweisen, was zu tun ist. Eine wichtige solche Informationssubstanz ist Butyrat, eine kurzkettige Fettsäure, die das Mikrobiom herstellt und die einer seiner wichtigsten Botenstoffe ist.

Wenn das Gehirn nun eine derart riesige Informationsmenge von seinem vertrauenswürdigen Berater erhält, wie reagiert es dann darauf? Die Botschaften erreichen hauptsächlich zwei Empfänger:

- Die Neuronen, die entweder positiv oder negativ reagieren, je nachdem, was sie »gehört« haben. Wenn die Berichte des Beraters positiv sind, regen die Neuronen das Gehirn an, ruhig, klar und optimistisch zu sein. Sind die Berichte negativ, bekommen Sie Angst, Depressionen, Brain Fog oder andere nicht einzuordnende Symptome – und Sie haben das Gefühl, dass Ihr Gehirn nicht richtig arbeitet.
- Die Gliazellen, die in ihrer eigenen Sprache antworten: mit einer Entzündung, genauer gesagt mit entzündungsfördernden Zytokinen. In der richtigen Dosierung sind Entzündungen Heilprozesse. Wenn jedoch zu viele Zytokine gebildet werden oder wenn Sie ständig an leichten Entzündungen leiden, sind die auf Seite 119 aufgezählten Symptome die Folge, einschließlich Depression, Angst, Brain Fog und dem Gefühl, dass das Gehirn nicht gut arbeitet. Wenn stärkere Entzündungen zu lange andauern, müssen Sie sogar mit neurodegenerativen Erkrankungen wie Parkinson und Alzheimer rechnen, ebenso mit anderen Arten von Gedächtnis-, Denk- und Sprachstörungen.

Wie Sie sehen, sind diese Gespräche für die Gesundheit des Gehirns unerlässlich. Wenn Ihr Mikrobiom ständig Alarmsignale an das Gehirn schickt (»Nicht genug Eiweiß!«, »Dieser Mann ist gefährlich!«), drohen Entzündungen mit all ihren gefährlichen Auswirkungen. Sendet das Mikrobiom überwiegend positive Botschaften (»Wir bekommen alle B-Vitamine, die wir brauchen!«, »Wir hatten eben ein großartiges Gespräch mit unserem besten Freund!«), erfreut sich das Gehirn guter Gesundheit. Das Gespräch läuft in beide Richtungen, aber es beginnt fast immer im Mikrobiom.

2. Leitung: Kommunikation zwischen Mikrobiom und Immunsystem – und dann Gehirn

Entzündungen sind Immunreaktionen: eine Flut von Stoffen, die »feindliche Eindringlinge« (Bakterien, Viren, Pilze, Toxine) vernichten sollen, um die Folgen einer Verletzung abzuwehren. So verteidigt sich der Körper – aber er bezahlt einen Preis dafür. Die entzündungsfördernden Stoffe, die ihn schützen und heilen sollen, verursachen auch vier typische Symptome: Rötung, Schwellung, Wärme und Schmerzen. Wenn Ihre Nase während einer Erkältung anschwillt und rot wird oder wenn Ihre Knöchel nach einer Verstauchung warm werden und schmerzen, dann sind das Anzeichen für eine Entzündung: Entzündungsauslösende, heilende Stoffe werden schnell an die verletzte oder infizierte Stelle befördert.

Ist die Entzündung akut, eine einmalige Reaktion auf eine spezifische Gefahr, verursachen diese Stoffe keinen großen Schaden. Natürlich ist es nicht schön, sich unwohl zu fühlen, wenn Sie Grippe oder einen verstauchten Knöchel haben, aber Sie nehmen vorübergehende Beschwerden in Kauf, weil sie die Heilung fördern.

Ist die Entzündung jedoch chronisch, also lang anhaltend, haben Sie ein Problem. In Kapitel 5 habe ich beschrieben, wie der Darm und das Immunsystem chronische Entzündungen auslösen. Mögliche Ursachen sind falsche Ernährung, Umweltgifte und Stress. Chronische Entzündungen sind für die meisten chronischen Krankheiten unserer Zeit verantwortlich, einschließlich Fettleibigkeit, Herz- und Gefäßerkrankungen, Diabetes, Autoimmunerkrankungen und Krebs. Chronische Entzündungen lösen zudem Angst, Depression und Brain Fog aus.

Wieder beginnt das Gespräch im Mikrobiom. Wenn das Mikrobiom dem Immunsystem meldet: »Es geht uns gut«, wird das Immunsystem nur in geringem Umfang aktiv und es gibt wenig Entzündungsvorgänge im Gehirn. Sendet das Mikrobiom jedoch Alarmsignale, reagiert das Immunsystem mit stärkeren Entzündungen, die sich rasch ins Gehirn ausbreiten. Dann bekommen Sie die auf Seite 118 genannten Symptome, unter anderem die psychischen und emotionalen Störungen, die Ihnen das Leben vermiesen.

Wie Sie im folgenden Kapitel sehen werden, kommuniziert das Mikrobiom auch mit dem endokrinen System und mit dem Stresssystem. Diese Kommunikation ist ein wichtiger Teil des Gefühllebens.

Das Mikrobiom und die Gehirnfunktion

Immer mehr wissenschaftliche Studien weisen Verbindungen zwischen dem Mikrobiom und dem Gehirn nach.[3] Hier sind ein paar dieser neuesten Studien erklärt:

Brain Fog

- Forscher der Oregon State University fanden heraus, dass Veränderungen der Darmflora die kognitiven Funktionen beeinflussen.[4] Bei Mäusen, die fett- und zuckerreiches Futter bekamen, veränderte sich das Mikrobiom und die Flexibilität des Gehirns nahm deutlich ab. Solche Mäuse konnten selbst einfache Probleme nicht mehr lösen. Sie fanden zum Beispiel keine neuen Fluchtwege aus ihren Käfigen, wenn die alten versperrt wurden. Das erinnert mich an die Beschwerden vieler meiner Patienten.

Gedächtnis und geistige Fähigkeiten

- Studien mit Mäusen haben gezeigt, dass Infektionen und akuter Stress das Gedächtnis beeinträchtigen und dass man dies mit Probiotika verhindern kann.
- Eine Ernährung, die das Mikrobiom unterstützt, verbessert die Gehirnfunktionen von Mäusen.
- Eine Studie über altersbedingte Gedächtnisschwäche bei Ratten hat ergeben, dass Probiotika den Abbau rückgängig machen können, weil sie das Mikrobiom verändern.[5]

Angst

- Wissenschaftler, die den Verdauungstrakt von Mäusen infizierten, konnten dadurch Angst bei ihnen auslösen.
- In ähnlichen Experimenten wiesen sie nach, dass bestimmte Probiotika Angst verringern können.

Depression

- In Studien mit Mäusen haben bestimmte probiotische Bakterien, zum Beispiel *L. helveticus* und *B. longum*, wie Antidepressiva gewirkt.
- Bei alten Menschen haben bestimmte Antibiotika Symptome zur Folge, die für Depressionen typisch sind. Das lässt darauf schließen, dass die Schädigung des Mikrobioms zu Depressionen führen kann.
- In jedem Alter können bestimmte Antibiotika als Nebenwirkung Depressionen auslösen. (Manchmal haben sie jedoch eine positive Wirkung; es hängt von der Art des Antibiotikums und der Zusammensetzung des Mikrobioms ab.)
- Der Neurowissenschaftler John Cryan behandelte Mäuse entweder mit einem Antidepressivum oder mit Bifidobakterien oder Laktobazillen.[6] Dann setzte er die Mäuse Stress aus, indem er sie in einem Wassertank ohne Fluchtmöglichkeit schwimmen ließ. Beide Grup-

pen von Mäusen waren ausdauernder und bildeten weniger Stresssymptome als eine Kontrollgruppe, die nicht behandelt wurde. Das deutet darauf hin, dass Probiotika ähnlich wirksam sind wie Antidepressiva. (Meiner Meinung nach haben Probiotika einen noch größeren Nutzen.)

- Neuere Studien belegen, dass entzündungsfördernde Zytokine wichtige Biomarker für Depressionen sind.[7] (Ein Biomarker hängt in einem lebenden Organismus mit bestimmten Krankheiten zusammen. Wenn ein Biomarker für eine spezielle Krankheit in großer Menge nachweisbar ist, haben Sie entweder diese Krankheit oder Ihr Risiko zu erkranken ist hoch.) Deshalb halte ich Probiotika für vorzügliche natürlich Antidepressiva. Sie reduzieren die Zytokine und lindern dadurch Depressionen.

Angst und Depression

- Versuchspersonen, denen man ein Präbiotikum verabreichte – einen Ballaststoff, der Darmbakterien als Nahrung dient –, wurden mit einer Kontrollgruppe verglichen, die ein Placebo erhielt. Die Präbiotika-Gruppe hatte einen niedrigeren Kortisonspiegel, was auf eine gesündere Reaktion und geringeren Stress schließen ließ. Außerdem zeigte ein Standardtest für Angst und Depression, dass sie positiver dachten. Die Forscher wiesen darauf hin, dass diese Ergebnisse vergleichbar waren mit denen, die man bekommt, wenn man Patienten Antidepressiva oder angstlösende Mittel verabreicht.[8]

Autismus

- Etwa drei Viertel der Autisten leiden auch an Magen-Darm-Störungen, zum Beispiel an Allergien. Neuere Studien bestätigen, dass die Mikrobiome von Autisten sich deutlich von denen einer Kontrollgruppe unterscheiden. Der Mikrobiologe Sarkis Mazmanian und seine Kollegen behandelten Mäuse, die autismusähnliche Symptome aufwiesen, mit *Bacteroides fragilis*, die man in gesunden Menschen findet, und veränderten dadurch das Mikrobiom der Mäuse. Diese Mäuse zeigten dann in geringerem Maße für Autismus typische Symptome: weniger Angst und sich wiederholende Verhaltensmuster, mehr Kommunikation mit anderen Mäusen.[9]

Alzheimer-Krankheit

- Wissenschaftler in Schweden, der Schweiz, Deutschland und Belgien arbeiten gemeinsam an einer Studie über den Zusammenhang zwischen Darmbakterien und der Entwicklung einer Alzheimer-Erkrankung.[10] »Unsere Studie ist einzigartig, weil sie einen unmittelbaren, ursächlichen Zusammenhang zwischen dem Zustand des Darms und der Alzheimer-Krankheit nachweist«, sagte Frida Fåk Hållenius und fügte hinzu, ihre Befunde wiesen den Weg zu neuen Therapien, die den Ausbruch der Krankheit verhindern und verzögern könnten.

Die Heilung des Mikrobioms

Es ist faszinierend, dem Mikrobiom zuzuhören. Aber wir belauschen es nicht nur aus Neugier. Seit wir diese Gespräche begreifen, sind wir in der Lage, sie zu beeinflussen. Deshalb nenne ich diese neue Ära der Medizin die »Mikrobiom-Revolution«. Wir können tatsächlich die Gespräche verändern, die Gehirnstörungen verursachen, und zwar an ihrem Entstehungsort.

Eine Möglichkeit, das zu erreichen, ist die Heilung des Mikrobioms. Damit begann ich auch bei Miriam und deshalb konnte sie so vollständig und grundlegend genesen.

Manchmal müssen wir den Darm behandeln, um das Mikrobiom zu heilen. Wir müssen dafür sorgen, dass die Darmwände gesund und stark sind, dass der Magen genügend Säure enthält, um Nahrung zu verdauen, dass die Menge der Verdauungsenzyme ausreicht und so weiter. (Das Programm für das Ganze Gehirn stellt sicher, dass Sie das alles erreichen.)

Zur Heilung des Mikrobioms gehört auch das, was ich »Beschneiden« nenne: Das Mikrobiom muss Bakterienstämme im richtigen Verhältnis enthalten. (Wie Sie das erreichen, erfahren Sie in Teil III). Ich stimme überhaupt nicht mit dem Trend überein (der sogar einige funktionelle und ganzheitliche Ärzte erfasst hat), Bakterien als »gut« oder »böse« zu betrachten. Nein, jede Bakterienart kann gut sein – in der richtigen Menge.

Staphylokokken, die schwerwiegende Infektionen auslösen können, scheinen beispielsweise der Inbegriff der bösen Bakterien zu sein. Aber wenn sie und andere Bakterien im richtigen Verhältnis vorhanden sind, können sie sogar nützlich sein, weil sie zu einem vielfältigen Mikrobiom beitragen. Dann sind sie sozusagen die Prise Salz, die das Essen schmackhafter macht. Zu viel Salz würde es hingegen verderben. Wir wollen die bösen Bakterien nicht ausrotten, sondern das richtige mikrobielle »Rezept« finden, das für Ihren Körper perfekt ausgewogen ist. Die Lebensumstände, die Ernährung, das Alter und viele andere Faktoren sind für dieses Gleichgewicht maßgeblich.

Wie divers ist Ihr Mikrobiom?

Wie Sie jetzt wissen, enthält Ihr Mikrobiom Milliarden von Bakterien. Aber die Anzahl ist nicht alles, auch die Vielfalt ist wichtig. Je mehr unterschiedliche Bakterien in Ihrem Mikrobiom enthalten sind, desto gesünder sind Sie wahrscheinlich.

Menschen in weniger entwickelten Ländern der Welt haben in der Regel vielfältigere Mikrobiome – und sie leiden auch viel seltener an chronischen Krankheiten. Natürlich sind sie einem größeren Risiko für Infektionen, Unterernährung und Krankheiten, die auf mangelnde Hygiene zurückzuführen sind, ausgesetzt. Aber die Gefahr, an Herzkrankheiten, Diabetes, Fettleibigkeit, Autoimmunerkrankungen, Allergie und Depressionen zu erkranken, ist viel niedriger als in den Industrienationen. Warum?

Immer mehr Wissenschaftler nehmen an, dass die mikrobielle Vielfalt da ein entscheidender Faktor ist. Im Jahr 2009 verfassten die Mikrobiologen Martin J. Blaser und Stanley Falkow einen Aufsatz mit dem Titel

»Was sind die Folgen der schrumpfenden menschlichen Mikrobiome?«. Darin warnten sie vor der Reduzierung der mikrobiellen Vielfalt.[11] Nachfolgende Studien bestätigen ihre Besorgnis. Eine Untersuchung aus dem Jahr 2013 verglich gesunde Kinder in den USA mit gesunden Kindern in Slums in Bangladesch und bestätigte, dass die Mikrobiome der amerikanischen Kinder erheblich weniger vielfältig waren als die der Kinder in Bangladesch. Ähnlich waren die Befunde anderer Forscher, die Kinder in einem afrikanischen Dorf in Burkina Faso mit Kindern in Italien verglichen[12], und einer weiteren Studie, die Menschen aller Altersgruppen im ländlichen Malawi und im Amazonasgebiet Venezuelas mit Amerikanern verglich.[13]

Warum sind die Mikrobiome in den Industrienationen viel weniger vielfältig? Die Hauptschuldigen sind Antibiotika, obwohl Kaiserschnitte – die den Transfer des mütterlichen Mikrobioms auf das Kind verhindern – ebenfalls dazu beitragen. Andere wichtige Faktoren sind industriell hergestellte Nahrungsmittel und künstliche Süßstoffe, Toxine und Chemikalien sowie ein höheres Stressniveau, vor allem wenn wir sozial isoliert sind und keiner Gemeinschaft angehören. Das alles schadet dem Mikrobiom und kann seine Vielfalt reduzieren.

In meinem Buch *The Microbiome Diet* habe ich aufgezeigt, dass ein gesundes Mikrobiom Ihnen dabei hilft, den Stoffwechsel anzukurbeln und abzunehmen. Im Jahr 2013 wurde eine Studie veröffentlicht, die sich nicht nur mit der Unterstützung des Mikrobioms befasste, sondern vor allem auch mit seiner Vielfalt.[14] Ein Forscherteam berichtete, dass diejenigen Teilnehmer ihrer Studie, deren mikrobielle Vielfalt abgenommen hatte, häufiger an Stoffwechselstörungen und leichten Entzündungen litten.

Die Lösung? Nehmen Sie reichlich verschiedene Probiotika ein (siehe Programm für das Ganze Gehirn, Seite 173ff). Wechseln Sie Ihre Probiotika und nehmen Sie nach sechs Monaten andere Arten zu sich, damit Ihr Mikrobiom vielfältig und gesund bleibt. Und essen Sie eine Menge Präbiotika, also Nahrungsmittel, die für das Mikrobiom nahrhaft sind. Das ermöglicht die Entwicklung einer natürlichen Vielfalt. (Das Programm für das Ganze Gehirn enthält eine Menge Präbiotika.)

Die Macht der Probiotika

Da das Mikrobiom ein derart wichtiger Bestandteil des Ganzen Gehirns ist, müssen wir es selbstverständlich unterstützen, so gut wir können. Darum verordne ich meinen Patienten Probiotika – aber nicht irgendwelche. Ich empfehle bestimmte Bakterienstämme, die nachweislich gegen Angst, Depressionen und Brain Fog helfen.[15]

Zahlreiche wissenschaftliche Studien belegen, dass Probiotika unseren seelischen Zustand beeinflussen. Eine Forschergruppe gab gesunden Frauen vier Wochen lang fermentierte Milch und stellte fest, dass dies die Aktivität der Gehirnregionen verbesserte, die Gefühle und Wahrnehmungen verarbeiten.[16]

Eine zweite Forschergruppe verabreichte depressiven oder ängstlichen Menschen 30 Tage lang die Probiotika *Bifidobacterium longum R0175* und *Lactobacillus helveticus R0052*. Eine Kontrollgruppe erhielt ein Placebo. Bei der Probiotika-Gruppe sanken die Werte im Global Severity Index (er misst die Schwere einer Krankheit oder der psychischen Belastung) um 49 Prozent, bei einem Depressionstest um 50 Prozent und bei einem Test für Wut und Feindseligkeit um 60 Prozent. Die Kortisonmenge im Urin sank um 13 Prozent, was ein Zeichen für geringeren Stress ist. Außerdem löste diese Gruppe Probleme besser, was auf den ersten Blick nichts mit Depression zu tun hat – bis wir an das Gehirn-Ökosystem denken (siehe Kapitel 3). Die Probiotika verbesserten dieses Ökosystem und die allgemeine Funktionsfähigkeit des Gehirns sowohl in Bezug auf die Stimmung (weniger Depression und Feindseligkeit) als auch in Bezug auf die kognitive Funktion (Problemlösung).[17]

Eine Folgestudie befasste sich mit gesunden Menschen, die ebenfalls *Bifidobacterium longum R0175* und *Lactobacillus helveticus R0052* erhielten. Selbst bei denjenigen, die sich nicht für sehr gestresst hielten und deren Kortisonspiegel diese Selbsteinschätzung bestätigte, verbesserten die Probiotika die Stimmung.[18] Die Behandlung des Ganzen Gehirns lindert nicht nur negative Emotionen, sie verstärkt auch positive Emotionen. Das liegt daran, dass die Therapie nicht nur auf eine bestimmte Störung abzielt – Angst, Brain Fog, Demenz und so weiter –, sondern die allgemeine Gehirnfunktion verbessert und die Vitalität und die Lebensfreude verstärkt.

Eine Metaanalyse, die 25 Studien mit Tieren und 15 Studien mit Menschen untersuchte, in denen Probiotika zur Behandlung von psychiatrischen Störungen verabreicht worden waren, fand überraschende Beweise für die Wirkung der Probiotika.[19] Die Autoren erklärten: »Diese Probiotika verbesserten psychiatrische Verhaltensstörungen einschließlich Angst, Depression, Autismus-Spektrums-Störung, Zwangsstörung und das Gedächtnis, auch das räumliche und nichträumliche Gedächtnis.«

Deshalb finde ich die Mikrobiom-Medizin und das Programm für das Ganze Gehirn so vielversprechend, wenn es um die Behandlung von Angst, Depressionen und anderen psychischen Störungen geht. Mit Antidepressiva können wir die Stimmung vielleicht ein wenig verbessern, aber die allgemeine Gehirnfunktion wird nicht gesteigert und Vitalität und Begeisterung nehmen nicht zu. Wenn wir das Ganze Gehirn stärken, erzielen wir viel grundlegendere und positivere Ergebnisse. Das habe ich als Arzt erlebt und die Forschung bestätigt meine Beobachtungen.

Über dieses Thema unterhielt ich mich bei unserem letzten Termin auch mit Miriam. Sie verglich ihre früheren Erfahrungen mit den Antidepressiva, die andere Ärzte ihr verordnet hatten, mit dem Programm für das Ganze Gehirn, das ich ihr empfohlen hatte.

»Die Antidepressiva halfen eine Weile«, sagte sie. »Aber sie konnten meinen Trübsinn nur ein wenig lindern. Die Behandlung des Ganzen Gehirns versetzte mich in eine ganz neue Welt, in der endlich alle Farben hell waren.«

Kapitel 7

Stress und die Schilddrüse[1]

Wie gestresst sind Sie?

Wenn es Ihnen wie den meisten meiner Patienten geht, fühlen Sie sich immer mal wieder überfordert oder erschöpft. Vielleicht stehen Sie ständig unter leichtem Stress – Pflichten und Aufgaben, mit denen Sie nie ganz fertig werden, Anforderungen, die Sie nie ganz erfüllen können. Oder Sie müssen Krisen bewältigen: knappe Termine, Ärger in der Familie, Beziehungsstress. Womöglich ist es sogar noch schlimmer und Sie leiden unter ständigem leichtem *und* häufigem starkem Stress.

Einerlei, welches Ausmaß der Stress in Ihrem Leben annimmt, er hat enormen Einfluss auf die Gesundheit Ihres Gehirns und auf Ihren allgemeinen Gesundheitszustand. Möglicherweise halten Sie Stress ja nur für ein psychisches Problem, das die Stimmung, nicht aber den Körper beeinflusst. Doch Stress ist auch eine körperliche Reaktion, von der Ihre gesamte Biochemie betroffen ist, auch die drei Komponenten des Ganzen Gehirns. Stress hat immer körperliche Auswirkungen, unabhängig davon, ob er körperliche (lange Krankheit, Schlafmangel, unverträgliches Essen) oder seelische Ursachen (Termindruck, Streit mit der Mutter, eine zerbrochene Beziehung) hat.

Im letzten Kapitel haben Sie erfahren, dass Ihr Mikrobiom als »königlicher Berater« die Aufgabe hat, Ihren Körper ständig zu überwachen und, wenn nötig, Ihr Gehirn auf Probleme hinzuweisen. Deshalb wird jeder Stress durch das Mikrobiom gefiltert, das dann Ihrem Gehirn mitteilt, wie es reagieren soll. So wandert das Stresssignal durch den Körper:

Körperlicher oder seelischer Stress

↓

Das Mikrobiom nimmt den Stress wahr.

↓

Das enterische Nervensystem (im Darm) und/oder der Vagusnerv informieren den Darm, der seinerseits das Gehirn alarmiert, vor allem den Hypothalamus, eine Drüse, die die Hormone steuert.

↓

Der Hypothalamus setzt die Stressreaktion in Gang (auch Kampf-oder-Flucht-Reaktion genannt), indem er die Hypophyse alarmiert.

↓

Die Hypophyse leitet das Signal an die Nebennieren weiter (die auf den Nieren sitzen).

↓

Die Nebennieren setzen eine Flut von Stresshormonen frei, unter anderem Cortisol.

Cortisol ist eines der stärksten Stresshormone. Wenn Ihr Körper in einem Notfall auf Hochtouren arbeiten muss – weil Sie vor einem Säbelzahntiger fliehen oder einen Auftrag Ihres Chefs erledigen müssen –, schießt Cortisol durch den Körper, gibt den Muskeln Energie, beschleunigt die Atmung und macht Sie aufmerksam und wach. Wenn die Gefahr vorbei ist, normalisiert sich der Cortisolspiegel wieder.

Selbst kleinere Herausforderungen führen zu einem Corstisolschub, im Idealfall zu einem schwächeren als in einer Notsituation. Wenn Sie beispielsweise Mühe haben, eine fest in Zellophan verpackte Schachtel zu öffnen, steigt Ihr Cortisolspiegel und hilft Ihnen, konzentriert, motiviert und aufmerksam zu bleiben. Außerdem stärkt er Ihre Muskelkraft. Wenn die Anstrengung vorüber ist, sollte der Cortisolspiegel sinken, das heißt, die Stressreaktion sollte abklingen und einer Entspannungsreaktion weichen, damit der Körper in den Ruhezustand zurückkehrt. Die Stressreaktion ist zweckmäßig in Gefahrensituationen (daher auch der Begriff »Kampf oder Flucht«), während die Entspannungsreaktion beim Essen, beim Schlafen und beim Sex hilfreich ist.

So weit, so gut. Probleme entstehen, wenn der Stress nie verschwindet, ständig Cortisol in kleiner Menge freigesetzt wird und Sie nie wirklich entspannt sind. Ebenso problematisch ist es, wenn die Nebennieren angesichts der Herausforderungen, vor denen Sie stehen, viel zu viel Cortisol freisetzen – wenn Sie beispielsweise auf ein eher kleines Problem überreagieren, etwa wenn ein Auto Sie auf der Straße schneidet oder wenn Sie bei der Arbeit keine Lust haben, Ihre nächste Aufgabe zu erledigen.

Hier kommt das Mikrobiom ins Spiel. Es trägt dazu bei, die Stressreaktion auszubalancieren, und es sorgt dafür, dass die Nebennieren eine angemessene Menge des Stresshormons ausschütten. Das ist wichtig, weil eine zu große Menge Entzündungen auslösen kann, die ihrerseits Angst, Depression, Brain Fog und zahlreiche andere Störungen verursachen können.

Einige Studien haben gezeigt, wie das Mikrobiom eine gesunde Stressreaktion fördert. Im Jahr 2004 stellten Forscher beispielsweise fest, dass bakterienfreie Labormäuse – die für Experimente benutzt werden und nur in Labors leben – übermäßig auf Stress reagierten, der mit einer extrem hohen Cortisolausschüttung einherging. Als man ihnen Bifidobakterien verabreichte, normalisierte sich die Stressreaktion.[2] (Sie nehmen diese Bakterien ebenfalls zu sich, wenn Sie das Programm für das Ganze Gehirn befolgen.)

Im Rahmen eines faszinierenden Experiments entnahmen Wissenschaftler einer Mäuserasse, die als ängstlich gezüchtet worden war, Bakterien und verpflanzten diese in normale Mäuse. Und siehe da, die normalen Tiere begannen, sich ängstlich zu verhalten. Und als ängstlichen Mäusen Bakterien gesunder Mäuse verabreicht wurden, beruhigten sie sich deutlich.[3] Das zeigt, dass das Mikrobiom Einfluss auf die Stressreaktion und das genetische Erbe hat: Mäuse, die aufgrund ihrer Züchtung ängstlich waren, verhielten sich entspannter, wenn sie die richtigen Bakterien bekamen.

Im Jahr 2007 untersuchten Wissenschaftler junge Ratten, die unter Stress standen, weil man sie von ihren Müttern getrennt hatte.[4] Die Forscher stellten fest, dass eine Behandlung mit Probiotika ihre Cortisolausschüttung normalisierte.

Stress und das Ganze Gehirn: ein Teufelskreis

In einem Teufelskreis kann ein Problem überall beginnen. Einerlei, wodurch es entsteht, bald ist jeder Teil des Systems betroffen und das Problem wird immer schlimmer.

Stress → bringt das Mikrobiom aus dem Gleichgewicht und führt zu Störungen im Darm und Gehirn.

Das unausgewogene Mikrobiom → führt zu Problemen im Darm und Gehirn und zu übersteigerten Stressreaktionen.

Der gestörte Darm → bringt das Mikrobiom aus dem Gleichgewicht, begünstigt psychische Störungen und führt zu erhöhten Stressreaktionen.

Stress stört aber auch die Darmfunktion, was viele weitere Probleme auslöst, von unangenehmen Verdauungsbeschwerden bis zu Krankheiten wie dem Reizdarmsyndrom. Zudem trägt er zu Angststörungen, Depressionen, Brain Fog und Entzündungen bei. Dazu gibt es aufregende neue Erkenntnisse. Die Studie aus dem Jahr 2007 zeigte, dass Probiotika die Darmprobleme lindern konnten, die infolge der Trennung von der Mutter auftraten. Mit anderen Worten, selbst bei Stress aufgrund von traumatischen Ereignissen – zum Beispiel wenn junge Ratten von der Mutter getrennt werden –, können Probiotika helfen, die Stressreaktion und deren gravierende Folgen für den Körper abzumildern.

Die gleichen Erfahrungen habe ich auch in meiner Praxis gemacht. Ich habe ebenfalls Probiotika eingesetzt, um die Stressreaktion zu mäßigen. Leider ist das Leben häufig sehr belastend und ich kann den Stress nicht aus dem Leben eines Patienten wegzaubern. Doch wenn ich sehe, dass ein Patient eine schwere Zeit durchmacht, kann ich sein Mikrobiom so unterstützen, dass er die Kraft und Widerstandsfähigkeit hat, auf die ungünstigen Umstände angemessen zu reagieren. Ich hoffe, die Schulmedizin erkennt bald an, dass Probiotika und andere Hilfen für das Mikrobiom die besten Mittel sind, die wir haben, um Stress zu behandeln.[5]

Stress und die Schilddrüse

Wenn Stress lediglich das Mikrobiom und das Gehirn beträfe, könnten wir ihn vielleicht besser behandeln. Doch wenn Stress lange andauert, wirkt das auch auf die Schilddrüse– und dann sind Sie in Schwierigkeiten!

Stress und das Ganze Gehirn: ein Teufelskreis

In einem Teufelskreis kann eine Lösung überall ansetzen. Oft behandelt man jedoch alle Teile des Systems auf einmal. Unabhängig davon, wo ein Problem ursprünglich seinen Anfang nahm, profitiert mit der Zeit jeder Teil des Systems von der Behandlung und das System wird insgesamt gesünder.

Ins Gleichgewicht gebrachtes Mikrobiom → gesunder Darm, fördert eine optimale Gehirnfunktion, sorgt für eine gute Stressreaktion

Gesunder Darm → bringt das Mikrobiom wieder ins Gleichgewicht, fördert eine optimale Gehirnfunktion und Stressreaktion

Stresslinderung → bringt das Mikrobiom wieder ins Gleichgewicht, fördert die Gesundheit des Darms und die optimale Gehirnfunktion

Die Schilddrüse befindet sich am unteren Hals. Sie beeinflusst jede Zelle des Körpers, weil sie jede Zelle mit Energie versorgt. Deshalb kann eine Schilddrüsenstörung die Gesundheit des Gehirns untergraben und zu Angst, Depression, Brain Fog, Gedächtnisschwäche und vielen anderen psychischen Störungen beitragen.

Jede Aktivität ist von den Hormonen abhängig, die die Schilddrüse herstellt – vom Aufstehen am Morgen bis zum Gang ins Schlafzimmer am Abend. Die Schilddrüse facht auch den Sexualtrieb an und unterstützt das Immunsystem. Eine Schilddrüsenunterfunktion kann auch die Ursache eines Leaky-Gut-Syndroms sein (siehe Seite 94).

Wenn eine gestörte Schilddrüse den Stoffwechsel verlangsamt, treten körperliche Symptome auf: Müdigkeit, Gewichtszunahme, dünneres Haar. Außerdem kommen psychische Symptome dazu: Das Gehirn kommt einfach nicht auf Touren. Schilddrüsenhormone in der richtigen Menge helfen Ihnen, sich auf eine Arbeit zu konzentrieren, und geben Ihnen Schwung. Wenn Sie sich also lustlos, apathisch, gelangweilt oder teilnahmslos fühlen – als würden Sie Ihr Leben beobachten, anstatt es zu leben –, kann ein Mangel an Schilddrüsenhormonen oder eine Schilddrüsenunterfunktion die Ursache sein. Dann werden Sie scheinbar ohne Grund schlapp, lustlos und unkonzentriert, als bewegten sich Ihr Körper und Ihr Gehirn im Schneckentempo. Auch wenn sie versuchen, Ihr erschöpftes Gehirn auf Trab zu bringen, es hat keine Energie mehr und reagiert einfach nicht: »Ich habe versucht, diesen Absatz zu verstehen, aber ich kapiere ihn einfach nicht.« »Ich will diese beiden Zahlen addieren, aber mein Gehirn macht nicht mit.« »Ich sollte mich eigentlich um dieses Problem in der Arbeit kümmern, aber mir fehlt die Energie dazu.«

Lang anhaltender Stress verändert das Mikrobiom nachhaltig – und den Hypothalamus ebenso. Wie wir bereits gesehen haben, setzt der Hypothalamus über die Hypophyse und die Nebennieren die Stressreaktion in Gang. Das ist die HHN-Achse, auch Stressachse genannt. Außerdem aktiviert der Hypothalamus die Schilddrüse, ebenfalls über die Hypophyse. Und das geschieht, wenn die Kommunikation scheitert:

Mikrobiom steht ständig unter
körperlichem oder seelischem Stress.
↓
Anhaltender Stress löst dauerhafte
Veränderungen im Mikrobiom aus.
↓
Mikrobiom beginnt, dem Hypothalamus
»Gefahrenmeldungen« zu schicken.

↓
Hypothalmus weist
die Hypophyse an,
die Aktivität der Schild-
drüse zu verlangsamen.
↓
Schilddrüse verlangsamt
den Stoffwechsel.
↓
Langsamer Stoffwechsel
macht den Körper und
das Gehirn müde.

↓
Hypothalamus setzt die Stressreaktion
in Gang (auch Kampf-oder-Flucht-
Reaktion genannt), indem er die
Nebennieren alarmiert.
↓
Hypophyse leitet die Botschaft
an die Nebennieren weiter.
↓
Nebennieren setzen eine
Flut von Stresshormonen frei,
darunter Cortisol.

Manchmal beginnen die Gefahrenmeldungen nicht im Mikrobiom, sondern im Gehirn, aber die Folgen sind die gleichen:

Gehirn steht ständig unter körperlichem oder seelischem Stress

↓

Anhaltender Stress löst dauerhafte Veränderungen im Gehirn aus.

↓

Gehirn beginnt, dem Hypothalamus »Gefahrenmeldungen« zu schicken.

↓

Hypothalamus weist die Hypophyse an, die Aktivität der Schilddrüse zu verlangsamen.

↓

Schilddrüse verlangsamt den Stoffwechsel.

↓

Langsamer Stoffwechsel macht den Körper und das Gehirn müde.

↓

Hypothalamus setzt die Stressreaktion in Gang (auch Kampf-oder-Flucht-Reaktion genannt), indem er die Nebennieren alarmiert.

↓

Hypophyse leitet die Botschaft an die Nebennieren weiter.

↓

Nebennieren setzen eine Flut von Stresshormonen frei, darunter Cortisol.

In beiden Fällen führt die Unterfunktion der Schilddrüse zum Euthyroid-Sick-Syndrom (ESS), das immer häufiger vorkommt. Früher glaubte man, ESS trete nur auf der Intensivstation oder bei Patienten mit schweren Verbrennungen auf. Dann stellte sich heraus, dass auch Patienten mit starker Angst oder schwerer Depression betroffen waren. Schließlich wurde ESS bei Patienten mit Kolitis (Dickdarmentzündung) festgestellt. Meiner Meinung nach – und die neuesten Forschungsergebnisse belegen dies – ist ESS viel häufiger, als bisher vermutet. Viele Patienten mit milder oder nichtklinischer chronischer Depression und Angst leiden daran.

Leider verstehen die meisten Ärzte diese Krankheit nicht. Sie erkennen sie oft nicht, vor allem deshalb, weil kein Bluttest sie entdecken kann. Die Laborwerte für die Schilddrüse scheinen normal, sodass selbst ein Arzt für funktionelle Medizin vielleicht nicht merkt, dass das Organ gestört ist. In den letzten zehn Jahren bin ich zu dem Schluss gelangt, dass Patienten mit dieser Krankheit häufiger eine falsche Diagnose erhalten als Patienten mit anderen Arten von Schilddrüsenunterfunktion. Die Folge ist, dass sie nicht behandelt werden. Schulmediziner speisen sie allzu oft mit Bemerkungen ab wie »Sie werden eben älter« oder »Jedem geht es ab und zu so«.

In Wahrheit leiden diese Menschen aber an einer ganz spezifischen Fehlfunktion: an der Herabregulierung des Hypothalamus. So wie ein Bär im Winterschlaf seinen Stoffwechsel verlangsamt, setzt der herabregulierte Hypothalamus einen ähnlichen Prozess in Gang, indem er die Hypophyse und die Schilddrüse anweist, so wenig Energie wie möglich zu verbrauchen.

Denken Sie einen Augenblick an den Bären im Winterschlaf. Die Nahrung ist knapp, es ist kalt draußen und er benötigt jede Energie, die er bekommen kann, um die nächsten paar Monate zu überstehen. Deshalb fährt er seinen gesamten Stoffwechsel herunter, das heißt, er verbraucht möglichst wenig Energie und geht mit seinem Körperfett so sparsam wie möglich um.

Wir Menschen fallen zwar nicht in Winterschlaf, aber vielleicht ist ESS unsere Version davon, eine Methode des Körpers, Energie zu sparen, wenn er mit größeren Belastungen konfrontiert ist, als er verkraften kann. Chronische Entzündungen und Darmstörungen sind für den Hypothalamus ein Gefahrensignal und er reagiert darauf, indem er die Schilddrüse herabreguliert. Die Folge ist, dass die Verdauung sich verlangsamt und das Gehirn sich schlapp, lustlos, benebelt und deprimiert fühlt.

Wenn Sie Ihre Schilddrüse ankurbeln wollen, müssen Sie Ihren Körper und Ihr Gehirn davon überzeugen, dass es Ihnen besser geht. Neuere Studien zeigen, dass das Mikrobiom dabei ebenfalls eine Rolle spielt. In einem Experiment in Polen wurde die Schilddrüsenstörung bei einer Gruppe von Mäusen mit einem unausgewogenen Mikrobiom in Verbindung gebracht.[6] Als man den Mäusen Bakterien namens *L. reuteri* verabreichte, blühten ihre Mikrobiome auf – und die Schilddrüsenfunktion besserte sich.

Schilddrüsenstörung – der geheime Gehirnsaboteur

Die Schilddrüse ist genau genommen kein Teil des Ganzen Gehirns, so wie die Lungen nicht zum Herz-Kreislauf-System gehören. Doch jeder Herz-Lungen-Facharzt weiß, dass eine Fehlfunktion der Lungen oder des Kreislaufs das gesamte System aus dem Gleichgewicht bringt. Ebenso kann eine Schilddrüsenstörung alle drei Teile des Ganzen Gehirns beeinträchtigen, so wie eine Störung in einem Teil des Ganzen Gehirns die Schilddrüse negativ beeinflussen kann. Obwohl die Schilddrüse nicht zum Ganzen Gehirn gehört, ist sie für dessen Funktionsfähigkeit essenziell, weil sie das Denken, die Gefühle, die Energie und 100 andere Funktionen reguliert.

Wie wir eben gesehen haben, aktiviert die Schilddrüse das Gehirn. Wenn sie gestört ist, denken wir langsam, wir werden depressiv und sehen die Welt nur grau. Die Schilddrüse aktiviert auch den Darm, und wenn sie beeinträchtigt ist, verläuft die Verdauung schleppend, das Mikrobiom verarmt und der Körper sehnt sich nach den Nährstoffen, die ihm fehlen. Selbst winzige Veränderungen der Schilddrüsenfunktion können für die Stimmung, die Energie und das geistige Leistungsvermögen drastische Folgen haben.

In den letzten Jahrzehnten haben Schilddrüsenstörungen ein epidemisches Ausmaß angenommen. Millionen Menschen sind davon betroffen. Vielleicht denken Sie nun, das hätte nichts mit Ihnen zu tun. Doch wenn Sie mit Brain Fog, Angst oder Depressionen kämpfen, wenn Ihr Gedächtnis nachlässt, wenn Sie einen Absatz dreimal lesen müssen, um ihn zu verstehen, oder wenn Sie morgens kaum aus dem Bett kommen oder sich meist lustlos fühlen, ist Ihre Schilddrüse vielleicht aus dem Gleichgewicht geraten.

In diesem Fall werden Sie höchstwahrscheinlich falsch behandelt. Entweder hat Ihr Arzt Ihre Krankheit völlig falsch diagnostiziert und verweist darauf, dass Ihre Blutwerte in Ordnung sind, oder er hat Ihnen ein falsches Schilddrüsenhormon verschrieben oder die Dosis nicht richtig bestimmt. Es ist schon erstaunlich, dass Schilddrüsenstörungen in unserem Gesundheitssystem, das zu Überdiagnosen und Übermedikation neigt, am häufigsten unentdeckt und unbehandelt bleiben.

Wie ist das möglich? Hier sind einige der häufigsten Gründe dafür, dass Sie möglicherweise falsch behandelt werden:

- Ihr Arzt hat Ihre Schilddrüse nicht untersucht. Das ist vor allem dann wahrscheinlich, wenn Sie ein Mann sind (da Frauen häufiger Schilddrüsenprobleme haben) oder wenn Sie unter 40 sind (da Schilddrüsenstörungen im mittleren und höheren Alter häufiger vorkommen). Aber viele Männer und viele junge Menschen leiden an Schilddrüsenproblemen und daher auch an Brain Fog, Angst oder Depressionen.
- Die üblichen Tests sind unzureichend. Schulmediziner verordnen bei Problemen meist Schilddrüsenhormone, in der Regel Levithyroxin, eine synthetische Form des Thyroxins (T4). Manchmal hilft das, manchmal ist aber ein anderes Schilddrüsenhormon oder eine spezielle Kombination notwendig. Mitunter legen die üblichen Tests eine Dosis nahe, die für Sie zu gering ist. Selbst wenn Ihr Arzt Ihnen also Schilddrüsenhormone verschrieben hat, brauchen Sie vielleicht mehr davon oder etwas anderes.
- Ihr Arzt behandelt die eigentlichen Ursachen nicht. Wie Sie bereits wissen, ist eine Krankheit keine isolierte Störung. Sie entsteht, wenn das ganze Ökosystem nicht richtig arbeitet. Nicht nur das Ganze Gehirn braucht ökologische, ganzheitliche Unterstützung, sondern auch die Schilddrüse. Das ist besonders dann der Fall, wenn die Störung auf eine Autoimmunerkrankung zurückzuführen ist, etwa auf Hashimoto-Thyreoiditis, wohl eine der häufigsten Schilddrüsenstörungen.
- Ihr Arzt strebt wahrscheinlich normale statt optimale Blutwerte an. Die meisten Schulmediziner vergleichen jeden Patienten mit einem Standardwert. Doch Ihre Werte können innerhalb des Normbereichs liegen und trotzdem für Sie speziell zu niedrig oder zu hoch sein. Ihr Körper und Ihre biochemischen Prozesse verlangen möglicherweise einen Hormonspiegel, der höher oder niedriger ist als der der Allgemeinbevölkerung. Wenn Ihr Arzt das nicht erkennt, leiden Sie vielleicht an einer Schilddrüsenstörung (verbunden mit Angst, Depression und Brain Fog), obwohl Ihr Arzt Ihnen versichert, dass alles in Ordnung ist.

Diagnostiziert Ihr Arzt die Schilddrüsenprobleme nicht richtig, ist Ihr Ganzes Gehirn in Gefahr. Und wenn Sie sich schlapp, lustlos und depressiv fühlen und nicht mehr klar denken können, kann durchaus ein Schilddrüsenproblem daran schuld sein, vor allem wenn auch einige der Symptome auf Seite 141 auftreten.

Schilddrüsenstörungen beeinflussen das Ganze Gehirn und den Körper

Das Ganze Gehirn

- Gehirn: Depressionen, Gedächtnisschwäche, Brain Fog
- Mikrobiom: geschwächtes Mikrobiom ohne ausreichende Vielfalt
- Darm: Verstopfung, Leaky-Gut-Syndrom (siehe Seite 94)

Der Körper

- Herz: Risiko für Herz-Kreislauf-Erkrankungen
- Immunsystem: Anfälligkeit für Krankheiten, auch für Autoimmunerkrankungen
- Leber: keine ausreichende Entgiftung
- Stoffwechsel: ungesunde Gewichtszunahme oder Untergewicht
- Muskeln: Schmerzen, Schwäche
- Sexualität: geringere Libido, Ungleichgewicht der Sexualhormone (Östrogen, Progesteron, Testosteron)

Obwohl ich darüber enttäuscht bin, dass die Schulmedizin bei der Behandlung von Schilddrüsenstörungen so erschreckend versagt, habe ich auch Verständnis für meine Kollegen, weil die Schilddrüse Teil eines komplexen Systems ist, das außerordentlich schwer zu behandeln sein kann. Der Hypophysen-Schilddrüsen-Regelkreis ist ein Netzwerk aus Hormonen, Drüsen und biochemischen Stoffen. Er ist so komplex, dass das Internet dagegen einfach erscheint. Um zu verstehen, welche Unterstützung Ihre Schilddrüse braucht – und warum Ihr Arzt sie höchstwahrscheinlich nicht liefert –, müssen Sie wissen, wie dieses System arbeitet.

Finden Sie, dass wir jetzt von unseren Themen Brain Fog, Angst und Depression zu weit abweichen? Das kann ich verstehen. Aber glauben Sie mir, eine optimal arbeitende Schilddrüse ist extrem wichtig für das Ganze Gehirn, so wie eine optimale Lungenfunktion äußerst bedeutsam für das Herz-Kreislauf-System ist. Deshalb möchte ich, dass Sie über die Schilddrüse alles wissen, was Sie wissen müssen, um gut für sie sorgen zu können. Nur dann bekommt Ihr Ganzes Gehirn jede Unterstützung, die es braucht.

Außerdem möchte ich, dass Sie Ihrem Arzt gegenüber kompetent argumentieren können, damit Sie die Behandlung erhalten, die Ihnen hilft. Für mein Programm benötigen Sie zwar keinen Arzt, aber Sie brauchen ihn, um ein Rezept für Schilddrüsenhormone zu bekommen. Glauben Sie mir, die Unterstützung der Schilddrüse hat enormen Einfluss auf die Gesundheit und die Funktion des Ganzen Gehirns. Wenn Sie verstehen, wie die Schilddrüse arbeitet, können Sie von Ihrem Arzt die richtigen Tests, die richtige Diagnose und die richtige Therapie verlangen. Einzelheiten dazu lesen Sie in Kapitel 11.

Wie Ihr Gehirn Schilddrüsenhormone in der richtigen Menge bekommt

Sie brauchen ständig Schilddrüsenhormone. Jede einzelne Zelle Ihres Körpers benötigt diese Hormone, auch die Zellen im Gehirn und im Darm. Ohne diese Hormone können Sie nicht klar denken, Ihre Stimmung schwankt, Sie reagieren nicht angemessen auf Stress und können nicht einmal Informationen richtig verarbeiten. Ohne Schilddrüsenhormone befördern die Speiseröhre, der Magen und der Darm Ihr Essen nicht weiter. So wie ein Auto auf Benzin angewiesen ist, müssen Ihre Zellen mit Schilddrüsenhormonen versorgt sein, andernfalls kommen alle Körperfunktionen zum Stillstand. Schon eine winzige Veränderung der Hormonmenge, die eine Zelle bekommt, kann darüber entscheiden, ob sie optimal, zu schnell oder zu langsam arbeitet.

Die Folgen einer Überproduktion von Schilddrüsenhormonen

Gehirn und Psyche: ängstlich, aufgedreht, instabil
Darm: die Darmmuskeln treiben den Nahrungsbrei zu schnell voran; Durchfall, schlechte Resorption von Nährstoffen, drohende Unterernährung
Stoffwechsel: zu schnell, deshalb zu starker Gewichtsverlust

Die Folgen einer Unterproduktion von Schilddrüsenhormonen

Gehirn und Psyche: depressiv, schlapp, unkonzentriert, benebelt
Darm: die Darmmuskeln befördern den Nahrungsbrei zu langsam weiter; Verstopfung
Stoffwechsel: zu langsam, deshalb zu starke Gewichtszunahme

Der Hypophysen-Schilddrüsen-Regelkreis:
Wie Sie Schilddrüsenhormone in der richtigen Menge bekommen

Der Hypothalamus erkennt, dass der Körper mehr Energie braucht, und informiert die Hypophyse.

↓

Die Hypophyse setzt ein Thyreoidea-stimulierendes Hormon (TSH) frei, das die Schilddrüse anregt.

↓

Die Schilddrüse produziert zwei Schilddrüsenhormone:

↓	↓
T3	T4
das aktivere Hormon	das weniger aktive Hormon

Wenn der Körper mehr T3 braucht, wandeln die Leber, die Nieren oder die Schilddrüse T4 in T3 um.

↓

Sowohl T4 als auch T3 koppeln sich an das thyroxinbindende Globulin (TBG). TBG befördert T4 und T3 ins Blut, sodass sie in alle Zellen des Körpers gelangen. Gebundene Hormone haben keine Wirkung, nur freie Hormone wirken.

Wenn der Körper Schilddrüsenhormone benötigt, hat er also zwei Möglichkeiten, sie zu bekommen:

- **Gebundenes T4** und **gebundenes T3** werden in **freies T4** und **freies T3** umgewandelt.
- **Freies T4** wird in **freies T3** umgewandelt.

Wenn sich zu viel Schilddrüsenhormone im Körper befinden, wird T4 in **reverses T3** umgewandelt, das dem T3 entgegenwirkt.

Das ist ein beeindruckendes System, oder? Weil es aber äußerst komplex ist, können viele Komponenten aus dem Gleichgewicht geraten:

Mögliche Störungen der Schilddrüsenfunktion

- Die Hypophyse produziert TSH nicht in der richtigen Menge.
- Die Schilddrüse stellt T4, T3 oder beide nicht in der richtigen Menge her.
- Die Umwandlung von T4 in T3 ist gestört.
- Der Körper produziert zu wenig oder zu viel reverses T3.
- Die Zellen entnehmen dem Blut zu wenig Schilddrüsenhormone. Das heißt, selbst wenn deren Menge optimal ist, profitieren die Zellen nicht davon.

Das alles kann also schiefgehen. Aber warum geht es schief? Die Hauptursachen sind Stress, Umweltgifte und die Ernährung.

Stress schadet der Schilddrüse – und dem Ganzen Gehirn

Die Schilddrüse versorgt den Körper mit Energie. Wenn Sie gestresst sind, heißt das, dass Sie eine Herausforderung meistern müssen und mehr Energie brauchen. »Herausforderung« und »mehr Energie« versteht Ihre Schilddrüse so: »Wir müssen eine Menge Kalorien verbrennen, weil wir uns sehr anstrengen müssen, und wahrscheinlich ist nicht genug Essen vorhanden.« Sie reagiert darauf ganz einfach, indem sie den Stoffwechsel verlangsamt, damit Sie weniger Energie benötigen, weniger Energie verbrennen, weniger Nahrung brauchen und mehr zunehmen.

Unter Stress bemüht sich der Körper, Energie zu sparen und Körperfett zu behalten, denn es könnte ja sein, dass die Zeiten noch härter werden und Sie von der Energie leben müssen, die in den Zellen gespeichert ist. Je langsamer der Stoffwechsel arbeitet, desto mehr Körperfett speichern Sie. Dann sind die Muskeln das Erste, was der Körper verbrennt, wenn er Hunger hat, weil das Fett Sie immerhin warm hält, während Muskeln lediglich mehr Energie verbrauchen.

Leider verlangsamt diese Fettspeicherung den gesamten Stoffwechsel – auch das Gehirn. Sie denken langsamer, fühlen sich schlapp und lustlos, wollen sich möglichst wenig anstrengen und imitieren insgesamt einen Bären im Winterschlaf. Wenn Sie dem Hungertod nahe wären, wäre das vielleicht eine sehr gute Reaktion. Da Ihr Stress jedoch wahrscheinlich andere Ursachen hat, hilft die Verlangsamung durch die Schilddrüse Ihnen nicht wirklich, ihn zu bewältigen. Stattdessen fühlen Sie sich benebelt, traurig, verwirrt und wundern sich darüber, dass Ihr Gehirn nicht richtig arbeitet.

Was belastet die Schilddrüse?

Körperlicher Stress

- Diabetes
- Hormonaktive Substanzen, zum Beispiel Chemikalien, einschließlich Bisphenol-A (BPA), Dioxine, Fluoride, Schwermetalle, Parabene, Phtalate und andere Stoffe
- Kälte
- Krankheiten
- Verletzungen
- Leaky-Gut-Syndrom
- Schädigung des Mikrobioms

Seelischer Stress

- Pflege eines gebrechlichen Elternteils
- Krankheit oder Schulprobleme eines Kindes
- Termindruck
- Tod eines Angehörigen
- Scheidung
- Langzeit-Depression oder -Angst
- Arbeitslosigkeit

Umweltgifte schaden der Schilddrüse – und dem Ganzen Gehirn

Leider sind Sie jeden Tag Hunderttausenden von chemischen Stoffen ausgesetzt, die in der Luft, im Essen, im Wasser, in den Möbeln, in Haushaltsprodukten, in Shampoos, in der Gesichtscreme, in der Rasiercreme, in Kosmetika und in vielen anderen Dingen enthalten sind. Diese Chemikalien sind Toxine (Gifte), weil sie Ihnen schaden. Genauer gesagt, sie schaden den Hormondrüsen. Je nachdem, welche Gene Sie haben, was Sie essen, wie stark Sie unter Stress stehen, können diese hormonaktiven Substanzen die Sexualhormone, die Stresshormone, die Schilddrüsenhormone oder alle drei beeinflussen. Und wieder leidet das Ganze Gehirn darunter – und Brain Fog, Angst und Depression sind die Folge.

Falsche Ernährung schadet der Schilddrüse – und dem Ganzen Gehirn

Unsere moderne westliche Ernährung enthält so viele Nahrungsmittel, die der Schilddrüse schaden, dass man nicht weiß, wo man anfangen soll. Auf jeden Fall stören künstliche Zutaten, chemische Zusätze, Transfette und andere unnatürliche Zutaten dem endokrinen System. Bei vielen Menschen löst Gluten – ein Protein im Weizen, im Roggen, in der Gerste und in vielen anderen Getreiden – die Bildung von Antikörpern aus, die nicht nur Glutenmoleküle angreifen, sondern auch das Schilddrüsengewebe. Koffein, das viele

Menschen reichlich konsumieren, bringt die Stresshormone und damit auch die Schilddrüse aus dem Gleichgewicht. Raffinierter Zucker und Weißmehlprodukte stören die Stressreaktion und die Darmfunktion und schaden der Schilddrüse. Ein Mangel an fermentierten Nahrungsmitteln laugt das Mikrobiom aus (auf die Schilddrüse und das Mikrobiom gehe ich gleich näher ein).

Gleichzeitig fehlen in der westlichen Kost leider frisches Obst und Gemüse, deren Vitamine und Mineralien die Schilddrüse unterstützen könnten. Und zu oft enthält unser Essen die chemischen Stoffe, Toxine und hormonaktiven Substanzen, die, wie wir eben gesehen haben, unser Hormonsystem durcheinanderbringen. Wenn Sie jedoch meinem Ernährungsprogramm für das Ganze Gehirn folgen, profitieren die Schilddrüse und das Ganze Gehirn enorm davon.

Die Schilddrüse und das Mikrobiom: eine innige Beziehung[7]

Wie wir gesehen haben, setzt die Beziehung zwischen der Schilddrüse und dem Mikrobiom entweder einen schädlichen oder einen gesunden Kreislauf in Gang. Wenn das Mikrobiom ausgewogen und vielfältig ist, fördert es eine optimale Schilddrüsenfunktion. Wenn es aus dem Gleichgewicht gerät, kann es die Schilddrüsenfunktion unterdrücken und sogar Hashimoto-Thyreoiditis verursachen, eine Autoimmunerkrankung, bei der das Immunsystem die Schilddrüse angreift.

Eine optimale Schilddrüsenfunktion fördert einen gesunden Darm und erzeugt ein positives Ökosystem für das Mikrobiom. Ist die Schilddrüsenfunktion gestört, sind Entzündungen und Darmstörungen die Folge und das Mikrobiom leidet ebenfalls darunter.

Wenn das Mikrobiom leidet, dann leidet auch die Schilddrüse

- Umwandlung von T4 in T3. Die Umwandlung des inaktiven T4 in aktives T3 hängt zu etwa 20 Prozent von den Darmbakterien ab. Wenn diese nicht optimal arbeiten, erfolgt diese Umwandlung unzureichend.

- Leaky-Gut-Syndrom. Das Mikrobiom sorgt dafür, dass die Darmwände stark und gesund bleiben. Werden sie durchlässig, dringen teilweise verdaute Nahrung, Krankheitserreger und Toxine ins Blut ein und lösen eine Immunreaktion aus. Versetzen zu viele Eindringlinge das Immunsystem ständig in einen Alarmzustand, beginnt es, gesundes Gewebe anzugreifen. Das ist die Ursache von Autoimmunerkrankungen wie Hashimoto-Thyreoiditis, einer häufigen Ursache für eine schlecht funktionierende Schilddrüse.
- Entzündungen. Sie sind oft die Folge eines krankhaft durchlässigen Darms und/oder eines unausgewogenen Mikrobioms. Entzündungen schaden der Schilddrüse und dem gesamten endokrinen System. Dadurch wird ein Teufelskreis in Gang gesetzt, der die Schilddrüse zusätzlich belastet.
- Cortisolüberfluss und/oder -mangel. Ein unausgewogenes Mikrobiom führt zu langwierigen Entzündungen, die den ganzen Körper belasten. Als Reaktion schütten die Nebennieren Cortisol aus, ein Stresshormon, das mit der Zeit die Schilddrüsenfunktion unterdrückt. Zu viel Cortisol hindert die Schilddrüse daran, genügend Hormone zu bilden, hemmt die Umwandlung von T4 in T3 und/oder bewirkt, dass T4 zu reversem T3 wird, das dann die Wirkungen der Schilddrüsenhormone blockiert. Eine extreme Belastung der Nebennieren kann aber auch zu Cortisolmangel führen – oder zu einer unregelmäßigen Freisetzung: manchmal zu viel, manchmal zu wenig. Ein gestörter Cortisolspiegel trägt erheblich zum Auftreten des ESS bei. (Auf Seite 132ff habe ich erklärt, warum der Körper Stress als Hungerzustand wahrnimmt und den Stoffwechsel verlangsamt.)
- *H.-pylori*-Infektion. Eine Bakterienart im Mikrobiom kann *H. pylori* sein, Bakterien, die eine gewisse Schutzwirkung im Körper entfalten, ihm aber auch schaden können. Einige Studien bringen Infektionen, die diese Bakterien auslösen, mit Autoimmunerkrankungen wie Hashimoto-Thyreoiditis in Verbindung.[8]
- Autoimmunerkrankungen, zum Beispiel Hashimoto-Thyreoiditis. Diese Krankheit ist eine häufige Ursache für eine mangelhaft arbeitende Schilddrüse. Dabei produziert das Immunsystem Antikörper, die das Schilddrüsengewebe angreifen. Die meisten Ärzte halten die-

se Krankheit für nicht heilbar, aber ich weiß, dass sie heilbar ist! Eine Studie, die im November 2016 in der angesehenen Zeitschrift *Science* veröffentlicht wurde, fand Belege dafür, dass die eigentliche Ursache der Krankheit etwas mit der Beziehung zwischen dem Mikrobiom und dem Immunsystem zu tun hat. Ein dezimiertes Mikrobiom verliert seine wichtige Fähigkeit, das Immunsystem zu regulieren. Ein durchlässiger Darm, Entzündungen und Autoimmunerkrankungen sind die Folgen. Die Auffrischung des Mikrobioms kann zur Heilung dieser Krankheit beitragen.

Wenn die Schilddrüse leidet, dann leidet auch das Mikrobiom

- Funktionsstörung des Vagusnervs. Der Vagus ist der wichtigste Kommunikationsweg zwischen dem Gehirn und dem Darm. Bei Schilddrüsenunterfunktion arbeitet er langsam und bewirkt dadurch, dass der Darm das Essen langsamer verdaut. Die Folgen sind Verstopfung, langes Verweilen der Nahrung im Dünndarm und ein gestörtes Gleichgewicht des Mikrobioms, was zu einer Dünndarmfehlbesiedlung führen kann (siehe Seite 101).
- Magensäuremangel. Eine beeinträchtigte Schilddrüse kann Magensäuremangel auslösen, entweder weil sie die Zahl der säureproduzierenden Zellen verringert oder weil sie ihre Arbeit verlangsamt, sodass sie nicht genug Säure produzieren. Wenn der Magen zu wenig Säure enthält, wird Eiweiß langsamer verdaut, Nährstoffe werden schlechter resorbiert und Bakterien und Hefen gelangen oft in den Dünndarm. Außerdem bedeutet Magensäuremangel auch eine schlechtere Verteidigungsmöglichkeit gegen schädliche Bakterien, die mit dem Essen in den Körper gelangen. Aus allen diesen Gründen entsteht möglicherweise eine Dünndarmfehlbesiedlung. Säuremangel kann außerdem das Leaky-Gut-Syndrom und Entzündungen begünstigen.
- Schwächere Peristaltik. Die Darmmuskeln brauchen Schilddrüsenhormone, um zu kontrahieren. Wenn die Schilddrüse zu langsam arbeitet, fault und gärt die Nahrung im Darm und das führt zu einem unausgewogenen Mikrobiom.

- Schlechte Immunfunktion. Eine Schilddrüsenstörung kann den Darm beeinträchtigen und infolgedessen das Immunsystem schädigen. Dann sind Sie anfälliger für Infektionen, Viren und Parasiten. Parasiten stehlen Nährstoffe, rufen Entzündungen hervor, schädigen Gewebe und stören das Gleichgewicht des Mikrobioms noch mehr.
- Geschwächte Darmwände. Die Schilddrüsenhormone stärken die Schlussleisten zwischen den Zellen der Darmwände. Bei einer Schilddrüsenunterfunktion können diese Schlussleisten sich lockern und die Folge ist ein Leaky-Gut-Syndrom. Sie haben bereits gesehen, dass dadurch das Mikrobiom gestört wird – und der ganze Körper.

Sowohl die Schilddrüse als auch das Mikrobiom sind für ein hochleistungsfähiges Gehirn enorm wichtig. Kommt es in einem Bereich zu einer Störung, kann dies auch in dem anderen Bereich Probleme verstärken – ein Teufelskreis. Wenn Sie klar denken, Gefühle gut verarbeiten und angemessen auf Stress reagieren wollen, müssen Sie das Mikrobiom und die Schilddrüse stärken. Vergessen Sie nicht, dass das Mikrobiom Teil des Ganzen Gehirns ist und dass die Schilddrüse das Ganze Gehirn mit Energie versorgt. Lernen Sie, wie Sie beide schützen können.

Die Wiederherstellung der Schilddrüsenfunktion: So lebt Ihr Gehirn wieder auf

Im Laufe mehrerer Jahrzehnte habe ich Tausende von Patienten mit Schilddrüsenproblemen behandelt und es überrascht mich immer wieder, wie schnell und drastisch die Gehirnfunktion sich verbessert, wenn die Schilddrüse optimal arbeitet.

Blair war eine Patientin, deren Schilddrüse ein Chaos in ihrem Gehirn angerichtet hatte. Sie war eine ruhige, gepflegte Frau Anfang 60 und litt seit einigen Jahren an Verstopfung, ohne dass es ihr bewusst gewesen wäre. Wie viele andere Menschen hielt sie es für ganz normal, nur alle zwei oder drei Tage Stuhlgang zu haben. Richtig ist, dass ein gesunder Körper den Darm ein, zwei oder drei Mal am Tag entleert.

In den letzten zwei Jahren war Blair immer müder geworden. Ihr letzter Arzt war davon überzeugt gewesen, dass die Menopause schuld daran war. Doch das wollte Blair nicht einfach so akzeptieren, zumal sie auch an Muskel- und Gelenkschmerzen und Haarausfall litt. »Ich weiß, dass es mir besser gehen kann«, sagte sie, als sie zu mir kam. »Es muss einen Weg geben.«

Wie üblich hatten Blairs Ärzte nur ihren TSH- und T4-Spiegel gemessen. In der Schulmedizin gilt TSH als Maßstab dafür, wie die Schilddrüse arbeitet, und der TSH-Wert zeigt angeblich, wie sehr die Hypophyse sich anstrengen muss, um die Schilddrüse zur Hormonproduktion anzuregen. T4, das inaktive Speicherhormon, ist leichter zu testen als T3 und gilt ebenfalls als guter Indikator für die Aktivität der Schilddrüse. Wenn der TSH-Spiegel niedrig genug und der T4-Spiegel hoch genug ist, bildet die Schilddrüse angeblich genug Hormone. Laut Ansicht von Schulmedizinern kann mit diesen beiden Tests die Schilddrüsenfunktion ausreichend geprüft werden.

Das mag in manchen Fällen zutreffen. Aber bei Blair waren der TSH- und der T4-Wert wie bei vielen Menschen normal – und doch traten bei ihr viele Symptome einer Schilddrüsenunterfunktion auf, zum Beispiel Brain Fog und Depressionen, die sich ständig verschlimmerten. Außerdem litt sie an Blähungen und anderen Darmstörungen.

Mir war klar, dass es nicht reichte, bei Blair nur die TSH- und T4-Werte zu messen. Der T4-Wert ist nicht ausreichend, weil der Körper oft Mühe hat, T4 in T3 umzuwandeln, und dieses Problem dabei nicht offenbart wird. Und der TSH-Wert genügt ebenfalls nicht, denn wenn der Stoffwechsel langsam ist, kann auch der TSH-Spiegel sinken, obwohl die Schilddrüse gestört ist. Es ist so, als habe die Hypophyse die Hoffnung aufgegeben und produziere wenig TSH, weil sie »weiß«, dass die Schilddrüse wahrscheinlich nicht darauf anspricht.

Ich verwende Tests, die nicht allgemein verfügbar sind und die in Blairs Fall zeigten, wie viel zusätzliche Schilddrüsenhormone sie brauchte. (Leider werden Sie kaum einen Arzt finden, der diese speziellen Tests anbietet. Aber in Kapitel 11 erfahren Sie, welche Tests und Therapien Sie von Ihrem Arzt verlangen und wie Sie mit ihm optimal zusammenarbeiten können.) Als die Testergebnisse eintrafen, begannen Blair und ich mit der Arbeit:

- Ich setzte die Säureblocker ab, die man ihr verordnet hatte, und half ihr stattdessen, auf natürliche Weise mehr Magensäure zu produzieren: mit einer Lösung aus Apfelessig und Wasser (siehe Seite 99).
- Ich unterstützte ihren Darm mit Heilkräutern, um die Darmwände zu stärken.
- Ich verordnete ihr Probiotika mit speziellen Bakterienstämmen, die besonders wirksam bei Depressionen sind, vor allem *Acidophilus reuteri* und *Saccharomyces boulardii.*

Blair war begeistert, als sie hörte, dass diese Bakterien auf ihrer Seite waren. Und sie fand es großartig, dass Milliarden von unsichtbaren Organismen für ihre Gesundheit arbeiteten. Ihr Wille, gesund zu werden, wurde noch stärker, als wir ihren Darm, ihr Mikrobiom, ihre Schilddrüse und ihr Gehirn heilten. Innerhalb eines Monats ging es ihr besser. Und nach drei Monaten waren ihre Symptome zu 80 Prozent verschwunden.

Die Unterstützung der Schilddrüse trug entscheidend dazu bei, Blairs Ganzes Gehirn zu heilen. Aber das höchste Ziel war eine Heilung auf mehreren Ebenen, von den tiefsten Winkeln des Darms bis zu den höchsten Regionen des Willens. Das Programm für das Ganze Gehirn kann das schaffen, denn es ist eine grundlegende, ganzheitliche Therapie für Körper und Gehirn.

Kapitel 8

Der Wille zur Ganzheit

In diesem Buch kann ich nur immer wieder mein Staunen über das Mikrobiom ausdrücken, die Gemeinschaft aus Billionen von Bakterien, die in uns allen lebt und ein treuer Helfer im Streben nach Gesundheit ist. Dürfte ich meinen Patienten nur einen einzigen Rat geben, wäre es dieser: »Sorgen Sie für Ihr Mikrobiom, dann sorgt es für Sie.«

Doch so wichtig das Mikrobiom für unser Wohlbefinden auch sein mag, es gibt einen Faktor, den ich für noch entscheidender halte und der meiner Meinung nach in Zukunft in den Fokus der ganzheitlichen Medizin rücken wird. Dieser Faktor, dessen Einfluss ich mit wachsender Bewunderung in den letzten drei Jahrzehnten beobachten konnte, ist der Wille in jedem von uns, der Wille zu geben und zu nehmen. Der Wille verbindet uns auf einer fundamentalen Ebene mit dem Leben und darum ist er der Schlüssel zur Gesundheit und zum Wohlbefinden.

In der Behandlung meiner Patientin Blair, die Sie im letzten Kapitel kennengelernt haben, habe ich das Mikrobiom teilweise dadurch gestärkt, dass ich mich auf die Schilddrüse konzentriert habe. Aber mir war klar, dass Blair mehr brauchte als Tests und zusätzliche Hormone. Ihr Wille war geschwächt und ihre Begeisterungsfähigkeit. Sie musste wieder daran glauben, dass ihr Leben lebenswert war, und den Wunsch verspüren, ihr Leben aktiv zu gestalten.

»Wann haben Sie sich zum letzten Mal wirklich wohlgefühlt?«, fragte ich Blair. Ihre Antwort setzte ein langes Gespräch in Gang, eine Reise Jahrzehnte zurück in die Vergangenheit, in ihre Jugend und ihre Kindheit, in der ihre Eltern sich ständig gestritten hatten. Sie war ein unsicheres und unauffälliges Kind gewesen. Je weiter wir zurückblickten, desto matter und scheuer wirkte sie, während sie sprach.

Als wir fertig waren, schaute ich sie an. »Sie haben viel Schlimmes erlebt«, sagte ich. »Trotzdem sind Sie hier. Die Leute, die Ihnen wehgetan haben, sind fort. Aber Sie sind hier. Und ich glaube, Sie können wirklich gesund werden. Wenn Sie es wollen, können wir es gemeinsam schaffen.«

Später gestand mir Blair, dass mein Verständnis dafür, dass ihr Schmerz nicht nur körperlicher Art war, sehr zu ihrer Genesung beigetragen hatte. Es hatte ihr gutgetan, dass ich wenigstens teilweise verstanden hatte, was sie durchgemacht hatte, und dass ich an sie und ihre Fähigkeit, gesund zu werden, geglaubt hatte. Da ich sie als Partnerin für ihre Heilung gewonnen hatte, sprach sie auf jede Therapie viel besser an, als es früher der Fall gewesen war.

Wie viele meiner Patienten – und vielleicht wie Sie – hatte Blair sich so lange schlecht gefühlt, dass sie beinahe schon die Hoffnung aufgegeben hatte, sie könne sich jemals wieder wirklich wohlfühlen. Ich weiß, wie deprimierend es ist, jeden Tag aufzuwachen, dieses Gemisch aus Hoffnungslosigkeit und Furcht zu empfinden und dennoch genug Energie aufbringen zu müssen, um den überwältigenden Anforderungen des Lebens gerecht zu werden. Ich weiß, wie entmutigend es ist, keine Freude an den Aktivitäten und Menschen zu haben, die das Leben lebenswert machen, zu spüren, dass die Arbeit, die Familie und selbst einfache Genüsse wie ein leckeres Essen oder ein lustiger Film uns kalt lassen. Wenn das Gehirn gestört und der Darm und das Mikrobiom aus dem Gleichgewicht geraten sind, kann unsere Verzweiflung so schmerzhaft werden, dass sie sich körperlich ausdrückt und Schmerzen, Erschöpfung und Not zur Folge hat, die dadurch noch belastender werden, dass die Menschen, die uns nahestehen, nicht begreifen, was wir durchmachen.

Gesunde Ernährung und die Unterstützung der Schilddrüse durch das Programm für das Ganze Gehirn können erheblich dazu beitragen, dass Sie wieder klar, positiv und optimistisch denken und mit Stress umgehen können. Doch wenn dieses Buch Ihnen nur körperliche Lösungen für Ihre Probleme mit dem Ganzen Gehirn zu bieten hätte, würde ich Ihnen einen schlechten Dienst erweisen. Die Aktivierung Ihres Willens zur Ganzheit – Ihrer Fähigkeit, sich für das Leben zu entscheiden –, ist der ausschlaggebende Faktor, der bestimmt, ob Sie sich nur etwas besser fühlen oder wirklich gesund werden.

Die Aktivierung Ihres Willens – Ihrer Fähigkeit, sich für die Gesundheit und eine grundlegende Heilung zu entscheiden –, ist der ausschlaggebende Faktor, der bestimmt, ob Sie sich nur etwas besser fühlen oder wirklich gesund werden.

Darum möchte ich Ihnen erklären, was ich über die Macht des Willens gelernt habe. Er ist ein wichtiger Faktor, wenn Sie Angst, Depressionen und Brain Fog überwinden wollen. Außerdem stelle ich Ihnen die neuesten wissenschaftlichen Erkenntnisse vor, die bestätigen, was ich in meiner Praxis beobachtet habe. Ich verspreche Ihnen eine faszinierende Reise und einen enormen Gewinn für Ihr Ganzes Gehirn.

Was ist Ihr Wille?

Wenn ich das Wort Wille benutze, meine ich nicht Willenskraft oder Entschlossenheit. Sie können nicht einfach eines Morgens aufwachen und beschließen, nie mehr ängstlich oder deprimiert zu sein. Ich rede nicht von der »Macht des positiven Denkens« und nicht von irgendwelchen Emotionen. Natürlich sind unsere Gedanken wichtig für unsere Gesundheit, ebenso unsere Gefühle. Doch jenseits der Gedanken, Gefühle und sogar des Unbewussten ist unser tiefstes Wesen nicht das Gehirn oder der Intellekt, sondern der Wille. Deshalb müssen Sie sich mit Ihrem Willen verbinden, um gesund zu werden.

Was also ist der Wille genau? Er ist Ihr tiefstes Selbst, der Teil von Ihnen, dem Ihre wichtigsten Bedürfnisse und Wünsche entspringen. Da wir in der materiellen Welt leben und in ihr überleben müssen, haben wir den Willen zu nehmen, was wir brauchen – zum Überleben, für ein gutes Leben, zur Erfüllung unserer Bedürfnisse. Der Wille zu nehmen drängt ein Baby dazu, so lange zu schreien, bis es Milch bekommt oder bis seine Windeln gewechselt werden. Bei Erwachsenen besteht der Wille zu nehmen darin, für uns selbst zu sorgen, genügend Geld zu verdienen, um zu überleben, eine bequeme Unterkunft zu haben und genug Nahrung.

Der Wille zu geben ist sogar noch wichtiger, weil er unser tiefstes Wesen ist. In unserer individualistischen Kultur ist es bisweilen schwer, die Tiefe und Macht dieses Willens zu erkennen. Wenn ich davon rede, denken die Leute oft irrtümlicherweise, dass es um Entbehrung oder ein sentimentales Gefühl geht, das viel zu »lieb« ist, um angesichts der Belastungen des täglichen Überlebenskampfes zu bestehen. Nein, der Wille zu geben ist etwas ganz anderes.

Denken Sie an ein Basketballteam. Jeder Spieler will glänzen, von den Fans bewundert werden, Ruhm oder Preise gewinnen. Es ist überaus befriedigend, einen Korb zu werfen und den Punkt zu erzielen, der den Sieg bringt. Das ist der Wille, etwas für sich allein zu bekommen.

Dennoch will jeder Spieler auch seinem Team etwas geben. In der Hitze des Gefechtes strebt zwar jeder Spieler nach Geld und Ruhm, aber er will auch dem Team Energie, Kraft und seine Spielstärke geben. Wenn der Ball im Spiel ist, sind die Spieler weniger daran interessiert, Helden zu sein, sondern eher daran, den Ball einem Kameraden zuzuspielen, der einen Punkt erzielen kann. Sie wollen alles tun, damit ihr Team gewinnt. Da sie sich als Teil eines Teams sehen, verschafft ihnen der Wille zu geben für sich selbst sogar die stärkste Erfüllung und Motivation.

Wenn Sie an diesem Punkt sind zu nehmen, um zu geben, sind Sie vollkommen gesund und haben ein vitales Ganzes Gehirn: klares Denken, strahlende Laune, Selbstvertrauen und überschäumenden Optimismus.

Ich hoffe, meine Beispiele machen deutlich, dass beide Willensarten für einen guten Spieler und für ein gutes Team notwendig sind. Jeder gute Spieler hat den Willen, etwas zu bekommen – einen Platz in der Startformation, Ansehen und die Anerkennung der Kameraden, des Trainers und der Anhänger.

Doch jeder Spieler hat auch den aufrichtigen Willen zu geben, nicht in Form eines Opfers oder aus Sentimentalität, sondern weil es der einzige Weg zum Sieg ist. Ein Spieler denkt nicht: »Ich wünschte, ich könnte diesen Ball werfen, aber es ist wohl besser abzuspielen, weil ich ein guter Mensch bin und diese Selbstaufopferung gut ist.« Er denkt vielmehr: »Wohin gehört der Ball? Wie kann ich mein Team unterstützen?«

An diesem Punkt schließt sich der Kreis. Der Wille zu geben wird zum Willen zu nehmen; der Wille zu nehmen wird zum Willen zu geben. Der Spieler, der ganz im Spiel aufgeht, kann den Ball empfangen und in den Korb werfen, und er kann ihn ebenso gut an einen Kameraden abgeben. Beides ist gleich befriedigend, beides trägt gleichermaßen zum Erfolg des Teams bei. Da der einzelne Spieler zugleich Teil des größeren Ganzen ist, sind Geben und Nehmen nun zwei Aspekte derselben Erfahrung. Der Spieler nimmt, um zu geben. So bringt das Team Höchstleistungen. Wenn Sie an diesem Punkt sind zu nehmen, um zu geben, sind Sie vollkommen gesund und haben ein vitales Ganzes Gehirn: klares Denken, strahlende Laune, Selbstvertrauen und überschäumenden Optimismus.

Irgendwann fließen der Wille zu nehmen und der Wille zu geben zusammen und der Wunsch zu geben wird so mächtig, dass er alles andere verzehrt. Denken Sie an die Liebe der Eltern für ihre Kinder oder die Hingabe eines Künstlers an sein Werk oder eines Wissenschaftlers auf der Suche nach Lösungen für Probleme, die alle Menschen betreffen. Diese Menschen müssen etwas nehmen – aber sie nehmen, um zu geben: ihren Kindern, ihrer Kunst oder ihrem Lebenswerk. Das sind herausragende Beispiele, aber ich habe gesehen, wie meine Patienten sich in genau diesem Moment verwandeln: Wenn sie den Willen zu nehmen nutzen, um zu geben – ihren Angehörigen, Bedürftigen oder einfach den Menschen, denen sie im Laufe ihres Tages begegnen. Das ist das höchste Stadium unserer Entwicklung. Der Wille wird eins und will nur noch geben. Erst dann werden wir wirklich gesund und fühlen uns wirklich wohl.

> Weil die Bakterien ihren Willen zu geben entwickelten, als sie zu einem Teil eines größeren Ganzen wurden, machte sie das unbesiegbar.

Auch Bakterien sind ein gutes Beispiel für den Willen zu geben. Wie alle lebenden Organismen ist eine einzelne Bakterie nur an ihrem eigenen Überleben interessiert. Im Wettbewerb um die verfügbare Nahrung stößt jede individuelle Bakterie die anderen beiseite, damit sie bekommt, was sie braucht, um am Leben zu bleiben.

Gleichzeitig arbeiten Bakterien jedoch als Kollektiv. Sie haben zwar einen Willen zu nehmen – aber auch einen Willen zu geben. So können sie als Mikrobiom funktionieren, als Bakteriengemeinschaft, die ein größeres Ganzes bildet.

Denken Sie an die Generationen von Wissenschaftlern, die versucht haben, Bakterien zu vernichten, die gegen die Bakterien Krieg geführt haben. Wie in aller Welt konnten die Bakterien gegen derart mächtige Feinde bestehen? Diese Wissenschaftler waren intelligente und machtvolle Menschen. Sie konnten jede einzelne Bakterie töten, die sie töten wollten. Doch weil die Bakterien zusammenhielten, weil sie sich als Gruppe weiterentwickelten, in der jedes Individuum etwas für das Wohl des Ganzen opferte, konnten wir Menschen sie nicht besiegen. Weil die Bakterien ihren Willen zu geben entwickelten, als sie zu einem Teil eines größeren Ganzen wurden, machte sie das unbesiegbar.

Was hat das mit der Behandlung von Angst, Depression und Brain Fog zu tun? Nun, ich habe beobachtet, dass die wahre Heilung erst beginnt, wenn meine Patienten beide Aspekte ihres Willens aktivieren: den Willen, zu ihrem Vorteil etwas zu nehmen, und den Willen, anderen etwas zu geben.

Die Gefahren einer fehlenden Verbindung

Wenn wir von unserem Willen abgeschnitten werden, sind wir von unserem wahren Selbst getrennt. Wir können dann auch die Verbindung zu unseren Angehörigen, zu Freunden und zur Gemeinschaft verlieren. Leider verschlimmert diese Isolation das Problem, vor allem deshalb, weil die Interaktion mit anderen Menschen sehr wichtig ist, damit das Gehirn sich ein Leben lang weiterentwickeln kann.

Wenn wir isoliert sind, schrumpft unser Wille. Dann fühlen wir uns verzweifelt, deprimiert und machtlos, als hätten wir jedes Verlangen und sogar unsere Lebenskraft verloren. Kommen Patienten in diesem Zustand zu mir – mit der offiziellen Diagnose Angststörung oder Depression oder weil sie gestresst sind –, besteht mein erstes Ziel darin, in die Tiefe zu gehen und ihnen begreiflich zu machen, wie wichtig und besonders sie sind. Dann helfe ich ihnen, ihren Willen zu nehmen zu aktivieren, denn nur dann können sie das Stadium erreichen, in dem sie geben wollen.

In Teil III dieses Buches werden wir besprechen, wie wir uns wieder mit anderen verbinden und unseren Willen reaktivieren. Doch zuerst wollen wir uns genauer ansehen, was geschieht, wenn Sie sich isoliert fühlen.

Die Sozialpsychologin Sally Dickerson erklärt, dass die Trennung von unserer sozialen Gruppe oft Scham auslöst: das Gefühl, dass wir abgelehnt, stigmatisiert oder besiegt worden sind.[1] Scham macht uns häufig krank, weil sie das Immunsystem schwächt.

Dickerson meint, die Scham sei die Folge einer Bedrohung des sozialen Selbst, also dieses Teils einer Person, der zu einer Gruppe gehört. Eine soziale Bedrohung gefährdet demnach unsere Beziehung zu der Gruppe, deren Teil wir sind – Familie, Gemeinde, Menschheit. Wenn wir den Standards unserer Gruppe nicht genügen, wenn wir nicht anerkannt werden oder wenn ein unkontrollierbarer Aspekt unserer Identität stigmatisiert wird, ist unser soziales Selbst gefährdet.

Isolation schadet der Gesundheit

Isolation → Scham → Immunschwäche → gestörte Gehirnfunktion → Angst, Depression, Brain Fog, Hoffnungslosigkeit und so weiter

Die Lösung: Reaktivieren Sie den Willen zu nehmen und den Willen zu geben.

Wille → Verbindung mit anderen → optimale Gehirnfunktion → klares Denken, gute Stimmung, Selbstvertrauen, Optimismus

Die Reaktion auf eine Gefahr für unser Leben ist die berühmte Kampf-oder-Flucht-Reaktion. Wir wollen entweder die Bedrohung abwehren oder vor ihr weglaufen. Doch wenn wir auf eine soziale Bedrohung mit Scham reagieren, kämpfen oder fliehen wir nicht – wir fügen uns, wir ziehen uns zurück oder wir verstecken uns.

Denken Sie an ein Kind, das ausgeschimpft wurde. Es läuft nicht verängstigt aus dem Zimmer – es lässt den Kopf hängen, sinkt in sich zusammen und schaut niemandem in die Augen. Sein Körper drückt die Hoffnung aus, dass es die Gefahr für sein soziales Selbst abwenden kann, wenn es sich fügt.

Diese Reaktionen haben ihre Wurzeln in unserem tierischen Erbe. Wann senkt ein Tier den Blick, kauert sich nieder und schleicht sich fort? Wenn es vor einem größeren, stärkeren Tier steht, das seine Stellung in der Gruppe bedroht. Ein weniger starkes Tier bietet vielleicht sogar seine Halsschlagader an, um einen Kampf zu vermeiden. Dadurch versichert es dem Rudelführer, dass es keine Bedrohung für ihn ist und nur seine Ruhe haben will.

Auch in einer Menschengruppe kann es sein, dass wir uns fügen, zurückziehen oder verstecken, wenn wir einem Mächtigeren begegnen: einem Chef, einem Tyrannen oder jemandem aus einer Gruppe, die mehr Prestige oder Macht hat als unsere. Unser Verhalten – und vielleicht auch unsere Worte – sagt aus: »Ich tue alles, um einen Streit zu vermeiden, den ich mit Sicherheit verlieren würde. Tu, was du willst, nimm, was du willst, aber lass mich in Ruhe.«

Wenn der Wille zu nehmen und der Wille zu geben aus dem Gleichgewicht geraten – wenn der eine oder der andere zu stark ist –, haben wir ein Problem. Die Balance zwischen Nehmen und Geben ist wichtig und diese Balance ist am stabilsten, wenn Sie nehmen, um zu geben.

Wir neigen dazu, das Geben falsch zu verstehen. Wer einem Krankenhaus eine neue Station finanziert, ist in unseren Augen ein Geber. Doch ein Mensch, der kein Geld hat und dennoch einem anderen hilft, ohne davon einen Nutzen zu haben, hat noch mehr aus seinem wahren Selbst heraus gehandelt – und das führt zu einer Genesung. Denken Sie an die Berkeley-Wellness-Studie, die nachgewiesen hat, dass Menschen vom Geben mehr profitieren als vom Nehmen. Eine andere Studie, die in der Zeitschrift *Psychosomatic Medicine* veröffentlicht wurde[2], stellte fest, dass die physiologischen Auswirkungen auf unser Gehirn am günstigsten sind, wenn wir jemandem in unserem sozialen Umfeld helfen – nicht dann, wenn uns geholfen wird.

Scham löst Entzündungen aus

Isolation, Ablehnung und Stigmatisierung lösen eine Entzündungsreaktion aus. Zytokine sind biochemische Stoffe, die wie Cortisol in der richtigen Menge nützlich, aber im Überfluss gefährlich sind. Ein ausgewogener Zytokinspiegel fördert das Zellwachstum (das ist hilfreich nach einer Verletzung oder Infektion) und hemmt die Vermehrung von Viren. Zu viele Zytokine begünstigen jedoch Entzündungen, schwächen das Immunsystem, schädigen das Mikrobiom – und können zu Depressionen führen.

Ärzte messen den Zytokinspiegel, um herauszufinden, ob das Immunsystem gesund ist. Sie bestimmen dazu drei Zytokin-Typen: Tumornekrosefaktor (TNF), Interleukin-6 (IL-6) und Interleukin-1 beta (IL-1β). Das sind die Entzündungsmarker, die unweigerlich erhöht sind, wenn Patienten mit Angst, Depressionen und Brain Fog kämpfen. Entzündungen beeinträchtigen jeden Bereich des Ganzen Gehirns: das Gehirn, den Darm und das Mikrobiom. Funktionsstörungen des Gehirns sind eine häufige Folge.

Zahlreiche Studien bestätigen, dass Säugetiere auf soziale Bedrohungen mit erhöhter Interleukinproduktion reagieren. Wenn ein aggressives Tier sich einer Gruppe anschließt, erfahren die schwächeren Tiere in den Worten von Dickinson »soziale Ablehnung und Unterdrückung«. Und plötzlich weisen diese »unterdrückten« Tiere einen erhöhten Zytokinspiegel auf. Ihre Entzündungsmarker nehmen zu – und ihr Verhalten ändert sich. Sie erforschen ihre Umgebung seltener und bleiben lieber zu Hause. Sie meiden zunehmend andere Tiere und sexuelle Situationen. Wären sie Menschen, würden wir sie vielleicht sogar depressiv nennen. Bei uns Menschen besteht tatsächlich eine klare Korrelation zwischen Depression und einem erhöhten Zytokinspiegel.[3]

Wie Sie sehen, handelt es sich hier nicht nur um psychische, sondern auch um physische Reaktionen, die ihren Ursprung im Gehirn und im Körper haben. Selbst gesunde Menschen und Tiere werden ängstlich und deprimiert, wenn man ihnen zu viele Zytokine injiziert. Außerhalb des Labors schnellt der Zytokinspiegel in die Höhe, wenn Sie sich abgelehnt oder gar unterdrückt fühlen: vom Chef, von der Familie oder von irgendwelchen Umständen. Einerlei, wie Sie bewusst über Ihre Situation denken und wie Sie sich fühlen, Ihr Körper reagiert auf einer sehr tiefen Ebene mit messbaren physiologischen Markern und mit sichtbarem Verhalten: Zieh dich zurück, mach dich unsichtbar, sei so bedürfnislos wie möglich und warte, bis sich etwas ändert.

Wenn die Ablehnung andauert, sind die gesundheitlichen Folgen ernst: Depression, Angst und Suizidgedanken. Abgesehen von affektiven Störungen drohen unter anderem Herz-Kreislauf-Erkrankungen und das metabolische Syndrom (Diabetes, Herz-Kreislauf-Probleme, Fettleibigkeit), rheumatoide Arthritis, ein größeres Risiko, an Aids zu erkranken, und bei Älteren eine erhöhte Sterblichkeit.

Dickerson und ihre Kollegen untersuchten den Zusammenhang zwischen Zytokinen und sozialen Bedrohungen.[4] Sie baten eine Gruppe von Menschen, etwas über neutrale Themen zu schreiben, und eine zweite Gruppe, negative Erfahrungen zu schildern: Ablehnung durch andere, die Unfähigkeit, die Erwartungen der Eltern zu erfüllen und so weiter. Nachdem alle Studienteilnehmer diese Aufsätze in einer Woche dreimal geschrieben hatten, war der Zytokinspiegel bei der zweiten Gruppe deutlich erhöht, während er sich in der ersten Gruppe nicht verändert hatte. Außerdem schämte sich die »negative Gruppe« mehr, und je größer die Scham nach eigenen Angaben war, desto höher war der Zytokinspiegel. Scham war jedoch die einzige Emotion, die bei den beiden Gruppen variierte. Die »negative Gruppe« berichtete nicht über mehr Schuldgefühle, Wut, Angst, Trauer oder allgemeine negative Emotionen. Scham hing offenbar ganz spezifisch mit dem Zytokinspiegel zusammen.

Zwei andere Studien bestätigten, dass Scham bei der Immunfunktion HIV-positiver Patienten eine Rolle spielte. An einer dieser Studien nahmen homosexuelle Männer teil, und es zeigte sich, dass diejenigen, die mehr unter sozialer Ablehnung litten und sich selbst stärker verurteilten, durchschnittlich zwei Jahre früher starben als die anderen Teilnehmer (damals gab es die wirksameren Medikamente noch nicht). Zudem befanden sich bei ihnen mehr Viren im Körper und die Immunreaktionen waren schwächer.

In der zweiten Studie, an der HIV-positive Frauen teilnahmen, ging im Laufe von zwei Jahren die Zahl bestimmter T-Zellen bei den Frauen zurück, die empfindlicher auf Zurückweisung durch andere reagierten, während andere Depressionssymptome sich nicht veränderten. Aussagen wie »Ich spürte, dass die Leute mich nicht mochten« oder »Die Leute waren unfreundlich« korrelierten mit einer schwachen Immunreaktion. Aussagen wie »Ich war traurig« oder »Ich schlief unruhig« hingegen nicht. Mit anderen Worten: Wenn die Frauen sich abgelehnt und verlassen fühlten, litt ihr Immunsystem darunter, viel stärker als bei Frauen, die nur unglücklich waren.

Dickersons Artikel ist ein klarer Beleg für den Einfluss von Scham auf den ganzen Körper. Es ist offenbar so, dass das Gefühl, nicht mit anderen verbunden zu sein, unseren Körper krank macht, und anfällig für Angst und Depressionen. Und wenn wir uns ausgeschlossen fühlen, verkümmert unser Verlangen und wir verlieren den Willen zu nehmen und anderen zu geben. Wie die unterdrückten Tiere, die Dickerson beschreibt, neigen auch wir dann zur Resignation.

Es ist offenbar so, dass das Gefühl, nicht mit anderen verbunden zu sein, unseren Körper krank macht, und anfällig für Angst und Depressionen. Und wenn wir uns ausgeschlossen fühlen, verkümmert unser Verlangen und wir verlieren den Willen zu nehmen und anderen zu geben.

Dickersons Forschungen sind lediglich ein Beispiel dafür, was geschieht, wenn der Wille angeschlagen ist. Und Scham ist nur eine der Emotionen, die aus einem verletzten Willen entstehen können. Wenn das Verlangen verschwindet und der Wille angegriffen ist, dann leiden der Körper und das Gehirn. Um diesen Prozess umzukehren, müssen wir den Willen wieder aktivieren.

Kindheitstraumen zerschlagen den Willen

Es schmerzt mich, wenn Patienten in meine Praxis kommen, deren Wille durch Kindheitstraumen verletzt wurde. Depressionen, Angst und zahlreiche andere Störungen sind oft die Folge einer Kindheit, die von lieblosen Eltern oder gar von Chaos und Gefahren geprägt wurde.

Es gibt immer mehr wissenschaftliche Belege dafür, dass diese negativen Kindheitserfahrungen (auch *adverse childhood experiences* oder ACE)[5], die klinisch als psychische oder physische Traumen definiert werden (körperlicher oder sexueller Missbrauch, Tod eines Angehörigen, Leben mit einem psychisch kranken Elternteil oder mit Eltern, die als Kinder missbraucht wurden, Leben mit Eltern, die im Gefängnis sitzen und/oder Drogen konsumiert haben) der Gesundheit schaden. Solche Traumen erhöhen nachweislich das Risiko für Fibromyalgie, Autoimmunerkrankungen (darunter Hashimoto-Thyreoiditis, Lupus erythematodes und rheumatoide Arthritis), Sucht, Krebs und sogar Suizid. Außerdem erhöhen Kindheitstraumen das Risiko, im Erwachsenenalter wegen verschiedener Autoimmunerkrankungen im Krankenhaus behandelt zu werden.[6]

Negative Kindheitserfahrungen können im Erwachsenenalter Entzündungen auslösen mit negativen Folgen für alle Teile des Ganzen Gehirns. Bei Menschen, die mehr als zwei solcher Traumen erlebt haben, ist das Risiko einer späteren Einweisung ins Krankenhaus um 70 Prozent erhöht.

In der Gruppe von Menschen, die vier solcher negativer Kindheitserfahrungen gemacht haben, gibt es dreimal so viele Raucher und siebenmal so viele Trinker wie in einer Vergleichsgruppe. Das Risiko, an einem Emphysem und an chronischer Bronchitis zu erkranken, ist bei ihnen um fast 400 Prozent erhöht, das Suizidrisiko um 1200 Prozent.[7]

Eine besonders eindrucksvolle Studie verglich die Gesundheit von 17 000 Erwachsenen, von denen ein Teil solche negativen Kindheitserfahrungen gemacht hatte, und stellte fest, dass Herz-Kreislauf-Erkrankungen, Autoimmunerkrankungen und vorzeitiger Tod bei den Betroffenen 1,5 - bis zwei Mal häufiger vorkamen.[8] Eine andere Studie zeigte, dass eine traumatische Kindheit sogar bei gebildeten und wohlhabenden Ärzten mit schlechter Gesundheit verbunden war.[9]

Diese Zahlen illustrieren drastisch, wie ein Wille, der durch Kindheitstraumen verletzt wurde, die körperliche und seelische Gesundheit schwächt. Und weil das Mikrobiom so heftig auf Stress reagiert, wird es von diesen Traumen besonders stark beeinflusst. Das hat bleibende Folgen für das Mikrobiom und für das Ganze Gehirn.

Der Wille ist der entscheidende Faktor für die Gesundheit des Ganzen Gehirns und des Körpers. Viele Therapeuten versuchen, Menschen mit traumatischen Kindheitserfahrungen mit Stressabbau, Meditation, Akupunktur und ähnlichen Methoden zu heilen. Ich glaube aber, der einzige Weg zur Heilung besteht darin, zum Kern des Problems und zum Kern unseres Wesens vorzudringen: dem Willen.

Es gibt zwei Wege, die ich als »Willenstherapie« bezeichne. Manche Menschen müssen ihren Willen zu nehmen aktivieren. Wenn Sie glauben, Sie hätten es nicht verdient, etwas zu bekommen, Sie seien es nicht wert, Gutes zu empfangen, und Sie müssten so behandelt werden, wie Sie als Kind behandelt wurden, würde ich Ihnen in die Augen schauen und sagen: Jeder Mensch ist seiner Natur nach unendlich wertvoll. In jedem Menschen sehe ich die ganze Menschheit. Ich erkenne auch in Ihnen die ganze Menschheit. Unser wahres Wesen ist gütig, selbstlos und großzügig. Das ist der Funke der Unendlichkeit, der in jedem von uns glüht, auch in Ihnen.

Manche Menschen profitieren jedoch am meisten davon, ihren Willen nach außen zu richten und zu geben. Sie können sich oft dadurch erneuern, dass sie anderen helfen, die so gelitten haben wie sie. Dieses Geben ist eine fundamentale und tiefe Heilung.

Beide Arten der Willenstherapie verändern den Blick der Patienten auf die Welt. Sie beginnen zu verstehen, welchen Platz sie im universellen Miteinander haben, einem kontinuierlichen Prozess des Gebens und Nehmens, der ihr wahres Selbst ausdrückt. Natürlich ist die Heilung des Ganzen Gehirns ein wesentlicher Bestandteil der Willenstherapie und dem Mikrobiom kommt da besondere Aufmerksamkeit zu.

Isolation überwinden

So wie eine einzelne Bakterie machtlos ist, sind wir nicht ganz wir selbst, wenn wir uns von Angehörigen und von der Gemeinschaft absondern. Die Sehnsucht, Teil eines größeren Ganzen zu sein, gehört zu unserer Natur als Menschen. Wie das Mikrobiom gedeihen wir nur in der Gemeinschaft.

Einige meiner Patienten entstammen schwierigen Familienverhältnissen oder gehören einer Gemeinschaft an, in der sie sich nicht wohlfühlen. Sie müssen vielleicht neue Beziehungen knüpfen, eine eigene Familie gründen oder andere Gemeinschaften entdecken, in denen sie heimisch werden können. Damit der Wille aufblüht und das Ganze Gehirn gedeiht, müssen wir an etwas Größerem teilhaben.

Wenn Sie sich ständig überlastet, ängstlich oder deprimiert fühlen, fällt es Ihnen vielleicht schwer, Ihre Isolation zu durchbrechen. Ich weiß, dass es schwierig ist, Kontakt mit anderen aufzubauen, wenn man sich nicht wirklich wohlfühlt. Doch wenn Sie diese Zeilen lesen, möchte ich Sie auffordern, an die Zeit zurückzudenken, als Sie in Ihrem eigenen »Mikrobiom« gelebt haben, sei es in der Familie, in einer religiösen Gemeinschaft, zwischen Nachbarn, in einer politischen Organisation oder in einer anderen Gemeinschaft. Wer passt zu Ihnen? Wo gehören Sie wirklich hin? Die Suche nach Ihrer wahren Heimat ist Teil des Prozesses, der dazu führt, sich neu mit Ihrem Willen zu verbinden und Ihre tiefsten Wünsche zu entdecken. Noch einmal: So werden Sie Heilung erfahren.

Der Wille gibt dem Leben Sinn

> Wenn wir einen Sinn im Leben spüren, ist unser Wille, anderen etwas zu geben, aktiv. Dann sind wir auch bereit, für uns etwas zu nehmen.

Ein fundamentaler Aspekt des Willens ist das Gefühl, dass das Leben einen Sinn hat. Unser Tun ist sinnvoll, wenn es uns aus den Fesseln des Egoismus befreit. Andere sind von uns abhängig. Sie brauchen uns. Wir sind wichtig. Wenn wir das begreifen, ist unser Wille zu geben aktiv. Dann sind wir auch bereit zu nehmen, was uns gegeben wird.

Das Gefühl, dass Ihr Leben bedeutsam ist und ein Ziel hat, hängt unmittelbar mit dem Wandel zusammen, den Sie in diesem Moment in Ihrem Leben herbeiführen. Schon ein kleiner Schritt mehr, als Sie normalerweise zu leisten fähig sind, ist eine kraftvolle, bereichernde Bewegung – und genau das aktiviert den Willen.

Ein Ziel haben bedeutet nicht, glücklich zu sein

Diese wichtige Aussage wird Sie vielleicht überraschen: Ein Lebensziel zu haben, macht uns nicht unbedingt glücklich. Eine Wissenschaftlerin, die sich Jahr für Jahr abrackert, um ein neues Medikamente zu finden, ist vielleicht oft frustriert, verwirrt oder gar entmutigt. Doch solange sie ein Ziel vor Augen hat, macht sie weiter, weil ihr Wille, anderen zu helfen, ihr Kraft gibt.

Auch die Eltern eines kranken Kindes haben ein klares Ziel vor Augen, während sie sich um ihr Kind kümmern. Sie freuen sich zwar nicht über schlaflose Nächte, über die Sorgen, die Kosten, die viele Zeit und Energie, die sie aufwenden müssen, aber der Wille, ihrem Kind zu helfen, gibt diesen schwierigen Stunden einen Sinn. Die Eltern mögen müde und traurig sein, aber sie sind zugleich voll motiviert.

Wir sind oft versucht, den Sinn des Lebens in etwas Großartigem zu suchen. Doch nach meiner Erfahrung können wir in den kleinsten, einfachsten Dingen einen Sinn finden. Wenn Sie jemanden lächelnd grüßen, obwohl Ihnen nicht danach zumute ist, machen Sie den Tag dieses Menschen schöner. Wenn jemand Sie ärgert, müssen Sie nicht wütend werden, Sie können auch freundlich reagieren. Wenn jemand Hilfe braucht, sollten Sie ihm diese anbieten – und sei es nur, indem Sie ihm eine Tür aufhalten. So geben Sie Ihrem Leben einen Sinn – und Ihre Gehirnfunktionen profitieren enorm davon.

Es ist wichtig, zwischen einem sinnvollen und einem glücklichen Leben zu unterscheiden, weil die Gesundheit nicht wirklich profitiert, wenn Sie einfach nur glücklich sind. Entscheidend für Ihre Gesundheit ist es, Sinn im Leben zu sehen.

Zu diesem Ergebnis kam auch eine Studie, die 2013 in den *Proceedings of the National Academy of Sciences* erschien. Für Laien klingt ihr Titel etwas abschreckend: »Das Wohlbefinden des Menschen aus einem funktionellen genomischen Blickwinkel«.[10] Doch übersetzt in eine einfache Sprache sind die Ergebnisse wirklich erstaunlich.

Im Wesentlichen fanden die Autoren heraus, dass Gene auf zwei unterschiedliche Arten aktiv werden können. In einem bestimmten Zustand – den ich »Nicht-Eingebundenheit« nenne – begünstigen Ihre Gene Entzündungen, die unangenehme Symptome auslösen und letztlich zu Fettleibigkeit, Bluthochdruck, Herz-Kreislauf-Erkrankungen, Autoimmunerkrankungen, Krebs, Depressionen, Angst und Brain Fog führen können.

Die Gesundheit profitiert nicht wirklich, wenn Sie einfach nur glücklich sind. Entscheidend für Ihre Gesundheit ist es, Sinn im Leben zu sehen.

In einem anderen Zustand, den ich als »aktivierten Willen« bezeichne, bewirken Ihre Gene, dass Sie kaum zu Entzündungen neigen und gut vor Viren geschützt sind. Das fördert die Gesundheit viel stärker.

Der Forscher Steve Cole vermutet, dass dieser Zusammenhang zwischen den Genen und der Immunfunktion sich früh in unserer Vorgeschichte entwickelt hat. Stellen Sie sich zwei primitive Urmenschen vor. Der eine lebt allein in der Wildnis, der andere bei einem Stamm. Der Einzelgänger wird häufig von Raubtieren oder bei Kämpfen mit anderen Menschen verletzt oder infiziert. Deshalb neigt sein Immunsystem zu Entzündungsreaktionen, damit die Wunden heilen und die Infektionen abklingen.

Ein primitiver Mensch, der Mitglied eines Stammes ist, also eines sozialen Netzwerkes, in dem er ständig den Willen äußert zu geben und zu nehmen, leidet hingegen seltener an Verletzungen oder Infektionen. Allerdings steigt das Risiko für Viruserkrankungen. Das Immunsystem des sozial vernetzten Menschen reduziert daher die Immunreaktion und verstärkt die Abwehr gegen Viren, um Erkältungen, Grippe und vielen anderen ansteckenden Krankheiten vorzubeugen.

Diese beiden Reaktionen, erklärt Cole, spielen sich auf der Ebene der Gene ab – daher das Wort »genomisch« im Titel seiner Arbeit. Unsere Gene reagieren also je nach unseren sozialen Bedingungen unterschiedlich:

- **Wenn wir isoliert sind und unser Wille weniger aktiv ist,** lösen unsere Gene eine Entzündungsreaktion aus, was zu chronischen Krankheiten führen kann.
- **Wenn wir gut vernetzt sind und bereit, zu nehmen und zu geben,** verstärken unsere Gene den Schutz vor Viren und reduzieren Entzündungen. Das hat gesundheitliche Vorteile.

Wir haben die Wahl zwischen zwei sozialen Zuständen: Isolation, die den Körper anfällig für Krankheiten macht, und Verbundenheit, die die Gesundheit fördert.

Wir haben die Wahl zwischen zwei sozialen Zuständen: Isolation, die den Körper anfällig für Krankheiten macht, und Verbundenheit, die die Gesundheit fördert.

Ist es ein Vorteil, glücklich zu sein? Scham und Isolation sind sicherlich schlecht für die Gesundheit. Aber die Autoren stellten zu ihrer Überraschung fest, dass auch das Gefühl, glücklich zu sein, kaum besser ist. Bloße Lebensfreude hat keine messbaren Auswirkungen auf die Gesundheit und das Immunsystem. Die Koautorin und Psychologin Barbara Frederickson drückte es so aus: »Leere positive Gefühle sind für uns in etwa gleich gut wie Zurückweisung.«[11]

Moment mal – was ist falsch an »leeren positiven Gefühlen«? Nun, sie sind anscheinend ein Indiz dafür, dass wir nicht wirklich mit unserer Gemeinschaft verbunden sind, ebenso wie wenn wir eine Zurückweisung erfahren. Wir haben keinen Kontakt zu unserem Willen – wir gleichen einem Basketballspieler, der einen Freiwurf nach dem anderen verwandelt, sich aber nie als Teil eines Teams fühlt. Glücklich, aber isoliert zu sein löst im Wesentlichen die gleiche Immunreaktion aus wie unglücklich und isoliert zu sein. Wenn Sie von Ihrer Umwelt abgeschnitten sind, schaltet Ihr Immunsystem auf Verteidigung um.

Nur wenn Sie mit Ihrer Welt verbunden sind, wenn der Wille vorhanden ist zu nehmen und zu geben, und wenn Ihr Leben einen Sinn hat, wechselt das Immunsystem in den gesünderen Modus. Deshalb lautete der Titel eines Artikels in *Atlantic*, der über die Studie berichtete: »Sinn ist gesünder als Glück.«

Es ist erstaunlich, dass der Wille zu geben tatsächlich den Zustand des Immunsystems verändern kann – und sogar die Genexpression. Ebenso erstaunlich ist es, dass unsere subjektive Erfahrung, glücklich oder unglücklich zu sein, viel weniger wichtig ist als das Gefühl der Verbundenheit. Einerlei, ob wir glücklich sind oder nicht, unsere Gene und unser Immunsystem reagieren auf etwas Tieferes: auf unseren Willen. Das entscheidet über unsere Gesundheit.

Das bestätigen auch Dan Buettners journalistische Recherchen. Für sein Buch *The Blue Zones* untersuchte er neun unterschiedliche Gemeinschaften auf der ganzen Welt, in denen die Menschen ungewöhnlich lange leben und dabei gesund sind. Diese Gemeinschaften haben verschiedene Religionen, Bräuche und Ernährungsweisen und befinden sich in unterschiedlichen Gebieten der Erde. Aber Buettner fand auch Übereinstimmungen, die offenbar die Gesundheit förderten. Oft ging es dabei um Ernährung und Bewegung. Aber zu den wichtigsten Faktoren zählten auch ein starkes Gemeinschaftsgefühl und Sinnhaftigkeit – eine enge Verbindung mit dem Willen.

Buettners Arbeit bestätigt, dass zwischenmenschliche Beziehungen für unsere Gesundheit sehr wichtig sind. Mit anderen Worten: Wenn wir uns wie Mitglieder eines Mikrobioms verhalten – wie ein Teil einer größeren Gemeinschaft, die gibt und nimmt –, leben wir länger, glücklicher und gesünder. Zudem neigen wir weniger zu Angst, Depression und Brain Fog.

Diese Studien – und da werden in den nächsten Jahren noch einige dazukommen – haben unser Verständnis der menschlichen Biologie verändert. Wir Ärzte können den Körper nicht mehr nur als Ansammlung biochemischer oder anatomischer Strukturen betrachten. Wir müssen begreifen, dass wir als Menschen im Grunde unseres Wesens und auch auf biologischer Ebene auf Nehmen und Geben programmiert sind.

Die Macht der Ehrfurcht

Wenn wir Ehrfurcht empfinden, erfahren wir unseren Willen – und unser wahres Selbst – auf einer sehr tiefen Ebene. Wir sehen uns selbst als Individuen, klein, hilflos und mit einem unendlichen Willen zu nehmen. Und wir sehen uns selbst als Teil eines größeren Ganzen: grenzenlos, stark und mit einem unbegrenzten Willen zu geben.

Ehrfurcht ist das atemberaubende Gefühl, etwas zu erfahren, was größer ist als wir, ein Reich, das viel größer ist als das, in dem wir normalerweise leben. Es ist, als folgten wir einem vertrauten Weg und befänden uns plötzlich am Rande einer riesigen Klippe mit einem Ausblick, der sich meilenweit ausdehnt – nach unten, nach vorne, nach oben. Eben haben wir noch gedankenlos in unserer gemütlichen kleinen, vertrauten Welt gelebt, nun werden wir abrupt in eine viel größere, unsichere Welt geworfen, deren Erhabenheit uns demütig stimmt. Gleichzeitig fühlen wir uns selbst groß und inspiriert.

Viele von uns empfinden Ehrfurcht in der Natur. Es muss kein gewaltiges Panorama sein. Wir schauen hinauf in das Geäst eines einzelnen Baumes, beobachten ein winziges Insekt, das über einen Grashalm krabbelt, atmen den Duft eines grünen Parks ein. Alle diese wenig spektakulären Erfahrungen können ebenfalls Ehrfurcht auslösen.

Wir empfinden Ehrfurcht beim Hören von Musik, wenn wir angesichts der erhabenen Töne einer Stimme oder eines Instruments uns selbst vergessen. Sie ergreift uns, wenn wir ein Gemälde und seine verwegenen Pinselstriche, eine Skulptur oder ein Bauwerk bestaunen. Auch ein Gedicht und sogar eine treffende Bemerkung kann uns mit Ehrfurcht erfüllen.

Wir spüren Ehrfurcht in Gegenwart geliebter Menschen, deren Güte plötzlich unser Herz überflutet, oder in einer Gruppe, deren Religion, politische Überzeugungen oder Begeisterung für eine Fußballmannschaft wir teilen. Ehrfurcht kann religiöser oder spiritueller Natur sein, aber auch Atheisten, Agnostiker und sogar Verächter der Spiritualität können sie empfinden. Alles kann Ehrfurcht auslösen, wenn es uns aus uns selbst herauslockt und unseren Willen zu geben aktiviert, den Willen, Teil eines größeren Ganzen zu sein.[12]

Ehrfurcht kann alles mit einem Schlag ins rechte Licht rücken. Wenn Sie ganz in einem Musikstück oder im Anblick Ihres geliebten Kindes aufgehen, fühlen Sie sich so tief mit einem größeren Ganzen verbunden, dass Ihre eigenen Sorgen und Ängste plötzlich banal wirken. Die Erfahrung der Ehrfurcht kann uns schlagartig bewusst machen, wie sehr wir geben wollen; sie kann fast augenblicklich die isolierende Erfahrung der Ablehnung, der Stigmatisierung und der Scham auslöschen. Ehrfurcht dringt tiefer als Feindseligkeit oder Scham, tiefer als Angst oder Depression. Darum halte ich sie für ein mächtiges Heilmittel.

Wir übersehen die Bedeutung der Ehrfurcht allzu leicht, weil diese Erfahrung sehr flüchtig sein kann. In einem Moment schauen Sie Ihr geliebtes Kind an, das die Arme ausstreckt, um einen Leckerbissen mit Ihnen zu teilen, und sind von Staunen erfüllt, weil dieses bezaubernde Geschöpf ein Teil Ihres Lebens ist. Doch im nächsten Augenblick schon schreit das Kind sich die Seele aus dem Leib und verlangt noch einen Keks. Und Sie erwachen jäh im ganz gewöhnlichen Leben mit seinen normalen Problemen.

Zweifeln Sie aber nicht daran, dass der kurze wunderbare Moment – einerlei, wo und wie Sie ihn erleben – für Ihr Leben eine dauerhafte Bedeutung hat. Wenn Sie solche Erfahrungen häufig machen, lösen Ihre Gene eine ganz andere Immunreaktion aus, als wenn Sie nie Ehrfurcht spüren. Diese Immunreaktion, erklärt Steve Cole, erspart uns Entzündungen und die Zytokine, die Angst, Depressionen und Brain Fog hervorrufen. Ehrfurcht, das tiefste Gefühl der Verbundenheit, das es gibt, hat die Macht, uns fast mit Gewalt aus der Krankheit in die Gesundheit zu katapultieren. Daher ignorieren wir ihre Bedeutung auf eigene Gefahr.

All das ist nicht nur schön klingende Poesie. Ich stütze mich auf neueste wissenschaftliche Studien über den Zusammenhang zwischen Ehrfurcht und Zytokinbildung. Eine Untersuchung der University of California in Berkeley aus dem Jahr 2015, die in der Zeitschrift *Emotion* veröffentlicht wurde, kam zu dem Ergebnis, dass Ehrfurcht und Staunen eine tiefe, positive Wirkung haben: Sie lindern Entzündungen und beugen dadurch Krankheiten vor. An der Studie nahmen etwa 200 Studenten teil, die einen Fragebogen zu ihren Gefühlen ausfüllten und eine Speichelprobe abgaben, die es den Forschern ermöglichte, Entzündungsmarker wie IL-6 zu bestimmen. Und siehe da, diejenigen Studenten, die am häufigsten Staunen und Ehrfurcht empfanden, wiesen am wenigsten Entzündungsmarker auf und deshalb – das ergänze ich jetzt – war das Risiko für Störungen des Ganzen Gehirns bei ihnen am geringsten.

Zytokine können die Abenteuerlust sowie das soziale und sexuelle Verhalten hemmen und Angst oder Depressionen auslösen. Da Ehrfurcht den Zytokinspiegel senkt, hat sie offenbar die gegenteilige Wirkung. Jennifer Stellar, die Hauptautorin der Berkeley-Studie, erläutert: »Ehrfurcht hängt mit Neugier und Forscherdrang zusammen. Das ist ein Indiz dafür, dass sie Verhaltensreaktionen fördert, die das Gegenteil dessen sind, was wir bei Menschen mit Entzündungen feststellen, die sich meist von anderen zurückziehen.«

Der Wille und das Mikrobiom

Wenn ich auf die Macht des Willens zu geben hinweise, reagieren die Leute manchmal zynisch oder skeptisch. Aber ich versichere Ihnen, dass ich das ganz unsentimental und nüchtern sehe und mich dabei auf meine jahrzehntelange Erfahrung mit Patienten stütze, deren Wille erstarrt, verletzt oder geschwächt war und denen ich geholfen habe, »wieder lebendig zu werden«.

Wenn Ihr Wille aktiviert wird, beginnt Ihr ganzer Organismus so zu arbeiten, wie er soll. Es ist, als würden alle Einzelteile sich zusammenfügen. Ihr Ganzes Gehirn arbeitet optimal, und deshalb können Sie klar denken, scharf sehen, angemessen fühlen und das Leben voll genießen.

Das Mikrobiom ist ein besonders wichtiger Teil dieses Prozesses, weil es negative Erinnerungen speichert, als wären sie auf einem Video festgehalten, samt dem Stress und all den Sorgen, die uns im Leben geplagt haben, vor allem in der Kindheit. Deshalb ist es so wichtig, das

Mikrobiom zu stärken, zu beschneiden und wieder ins Gleichgewicht zu bringen, um den Willen zu aktivieren. Wir kennen heute zwei hochwirksame neue Methoden, um Menschen zu helfen, die als Kinder traumatisiert wurden: die Heilung des Mikrobioms und die Reaktivierung des Willens.

Der Wille hat keinen bestimmten Sitz. Er befindet sich überall im Körper, in den Neuronen ebenso wie in den Darmzellen und in den Bakterien des Mikrobioms.

Denken Sie daran, dass Bakterien, wenn sie als Gemeinschaft auftreten, handeln, als ob sie einen Willen hätten und eigene Entscheidungen träfen. Früher glaubte man, Bakterien seien ein passives oder selbstsüchtiges Glied in der evolutionären Kette. Heute wissen wir, dass Bakterien die Realität verändern, in der wir leben: Sie schaffen die Bedingungen für das Leben auf der Erde, sie entwickeln sich zusammen mit den sogenannten höheren Geschöpfen weiter und sind ein unentbehrlicher Aspekt unserer Biologie und unseres Ganzen Gehirns. Auch Sie sollten sich als autonom und aktiv empfinden, als Lebenskraft, die das Leben anderer Menschen und die Umwelt beeinflussen kann.

Die Heilung des Ganzen Gehirns

Das Ernährungsprogramm für das Ganze Gehirn (siehe Kapitel 9) kann Ihr Gehirn, den Darm und das Mikrobiom unterstützen. Allerdings müssen Sie es mindestens vier Wochen lang befolgen und dann so lange beibehalten, wie es nötig ist. Kapitel 11 hilft Ihnen dabei, besser mit Ihrem Arzt zusammenzuarbeiten, damit alles getan wird, damit Ihre Schilddrüse optimal arbeitet.

In Kapitel 12 zeige ich Ihnen, wie Sie Ihren fundamentalen Wunsch, zu nehmen und zu geben, befriedigen können. Das kann bedeuten, dass Sie Ihr Lebensziel definieren, neu entdecken oder wieder aktivieren, oder dass Sie Ehrfurcht empfinden und sich mit dem größeren Ganzen verbinden. Es kann auch bedeuten, dass Sie Verbindungen auf einer ganz einfachen Ebene pflegen – sich ein paar Minuten Ruhe gönnen oder anderen ein Lächeln oder ein herzliches »Hallo!« schenken.

Wenden wir uns nun also Teil III zu, Ihrem 4-Wochen-Programm für das Ganze Gehirn. Ich freue mich sehr darüber, dass Sie die Gelegenheit nutzen, Ihr Ganzes Gehirn zu heilen, Ihren Willen zu aktivieren und das Leben wieder zu genießen.

Teil III

Ihr 4-Wochen-Programm für das Ganze Gehirn

Kapitel 9

Schritt 1: Das Ernährungsprogramm für das Ganze Gehirn

Wenn Sie derzeit Medikamente einnehmen, die auf das Gehirn wirken …

Wenn Sie Antidepressiva, angstlösende Mittel, Medikamente gegen ADHS oder andere Arzneimittel einnehmen, die auf das Gehirn einwirken, dürfen Sie diese nicht einfach absetzen oder die Dosis verringern. Es kann durchaus sein, dass Ihre Gesundheit von dem Programm für das Ganze Gehirn so sehr profitiert, dass Sie die Dosierung Ihrer Medikamente allmählich reduzieren oder ganz auf Arzneimittel verzichten können – aber das dürfen Sie nur nach Rücksprache mit dem Arzt entscheiden, der sie verordnet hat. Andernfalls drohen schwerwiegende heftige Symptome und psychische Störungen.

Wie wir in Teil 1 dieses Buches gesehen haben, ist der Schlüssel zu einem gesunden Ganzen Gehirn ein gut funktionierendes Ökosystem, das den Darm, das Mikrobiom und das Gehirn umfasst. Ein guter allgemeiner Gesundheitszustand und Vitalität tragen ebenfalls dazu bei. Viele Maßnahmen sind notwendig, um dieses gesunde Ökosystem zu schaffen und zu erhalten. Die wichtigsten sind:

1. Folgen Sie dem Ernährungsprogramm für das Ganze Gehirn.
2. Stärken Sie Ihr Mikrobiom mit Ergänzungsmitteln.
3. Fördern Sie die Gesundheit Ihrer Schilddrüse.
4. Reaktivieren Sie Ihren Willen zur Ganzheit.

In diesem Kapitel lernen Sie die Grundlagen des Ernährungsprogramms für das Ganze Gehirn kennen – was Sie essen sollen und warum Sie es essen sollen. Wenn Sie an einer Dünndarmfehlbesiedlung (DDFB) leiden (siehe Seite 101), müssen Sie eine modifizierte Version befolgen, die ich DDFB-Diät nenne (siehe Seite 197).

In Kapitel 10 finden Sie einen wirksamen Plan für die Heilung Ihres Darms und Ihres Mikrobioms mit Probiotika und anderen Ergänzungsmitteln. In Kapitel 11 erfahren Sie, warum es wichtig ist, Ihre Schilddrüse untersuchen zu lassen, um herauszufinden, wie Sie dieses Organ unterstützen können. Und in Kapitel 12 finden Sie Tipps, um Ihren Willen zu aktivieren, den wichtigsten Schlüssel zur Gesundheit und zur Genesung.

Wie lange dauert es, bis Ihr Gesundheitszustand sich bessert? Wenn Sie das Ökosystem des Ganzen Gehirns optimieren, kann es schnell gehen. Manchmal, vor allem wenn Sie seit Jahren mit Angst, Depressionen oder Brain Fog kämpfen, stellen sich die Ergebnisse auch erst etwas später ein.

Die gute Nachricht lautet: Wenn Sie das Programm befolgen und sich genau an die Ernährungsvorgaben halten – so wie Sie sich ja auch an eine medikamentöse Therapie halten würden –, sollten Sie innerhalb von vier Wochen Ergebnisse sehen. Danach befolgen Sie dieses Programm weiter, bis Sie sich völlig gesund fühlen. Dann können Sie gelegentlich experimentieren und vielleicht wieder einige der Nahrungsmittel essen, auf die Sie verzichtet haben. Das löst bisweilen spürbare Symptome aus: Kopfschmerzen, Akne, Schmerzen, Verdauungsbeschwerden oder wieder Angst, Depressionen und Brain Fog. In diesem Fall wissen Sie, dass Sie diese Produkte meiden müssen, zumindest ein paar weitere Monate lang. Irgendwann wird Ihr »Bauchgefühl« Sie von den Nahrungsmitteln abbringen, die Ihr Körper nicht verträgt, und Sie anleiten, nur das zu essen, was Ihrem Körper guttut.

Eine ausgewogene Ernährung für das Ganze Gehirn

Das Ernährungsprogramm für das Ganze Gehirn ist die Basis für die praktische Umsetzung des Weges zur Gesundheit, den ich im ersten Teil dieses Buches beschrieben habe. Wenn Sie Nahrungsmittel essen, die das Gehirn, den Darm und das Mikrobiom unterstützen, und alles meiden, was ihnen schadet, wird Ihr ganzer Körper zu einem gesunden Ökosystem, in dem kein Platz ist für Depressionen, Angst und Brain Fog.

Diese Ernährungsweise ist ganz einfach. Um von ihr zu profitieren, brauchen Sie sich keine großen Gedanken darüber zu machen, wie viel Sie essen, solange Sie nur das Richtige essen. Auf den nächsten Seiten spreche ich zwar gelegentlich über Portionsgrößen, wenn es angebracht ist, doch im Allgemeinen sollten Sie keine Kalorien zählen, sich nicht um die Kohlenhydratmenge in Gramm kümmern und keine Mengen abmessen. Konzentrieren Sie sich stattdessen lieber darauf, gute, wertvolle Nahrungsmittel zu konsumieren – allein dadurch sorgen Sie dafür, dass Ihr Mikrobiom, Ihr Darm und Ihr Gehirn gesund werden. Die leckeren Gerichte, die ich empfehle, sind nährstoffreich und sättigend.

Sie werden drei Mahlzeiten am Tag und außerdem Snacks zu sich nehmen. In Kapitel 13 und 14 erhalten Sie die praktische Unterstützung für Ihre Ernährung: die Rezepte und 28-Tage-Menüs, die zum Ernährungsprogramm für das Ganze Gehirn oder zur DDFB-Variante gehören, je nachdem, was für Sie in Frage kommt. Schauen wir uns nun die Nahrungsmittel genauer an, die gut für das Mikrobiom und das Gehirn sind– und die, die ihnen schaden.

Was Sie genießen dürfen

Nahrungsmittel, die dem Gehirn nützen

Das Gehirn besteht hauptsächlich aus Fett. Deshalb brauchen Sie gesunde Fette, um es zu unterstützen. Gesunde Fette finden Sie vor allem in der Natur. Transfette, die nur industriell hergestellt werden, sind nicht gesund – Ihre Zellen wissen mit ihnen nichts anzufangen und sie können die Zellen und somit auch das Gehirn sogar schädigen. Mehrfach ungesättigte Fette, die ebenfalls in industriell hergestellten Produkten enthalten sind, schaden Ihrer Gesundheit ebenfalls, weil sie leicht oxidieren. Sobald sie mit Sauerstoff in Kontakt kommen, werden sie gefährlich.

Im Gegensatz dazu können manche gesättigte Fette und viele einfach ungesättigte Fette die Zellmembranen sogar gesünder machen. Fett ist ein Baustein der Zellmembran und auch die Neuronen brauchen Fett, um elektrische Impulse weiterzuleiten und mit anderen Neuronen über die Membranen hinweg zu kommunizieren.

Da der Rest des Gehirns aus Eiweiß besteht, müssen Sie auch gesunde Proteine essen. Sie enthalten Aminosäuren, die der Körper benötigt, um stabile Zellen aufzubauen und Enzyme zu produzieren, die für die Verdauung und andere Stoffwechselvorgänge notwendig sind. Grundsätzlich ist jedes biologisch erzeugte Eiweiß gesund. Da Studien jedoch belegen, dass zu fettreiche Eiweißprodukte dem Mikrobiom schaden können, empfehle ich »saubere und magere« Proteine, also biologisch erzeugtes Eiweiß mit wenig Fett.

Fette aus sauberen Proteinen:

- Fisch
- Biofleisch und -geflügel, aus Weide-/Freilandhaltung und ohne Antibiotika:
    - Rindfleisch
    - Huhn
    - Lamm
    - Wild
- Milchprodukte aus Milch von Schafen und Ziegen, die mit Gras gefüttert wurden

Fette aus Nüssen und Kernen:

- Chiasamen
- Esskastanien
- Haselnüsse
- Kürbiskerne
- Leinsamen

- Macadamianüsse
- Mandeln
- Nussmuse und -mehle
- Paranüsse
- Pekannüsse
- Pinienkerne
- Sesamsamen
- Sonnenblumenkerne
- Walnüsse

Saubere Bio-Öle:

- Avocadoöl
- Kokosmilch
- Kokosöl
- Olivenöl

Nüsse und Saaten enthalten auch Eiweiß, ebenso Hülsenfrüchte (mehr dazu unter »Präbiotika«).

Nahrungsmittel, die dem Mikrobiom und dem Darm nützen

Diese beiden Bereiche des Körpers sind so eng miteinander verbunden, dass Sie den einen nicht ohne den anderen unterstützen können. Eine tägliche Ernährung mit viel Biogemüse und einer moderaten Menge an Obst ist großartig für das Mikrobiom und den Darm. Polyphenole, natürliche Bestandteile in Früchten und Gemüse, dämmen bestimmte Bakterienstämme ein, die sich in Ihrem Darm zu sehr ausgebreitet haben. Mehr noch, die Darmbakterien ernähren sich von diesen Polyphenolen und erzeugen daraus Verbindungen, die für Sie und das Mikrobiom heilsam sind. Polyphenole fördern die Besiedlung des Darms mit Laktobazillen und Bifidobakterien, zwei äußerst nützlichen Bakterienstämmen. Zudem sind Polyphenole natürliche Antioxidantien, von denen der ganze Organismus profitiert.

Manche Gemüsesorten sind für das Mikrobiom besonders förderlich. In meinem Buch *The Microbiome Diet* habe ich die als »Mikrobiom-Superfood« bezeichnet. Sie beinhalten Antioxidantien, Vitamine und Mineralien, die viele Körperfunktionen unterstützen. Natürliche Probiotika tragen zu einem vielfältigen Mikrobiom bei, weil sie lebende Bakterien enthalten. Natürliche Präbiotika liefern eine Menge Ballaststoffe, die den Darmbakterien als Nahrung dienen und der Gemeinschaft helfen zu wachsen und zu gedeihen.

Natürliche Probiotika, die das Mikrobiom mit zusätzlichen gesunden Bakterien auffrischen, dazu zählen fermentierte Nahrungsmittel, die lebende Bakterien enthalten:

- Produkte aus fermentierter Schafs- und Ziegenmilch, zum Beispiel Kefir und Joghurt
- Fermentiertes Gemüse
- Kimchi, ein koreanisches Gericht aus gewürztem und fermentiertem Kohl, Gemüse, Knoblauch und Zwiebeln
- Rohes Sauerkraut

Natürliche Präbiotika: ballaststoffreiche Nahrungsmittel, die den nützlichen Bakterien im Mikrobiom als Nahrung dienen. Die besten Mikrobiom-Superfoods sind:

- Artischocken
- Glutenfreies Getreide/Pseudogetreide, zum Beispiel Hirse, Quinoa und Reis
- Hülsenfrüchte (Bohnen, Kichererbsen, Linsen)
- Yambohne
- Kartoffeln (gebraten oder gekocht)
- Knoblauch
- Lauch
- Rettiche
- Saaten
- Tomaten
- Topinambur
- Zwiebeln

Supergewürze für das Mikrobiom

- **Zimt:** reguliert den Blutzucker- und Insulinspiegel, hilft gegen Insulinresistenz und veranlasst den Körper, Fett nicht zu speichern, sondern zu verbrennen.
- **Kurkuma:** ein natürliches Mittel gegen Entzündungen, das die Heilung des Darms fördert, das Mikrobiom unterstützt und die Gehirnfunktion verbessert.

Fermentierte Nahrungsmittel: natürliche Probiotika

Fermentierte Nahrungsmittel sind natürliche Probiotika, weil sie lebende Bakterien enthalten. In unserer normalen Ernährung tauchen zwar hin und wieder fermentierte Produkte auf, aber in anderen Ländern gehören sie zu den Grundnahrungsmitteln. Sie werden in Form von Getränken, Pasten, Würzmitteln, Currys, Eintöpfen und eingelegtem Gemüse als Hauptgericht, Beilagen, Salate oder Nachspeisen genossen und als Tee, essighaltige Getränke, Buttermilch, Wein oder Bier getrunken.

Mir war es wichtig, das Ernährungsprogramm für das Ganze Gehirn mit guten Nahrungsmitteln zu gestalten, die auch in vielen Geschäften erhältlich sind, damit das Programm möglichst einfach einzuhalten ist. Probieren Sie in den ersten vier Wochen diese natürlichen Probiotika aus: Sauerkraut, Kimchi (koreanischer würziger fermentierter Kohl), Kefir (fermentiertes Milchgetränk) und fermentiertes Gemüse. Wählen Sie Produkte aus Schafs- oder Ziegenmilch, die leichter verdaulich sind als Produkte aus Kuhmilch.

Nach 28 Tagen sollten Sie probiotische Bio-Sojaprodukte hinzufügen: Miso (eine fermentierte Sojapaste aus Japan, aus der man Suppen und Soßen macht) und Tempeh (aus fermentierten Sojabohnen). Andere Sojaprodukte sollten Sie eher meiden (siehe Seite 191). Nach den ersten 28 Tagen möchte ich Sie auch dazu einladen, etwas exotischere Speisen auszuprobieren: Douchi (eine chinesische fermentierte Soße aus Schwarzen Bohnen), Kombucha (ein sprudelnder fermentierter Tee), Injera (ein äthiopisches weiches Brot aus fermentiertem Mehl) oder indischen Dosa (fermentierter

Reis mit Urdbohnen). Und wenn Sie wieder einmal ein Thai-Restaurant besuchen, sollten Sie *pla ra* versuchen, eine fermentierte Fischsoße.

Ballaststoffreiche Nahrungsmittel: natürliche Präbiotika

Pflanzliche Nahrung enthält verschiedene Ballaststoffe, zähe Substanzen, die der Körper nicht verdauen kann – anders als die Bakterien im Darm, die davon wachsen und gedeihen. Deshalb heißen diese Nahrungsmittel *Präbiotika*: Sie sind die Voraussetzung für ein gesundes Mikrobiom.

Es gibt drei Hauptgruppen von Ballaststoffen, die für das Mikrobiom und deshalb auch für das Ganze Gehirn besonders wichtig sind: Arabinogalaktane, Inulin und resistente Stärke.

Arabinogalaktane

Sie sind in vielen Pflanzen enthalten, vor allem in den folgenden Mikrobiom-Superfoods:

- Birnen
- Kiwis
- Kurkuma
- Möhren
- Rettichen
- Tomaten
- Zwiebeln

Arabinogalaktane dienen den Laktobazillen und den Bifidobakterien als Nahrung, die für das Mikrobiom sehr wichtig sind. Sie wirken aber auch antibakteriell und halten ungesunde Bakterien im Zaum.

Im Darm fermentieren diese Präbiotika und erzeugen die kurzkettigen Fettsäuren, die für eine gesunde Darmwand notwendig sind. Die Zellen der Darmwand verwenden diese Fettsäuren, um Energie zu erzeugen und die Darmwand stark und geschmeidig zu erhalten. Außerdem aktivieren sie entzündungshemmende Gene und schalten die entzündungsfördernden ab, so bewahren sie die Darmwand vor Entzündungen. Und schließlich senken sie den Ammoniakspiegel im Körper, dadurch schützen sie das Gehirn und verbessern die Gehirnfunktion.

Mehr noch, Arabinogalaktane unterstützen das Immunsystem und tragen so dazu bei, Entzündungen und Autoimmunerkrankungen zu verhindern. Wie wir in Kapitel 5 gesehen haben, schaden ein durchlässiger Darm und falsche Ernährung dem Immunsystem und lösen viele Symptome und schließlich Störungen aus, zum Beispiel kognitive und affektive Störungen wie Angst, Depression und Brain Fog. Arabinogalaktane wirken auf das Immunsystem und helfen ihm dabei, weder überaktiv noch zu wenig aktiv zu sein. Eine bessere Funktionsfähigkeit des Gehirns, des Mikrobioms und des Darms sind die Folgen.

Inulin

Inulin ist ebenfalls in Pflanzen enthalten, besonders in folgenden Mikrobiom-Superfoods:

- Spargel
- Knoblauch
- Topinambur
- Yambohne
- Zwiebeln

Das Mikrobiom liebt Inulin, weil es viele verschiedene Bakterien ernährt. Und wie bereits gesagt ist es enorm wichtig, eine vielfältige Mikrobengemeinschaft zu besitzen. Inulin ist der Schlüssel zu dieser Vielfalt, weil sich viele verschiedene Bakterienarten von ihm ernähren.

Auch der Darm liebt Inulin, weil es ihn heilt und die Verdauung fördert. Es genügt ja nicht, Nährstoffe zu essen – der Körper muss sie auch resorbieren, um von ihnen einen Nutzen zu haben. Viele meiner Patienten übertreiben es mit Vitaminergänzungsmitteln, um ihre Ernährung noch gesünder zu machen. Aber wenn der Darm die Nährstoffe nicht richtig aufnehmen kann, hat der Körper auch keinen Nutzen davon. Das ist ein entscheidender Grund dafür, dass Sie Ihren Darm heilen müssen, denn nur dann kann Ihr Körper auch von den Vitaminen profitieren.

Inulin unterstützt außerdem wunderbar die Gehirnfunktion, weil es dem Mikrobiom hilft, viele verschiedene Nährstoffe zu produzieren, vor allem B-Vitamine. B-Vitamine sind wichtig, um Gefühle zu bewältigen, klar zu denken, mit Stress fertig zu werden und die Hormone ins Gleichgewicht zu bringen. Außerdem tragen sie dazu bei, Angst, Depressionen und Brain Fog zu lindern und die allgemeine Gesundheit und die Energie zu fördern.

Übrigens ist Inulin auch wichtig, wenn Sie abnehmen wollen, weil es sättigt und den Stoffwechsel anregt. Mehr noch, es stärkt die Fähigkeit des Körpers, Fett zu verbrennen, und hemmt die Resorption von Glukose (Zucker).

Resistente Stärke

Diesen Ballaststoff finden Sie in folgenden Nahrungsmitteln:

- Getreide und Pseudogetreide: Hirse, Quinoa, Reis. (Andere Getreidesorten enthalten ebenfalls resistente Stärke, aber auch Gluten, das Sie meiden sollten.)
- Hülsenfrüchte: Bohnen aller Art, Kichererbsen, Linsen
- Nüsse: Esskastanien, Haselnüsse, Macadamianüsse, Mandeln, Paranüsse, Pekannüsse, Pinienkerne, Walnüsse
- Saaten und Kerne: Chiasamen, Kürbiskerne, Leinsamen, Sesamsamen, Sonnenblumenkerne

Wie Arabinogalaktane und Inulin ist resistente Stärke unverdaulich – außer für das Mikrobiom, dem sie gut schmeckt. Davon profitieren auch der Darm und das Ganze Gehirn. Resistente Stärke hilft den Bakterien, kurzkettige Fettsäuren zu produzieren, besonders die so wichtige Säure Butyrat. Sie unterstützt die Zellen, die den Dickdarm auskleiden, hilft bei der Regulierung des Stoffwechsels und lindert Entzündungen – und dadurch, wie wir gesehen haben, auch Angst, Depressionen und Brain Fog.

Das Wichtigste aber ist, dass Butyrat die Stressreaktion unterstützt, was viele Vorteile hat: klares Denken, ausgewogene Gefühle, Optimismus, Selbstvertrauen und Energie. Obendrein beeinflusst Butyrat den Stoffwechsel und fördert das Abnehmen. Da überflüssiges Körperfett Entzündungen auslöst und Entzündungen zu Angst, Depressionen und Brain Fog führen, hilft Butyrat dem Ganzen Gehirn, einige Teufelskreise zu beenden.

Weitere gesunde Nahrungsmittel, die Sie genießen dürfen

Dies sind gesunde Nahrungsmittel, die zum Ernährungsprogramm für das Ganze Gehirn gehören:

- Obst: Früchte sind großartige Nahrungsmittel – aber bitte in Maßen! Essen Sie höchstens zwei Früchte am Tag. Wenn Sie Heißhunger auf Zucker oder Kohlenhydrate haben, sollten Sie sich mit einer Portion begnügen. Andernfalls füttern Sie womöglich die falschen Bakterien mit zu viel Zucker.
- Nüsse: Essen Sie Nüsse roh, nie geröstet, weil dabei viele wertvolle Inhaltsstoffe zerstört werden.
- Kartoffeln: Anders als Nüsse sollten Sie Kartoffeln braten, um von der resistenten Stärke optimal zu profitieren.

Ein Rat zum Schluss: Achten Sie darauf, dass alle Nahrungsmittel, die Sie essen, Bioprodukte sind und das tierische Eiweiß aus Bio-Fleisch von Tieren, die mit Gras gefüttert wurden, stammt. Die Chemikalien, Hormone, Pestizide und anderen Toxine in den Produkten der konventionellen Landwirtschaft und im Fleisch aus Agrarfabriken schaden dem Darm, dem Mikrobiom, den Hormonen und dem Immunsystem und bringen Ihre Gedanken, Gefühle und Ihr allgemeines Befinden durcheinander. Das Ganze Gehirn braucht wertvolle Nahrungsmittel – solche, die sauber und biologisch angebaut und erzeugt wurden.

Verzichten Sie auf Nahrungsmittel, die Ihrem Ökosystem schaden

Ein Ökosystem ist stabil, wenn es im Gleichgewicht ist, wenn ein gesundes Miteinander aller Bestandteile des Systems besteht. Essen Sie also Nahrungsmittel, die das Gehirn, das Mikrobiom und den Darm unterstützen, und meiden Sie Produkte, die Ihrem Ökosystem schaden: Toxine, entzündungsfördernde Nahrungsmittel und solche, die die Funktionen des Ganzen Gehirns beeinträchtigen.

Wie Sie in Teil II gesehen haben, hat fast jeder, der mit Angst, Depressionen oder Brain Fog zu kämpfen hat, einen krankhaft durchlässigen Darm, der teilweise verdautes Essen und Toxine ins Immunsystem eindringen lässt, was zu Entzündungen führt. Wenn diese Entzündungen zu häufig vorkommen, entsteht eine Nahrungsmittelunverträglichkeit. Dann tritt jedes Mal, wenn Sie den kleinsten Bissen eines bestimmten Nahrungsmittels essen, eine Entzündung auf. Mehrere Unverträglichkeiten führen zu Entzündungen im ganzen Körper und zu zahlreichen Störungen, darunter auch Angst, Depressionen und Brain Fog.

Verzichten Sie also in den kommenden 28 Tagen vollständig auf solche Nahrungsmittel, damit Ihr Immunsystem sich erholen kann. Wenn Ihr Körper geschwächt ist, kann selbst ein Tropfen Kuhmilch oder ein Bissen von einem Eiweißriegel mit Sojaprotein eine Immunreaktion auslösen, so wie bereits wenige Viren eine Krankheit hervorrufen können. Stellen Sie sich dieses Ernährungsprogramm als medizinisches Rezept vor, das notwendig ist, damit Ihr Körpergesund wird.

Nach 28 Tagen können Sie auch wieder einige andere Nahrungsmittel essen. Bis dahin müssen Sie jedoch alle weiter unten näher beschriebenen Nahrungsmittel meiden. Ihr Immunsystem, Ihr Gehirn, Ihr Mikrobiom und Ihr Darm brauchen eine Ruhepause, um zu genesen. Gönnen Sie ihnen diese Verschnaufpause.

Gute Nahrungsmittel für das Ganze Gehirn

Tierisches Eiweiß
Fisch (ohne Quecksilber)
Huhn
Lamm
Produkte aus Ziegen- oder Schafsmilch – keine Kuhmilch
Rindfleisch
Schalentiere
Wild

Pflanzliches Eiweiß
Eiweißpulver
Hülsenfrüchte
Nüsse
Saaten

Fermentierte Nahrungsmittel
Joghurt aus Schafs- oder Ziegenmilch
Kefir aus Schafs- oder Ziegenmilch
Kimchi
Sauerkraut, roh

Obst
Äpfel
Avocados
Birnen
Grapefruit
Kirschen
Kiwis
Kokosnuss
Kokoswasser
Mandarinen
Nektarinen
Orangen
Rhabarber

Gemüse
Artischocken
Aubergine
Beeren
Blumenkohl
Brokkoli, Broccolini (Bimi), Wildbrokkoli
Brunnenkresse
Grüner Salat, alle Sorten außer Eisbergsalat
Grünkohl
Gurken
Kapern
Kartoffeln
Knoblauch
Kohl
Kohlrabi
Kürbis
Löwenzahn

Möhren (in Gerichten, nicht als Snack oder Beilage)
Pak Choi (Senfkohl)
Pilze
Rettich
Rosenkohl
Rote Bete
Schwarzer Rettich
Sellerie
Spargel
Speiserüben
Spinat
Tomaten
Topinambur
Yambohne
Zwiebeln
Zucchini

Getreide und Pseudogetreide
Brauner Reis
Hirse
Quinoa

Hülsenfrüchte
Bohnen aller Art:
- Schwarze Bohnen
- Schlangenbohnen
- Weiße Bohnen
- rote Bohnen

Kichererbsen
Linsen

Nüsse und Saaten
Nussmuse
Nussmehle

Nüsse
Esskastanien
Haselnüsse
Macadamianüsse
Mandeln
Paranüsse
Pekannüsse
Pinienkerne
Walnüsse

Saaten
Chiasamen
Kürbiskerne
Leinsamen
Sesamsamen
Sonnenblumenkerne

Öle
Avocadoöl
Butter, besser Ghee (Bioprodukte)
Kokosmilch
Kokosöl

Gewürze
Kurkuma
Zimt

Entgiften Sie Ihr Ganzes Gehirn, indem Sie folgende Nahrungsmittel meiden:

- Eisbergsalat
- Erdnüsse und Erdnussbutter
- Gluten (in Weizen, Roggen und Gerste)
- Kuhmilchprodukte
- Mais und Maisstärke
- Maissirup
- Rapsöl und Baumwollsamenöl
- Säfte
- Sojaprodukte außer Sojalezithin und fermentierte Bio-Sojaprodukte: Sojasoße, Tempeh und Miso. Meiden Sie Sojaproteinisolat, das in vielen Eiweißriegeln, Protein-Shakes und Proteinpulvern enthalten ist (lesen Sie das Etikett!)
- Transfette und gehärtete Fette
- Trockenfrüchte oder Obst aus Dosen
- Verarbeitete Fleischwaren
- Verarbeitete Nahrungsmittel oder Fertigprodukte
- Zucker und Süßstoffe, natürlich oder künstlich

Dies sind die Gründe dafür, dass der Verzicht auf diese Nahrungsmittel Ihrem Mikrobiom und Ihrem Darm guttut:

Eisbergsalat

Wenn Sie giftige Insektizide meiden wollen – sie schaden dem Darm, dem Mikrobiom und den endokrinen Drüsen –, sollten Sie auf den nährstoffärmsten aller grünen Salate verzichten. Dunkelgrüner Salat ist viel gesünder.

Erdnüsse und Erdnussbutter

Erdnüsse sind keine Nüsse, sondern Hülsenfrüchte wie Bohnen, Erbsen und Linsen. Viele Hülsenfrüchte sind zwar sehr gesund für das Mikrobiom – weil sie resistente Stärke enthalten –, aber sie sind auch schwer verdaulich. Beschränken Sie sich auf gesunde Hülsenfrüchte und meiden Sie Erdnüsse, die oft das Schimmelgift Aflatoxin aufweisen, das natürlich dem Mikrobiom schadet.

Gluten

Gluten ist ein Eiweiß, das in vielen Getreidesorten enthalten ist, zum Beispiel in Weizen, Roggen und Gerste. Viele Menschen können glutenhaltiges Getreide schlecht verdauen und bekommen davon Darmstörungen. Außerdem wird aus Gluten ein Eiweiß namens Zonulin gebildet, das die Schlussleisten in den Darmwänden öffnet und dadurch zum Leaky-Gut-Syndrom beiträgt, das seinerseits Brain Fog und viele andere Gehirnstörungen auslöst.

Kuhmilchprodukte

Kuhmilchprodukte gehören zu den Nahrungsmitteln, die am häufigsten Entzündungen auslösen. Manche Menschen können sie anscheinend schlecht verdauen, und mir ist aufgefallen, dass fast jeder Patient mit einem Leaky-Gut-Syndrom auf Kuhmilch überempfindlich reagiert. Leider enthalten Milchprodukte aus der konventionellen Landwirtschaft Hormone, die Ihre Hormone beeinträchtigen, und Antibiotika, die das Mikrobiom noch mehr schädigen. Meiden Sie diese Produkte mindestens einen Monat lang. Wenn Sie an Verdauungsproblemen und/oder schwerer Angst, Depressionen oder Bewusstseinstrübung leiden, sollten Sie drei Monate lang auf Kuhmilchprodukte verzichten. Danach können Sie wieder anfangen, kleine Mengen davon zu essen. Sobald erneut Symptome auftreten, sollten Sie jedoch wieder darauf verzichten.

Mais und Maisstärke

Mais ist ein zucker- und stärkereiches Getreide, das zu einer übermäßigen Vermehrung bestimmter Bakterien führt und dadurch das Mikrobiom aus dem Gleichgewicht bringt.

Maissirup

Dieser heimtückische Süßstoff ist in vielen verarbeiteten Produkten und Fertigprodukten enthalten, vor allem in Limonaden und Backwaren. Er bringt das Mikrobiom aus dem Gleichgewicht, weil er das Wachstum bestimmter Bakterien übermäßig fördert. In den USA wird Maissirup meist aus genetisch verändertem Mais hergestellt, sodass er möglicherweise auch die Gene der Darmflora schädigt. Außerdem ist er eine Belastung für die Leber, die den Körper entgiften soll. Meiden Sie diese sehr ungesunde Zutat!

Rapsöl und Baumwollsamenöl

Diese Öle sind ohne eine weitreichende Verarbeitung nicht für den Verzehr durch Menschen geeignet. Sie enthalten daher chemische Stoffe, die dem Darm und dem Mikrobiom schaden, und sind genetisch verändert. Möglicherweise schädigt Rapsöl auch die Myelinschicht, die die Nerven schützt, was zahlreiche Symptome auslösen kann.

Säfte

Wie Sie wissen, ernährt sich das Mikrobiom von Ballaststoffen – aber Saft hat keine zu bieten, was dem Mikrobiom nicht gefällt. Doch mehr noch, Fruchtsäfte enthalten eine Menge Fruktose, einen Zucker, der das Mikrobiom aus dem Gleichgewicht bringt, weil er das Wachstum bestimmter Bakterienarten übermäßig fördert. Nach 28 Tagen können Sie vielleicht wieder Gemüsesäfte trinken, aber ich rate Ihnen, eher ganze Früchte und Gemüse zu essen, die reichlich Ballaststoffe aufweisen und die mikrobielle Gemeinschaft ernähren. Falls Sie in einem Monat dennoch Gemüsesäfte probieren wollen, sollten diese keinen Fruchtsaft enthalten (lesen Sie die Zutatenliste!). Bis dahin essen Sie in diesem Monat nur ganze Früchte und Gemüse, um das Mikrobiom und das Gehirn zu stärken.

Sojaprodukte außer Sojalezithin und fermentierte Bio-Sojaprodukte

Sojaprodukte sind fast immer gentechnisch verändert. Das ist ein guter Grund, sie zu meiden. Außerdem führen sie bei Menschen mit krankhaft durchlässigem Darm zu Verdauungs- und Immunstörungen und schädigen oft die Schilddrüse. Die einzigen Sojaprodukte, die Menschen verdauen können, sind Miso und Tempeh, die fermentiert sind. Kaufen Sie aber nur Bioprodukte und meiden Sie isoliertes Sojaeiweiß, das häufig in Proteinriegeln und Imitaten (zum Beispiel »Sojafleisch«) enthalten und sehr schwer verdaulich ist.

Transfette und gehärtete Fette

Das Gehirn besteht hauptsächlich aus Fett und braucht daher Fette, um einwandfrei zu arbeiten. Aber es benötigt gesunde Fette, also die sauberen Öle und Fette aus Nüssen, Saaten und Avocados aus biologischem Anbau sowie aus Weidetieren und frei lebenden Tieren. Transfette und gehärtete Fette wurden verändert, damit sie länger halten. Die Folge ist, dass sie Entzündungen fördern und die Zellen nicht ernähren. Sie gehören zu den schlechtesten Nahrungsmitteln, die Sie essen können. Meiden Sie also industriell hergestellte Produkte und Fertigprodukte, in denen diese Fette enthalten sind.

Trockenfrüchte oder Obst aus Dosen

Viele Leute halten diese Produkte für Obst und daher für gesund. Leider trifft das Gegenteil zu: Sie enthalten eine Menge natürlichen Zucker und oft auch raffinierten Zucker. Glukose und Fruktose in großen Mengen füttern bestimmte Bakterien zu sehr, wodurch Ihr Mikrobiom aus dem Gleichgewicht gerät. Außerdem lösen diese Produkte Heißhunger auf Süßigkeiten aus, weil sie Futter für Hefen und andere Mikroorganismen sind.

Verarbeitete Fleischwaren

Biofleisch von Weidetieren können Sie unbedenklich konsumieren, aber keine industriell verarbeiteten Fleischwaren, die oft viel Gluten und ungesundes Fett enthalten. Das Gluten schadet dem Darm, das ungesunde Fett dem Gehirn (siehe Seite 191). In verarbeiteten Fleischwaren findet sich häufig sogar Zucker oder Maissirup, die das Mikrobiom aus dem Gleichgewicht bringen. Meist ist zudem Nitrat zugefügt, ein Konservierungsmittel, das den Körper mit Natrium überlädt und möglicherweise Krebs fördert. Verarbeitete Fleischwaren sind also vierfach gefährlich – darum sollten Sie sie meiden.

Verarbeitete Nahrungsmittel oder Fertigprodukte

Wo soll ich anfangen? Diese Produkte enthalten oft Gluten, das dem Darm schadet, chemische Stoffe, die schlecht für die endokrinen Drüsen sind, und ungesundes Fett, das dem Gehirn nicht das bietet, was es braucht. Die Ballaststoffe, die das Mikrobiom benötigt, um gesund zu bleiben, werden in diesen Produkten häufig entfernt. Zugesetzte Konservierungs- und Farbstoffe belasten die Leber. In Fertigprodukten sind oft auch Sojabohnen verarbeitet, die häufig schlecht vertragen werden und fast immer genetisch verändert wurden. Außerdem ist oft Maissirup zugefügt, der, wie bereits gesagt, sehr schädlich ist.

Zucker und natürliche oder künstliche Süßstoffe

Wie bereits gesagt sind Zucker und natürliche Süßstoffe (Honig, Ahornsirup, Agavendicksaft) Futter für schädliche Bakterien und bringen daher das Mikrobiom aus dem Gleichgewicht. Künstliche Süßstoffe sind keine Alternative, weil sie dem Mikrobiom ebenfalls schaden. Natürliche Süßstoffe wie Stevia und Xylit sind in kleinen Mengen erlaubt, aber ich bevorzuge Lakanto Monkfruit Sweetener. Er wird aus einem fermentierten Zuckeralkohol namens Erythrit und einem Extrakt aus der Frucht des chinesischen Kürbisgewächses Luo Han Guo gemacht und fördert die Produktion kurzkettiger Fettsäuren, die gesund sind und die Gewichtsabnahme fördern.

Beseitigen und meiden Sie Umweltgifte, vor allem jene, die den endokrinen Drüsen schaden

Umweltgifte – Schwermetalle und chemische Stoffe, die im Essen, in der Luft, im Wasser und in vielen Produkten enthalten sind – schaden dem Darm, dem Mikrobiom und der Schilddrüse. Selbst in relativ kleinen Mengen können sie sehr giftig sein. Ein gesundes Mikrobiom ist Ihr mächtigster Verbündeter bei der Entgiftung.

Weil diese Giftstoffe so weit verbreitet sind, ist es schwer, ihnen ganz aus dem Weg zu gehen. Lassen Sie sich dadurch nicht entmutigen! Die folgenden Tipps sind ein guter Anfang, wenn Sie Ihre toxische Last verringern wollen, und sie lassen sich im Alltag leicht in die Tat umsetzen:

- Essen Sie Obst, Gemüse, Fleisch und Geflügel aus biologischer Landwirtschaft.
- Bewahren Sie Nahrungsmittel nicht in Plastik auf und legen Sie niemals ein Produkt in die Mikrowelle, das in Plastik verpackt oder mit Plastik bedeckt ist.
- Kaufen Sie »saubere« Körperpflegeartikel: Shampoo, Kosmetika, Rasierwasser und so weiter. »Sauber« heißt: ohne Parabene, Phthalate, Gluten, Milchprodukte und Duftstoffe. Je weniger Zusatzstoffe, desto besser.

- Kaufen Sie auch saubere Haushaltsartikel: Reinigungsmittel, Waschmittel, Polituren und so weiter.
- Trinken Sie nur gefiltertes Wasser. Meiden Sie Wasser aus Plastikflaschen, weil Moleküle aus dem Plastik ins Wasser gelangen können. Überlegen Sie, ob Sie in Ihrem Haus an jedem Wasserhahn einen Filter anbringen können. Wenn Sie ungefiltertes Wasser zum Kochen und Waschen verwenden, ist Ihr Körper zahlreichen Chemikalien ausgesetzt.
- Und vor allem: Heilen Sie Ihr Mikrobiom, Ihren mächtigsten Verbündeten beim Entgiften!

Wenn Sie das Programm für das Ganze Gehirn befolgen und nach ein paar Monaten noch gesundheitliche Probleme haben, sollten Sie einen Arzt für funktionelle Medizin konsultieren, um herauszufinden, wie Sie Ihre persönliche Umwelt säubern und Ihren Körper vor Toxinen schützen können.

Was ist mit den Getränken?

Wasser ist das beste Getränk. Zu viel Koffein kann die Nebennieren übermäßig stimulieren, die Schilddrüsenfunktion stören und dadurch dem Ganzen Gehirn Energie rauben. Koffein kann auch den Darm beeinträchtigen, weil es ihm eine ungesunde Säure in zu großer Menge zuführt.

Trotzdem – was ist köstlicher als eine dampfende Tasse Kaffee oder eine wohltuende Tasse Tee? Wenn Sie ohne den täglichen Koffeinschub nicht leben wollen, können Sie die folgenden Empfehlungen beherzigen und entsprechend den Reaktionen Ihres Körpers anpassen:

- Genießen Sie nur einen Viertelliter Kaffee am Tag, ohne Kuhmilch, aber mit Mandel- oder Kokosmilch (oder mit Ziegenmilch, wenn Sie sie vertragen). Kein Zucker, sondern Lakanto (siehe Seite 193).
- Trinken Sie bis zu vier Mal am Tag einen Viertelliter koffeinhaltige Getränke, einschließlich des Viertelliters Kaffee. Die anderen drei

Portionen können Schwarztee, Grüntee und heiße Schokolade aus rohem Kakaopulver (mit Lakanto und Mandelmilch oder Kokosmilch) sein.

- Trinken Sie so viel entkoffeinierten Tee und Kräutertee, wie Sie wollen. Bleiben Sie aber bei einer Tasse Kaffee, auch wenn er koffeinfrei ist, weil er eine ungesunde Säure bildet.
- Keine Limonade, auch keine Diätlimonaden. Sie enthalten Maissirup und chemische Stoffe, die dem Darm und dem Mikrobiom schaden. Trinken Sie aber so viel kohlensäurehaltiges Wasser, wie Sie wollen.
- Kein Alkohol – auch er weist zu viele schädliche Substanzen auf.

Leben mit dem Ernährungsprogramm für das Ganze Gehirn

Ich möchte, dass Sie jede Mahlzeit genießen und davon satt werden. Leider denken viele bei dem Wort »Ernährungsprogramm« nur an Einschränkungen, an all das, was sie *nicht* essen dürfen, was *nicht* erlaubt ist.

Doch verschieben Sie einmal Ihren Blickwinkel. Jedes Mal, wenn Sie auf ein »verbotenes« Nahrungsmittel verzichten, sollten Sie sich vorstellen, dass Ihr Körper allmählich von den Substanzen befreit wird, die Sie schlapp, depressiv, ängstlich und benebelt machen. Genießen Sie die »erlaubten« Nahrungsmittel so, dass Sie das Gefühl von echtem Hunger und echter Sättigung verspüren, von Zufriedenheit und einem Zuviel an Nahrung. Vertrauen Sie Ihrem Darm und vertrauen Sie darauf, dass Ihr Körper sein Gleichgewicht selbst findet.

Wenn Sie immer noch hungrig sind ...

Essen Sie drei Mahlzeiten und zwei Snacks, wie in den Menüs angegeben. Es ist unwahrscheinlich, dass Sie dann noch hungrig sind, vor allem, wenn Sie sich jedes Mal satt essen. Sollten Sie trotzdem noch Appetit verspüren, dürfen Sie zu den Mahlzeiten oder als Snacks noch folgende Nahrungsmittel genießen:

- Salat mit einer Vinaigrette (Seite 252, 290, 292 und 296) mit einer oder mehreren der folgenden Zutaten: grüner Salat (außer Eisbergsalat), Brunnenkresse, Spargel, Gurke, rote Paprika, rote Zwiebeln oder Frühlingszwiebeln. Eine halbe Avocado liefert viel gehirn- und darmfreundliches Fett und sättigt.
- Brokkoli, Broccolini, Grünkohl und andere Kohlarten, Kohlrabi
- Fermentiertes Gemüse, Kimchi oder Sauerkraut

Wenn die vier Wochen vorbei sind und Sie keine Symptome mehr haben, können Sie mit diesen Richtlinien experimentieren und herausfinden, was für Sie am besten ist. Solange Sie jedoch deutliche Symptome spüren – Stimmungsschwankungen, Brain Fog, Verdauungsstörungen, Hautprobleme, Kopfschmerzen und Ähnliches –, sollten Sie problematische Speisen und Getränke meiden. Hören Sie auf Ihren Körper – er sagt Ihnen, was Sie wissen müssen.

Wenn Sie an einer Dünndarmfehlbesiedlung leiden

Wie Sie in Kapitel 5 erfahren haben, leiden manche Menschen an einer bakteriellen Fehlbesiedlung im Dünndarm (DDFB). Dabei breiten sich Bakterien im Dünndarm zu stark aus. Meiner Meinung nach handelt es sich hier weniger um eine Krankheit als um ein Ungleichgewicht im Mikrobiom. Manche Bakterien sind ungefährlich, wenn sie im Mikrobiom einen Anteil von beispielsweise 10 Prozent haben, aber sie werden schädlich, wenn sie sich bis zu einem Anteil von 20 Prozent vermehren. Wie immer ist ein gesundes Gleichgewicht entscheidend. Wenn Sie mit DDFB kämpfen, sollten Sie die DDFB-Diät anstelle der Diät für das Ganze Gehirn probieren.

Beginnen Sie mit einer Selbsteinschätzung Ihrer Symptome. Tragen Sie rechts eine Zahl von 1 bis 10 ein, wobei 1 »Ich habe keinerlei Probleme« und 10 »Diese Symptome stören mich erheblich« bedeutet.

- extremes Völlegefühl ________
- Schmerzen ________
- Krämpfe ________
- Druckgefühl im Bauchraum ________
- Blähungen ________
- Verstopfung ________
- Durchfall ________
- das Gefühl, in der Bauchgegend zu viel Fett zu haben ________

Ihre Bewertung:
Wenn Sie einen Wert von 55 oder höher erreichen, sollten Sie die DDFB-Diät befolgen. Lesen Sie weiter, um mehr darüber zu erfahren. Sobald Ihre Symptome verschwinden, setzen Sie die DDFB-Diät eine weitere Woche lang fort, dann wechseln Sie zum normalen Ernährungsprogramm für das Ganze Gehirn.

Wenn Sie weniger Punkte erzielen, rate ich Ihnen, mit dem Ernährungsprogramm für das Ganze Gehirn zu beginnen. Falls sich Ihre Symptome nach fünf Tagen nicht gebessert haben, gehen Sie zur DDFB-Diät über, bleiben dabei, bis die Symptome sich legen, fügen eine weitere Woche hinzu und wechseln dann zum Ernährungsprogramm für das Ganze Gehirn.

Die DDFB-Diät

Wählen Sie die DDFB-Diät, wenn Sie schwere Symptome haben oder wenn sich solche Symptome fünf Tage nach Beginn des Ernährungsprogramms für das Ganze Gehirn einstellen. Beide Programme helfen Ihnen, das Mikrobiom wieder ins Gleichgewicht zu bringen und den Darm zu heilen; aber die DDFB-Diät geht einen etwas anderen Weg zu diesem Ziel.

Das Ernährungsprogramm für das Ganze Gehirn konzentriert sich auf Präbiotika, von denen die Darmbakterien sich ernähren. Wenn das Mikrobiom jedoch erheblich aus dem Gleichgewicht geraten ist, brauchen Sie eine sanftere Methode:

- **Keine Präbiotika:** Sie möchten die Darmbakterien zwar »füttern« – aber Sie wollen nicht die falschen unterstützen.
- **Keine Kohlenhydrate, die gären können:** Das betrifft Stärke jeder Art, die im Darm gärt. Gärung im Darm ist zwar gesund, wenn das Mikrobiom ausgewogen ist, aber ein geschädigtes Mikrobiom bringt sie noch mehr aus dem Gleichgewicht.
- **Keine Laktose:** Sie befindet sich in Milchprodukten aller Art sowie in vielen Fertigprodukten und industriell verarbeiteten Produkten. Bakterien mögen Laktose, und das ist in Ordnung, wenn Ihr Mikrobiom gesund ist und wenn Sie Milchprodukte essen, die aus der biologischen Landwirtschaft stammen, vor allem wenn sie aus Ziegen- oder Schafsmilch hergestellt wurden. Ist das Mikrobiom jedoch krank, kann Laktose es noch mehr aus dem Gleichgewicht bringen.

Nahrungsmittel, die Sie während der DDFB-Diät meiden müssen:

- Knoblauch
- Getreide aller Art (außer dem Pseudogetreide Quinoa)
- Gummi (zum Beispiel Gummi arabicum, Traganthgummi als Zusatzstoffe in verarbeiteten Nahrungsmitteln)
- Laktose – in allen Milchprodukten enthalten
- Hülsenfrüchte: alle Bohnen, Kichererbsen und Linsen
- Zwiebeln
- Kartoffeln und Süßkartoffeln
- Meeresalgen

Nahrungsmittel, die Sie während der DDFB-Diät essen sollten:

- **Eiweiß:** Hier gelten die gleichen Empfehlungen wie beim Ernährungsprogramm für das Ganze Gehirn (Seite 228).
- **Öle:** Hier gelten die gleichen Empfehlungen wie beim Ernährungsprogramm für das Ganze Gehirn (Seite 228).

- Fermentierte Nahrungsmittel: Hier gelten die gleichen Empfehlungen wie beim Ernährungsprogramm für das Ganze Gehirn (Seite 228)
- **Nüsse und Saaten:** Hier gelten die gleichen Empfehlungen wie beim Ernährungsprogramm für das Ganze Gehirn (Seite 228).
- **Quinoa:** wie beim Ernährungsprogramm für das Ganze Gehirn.
- **Milchprodukte:**
  - Butter von **Weidetieren**
  - **Ghee**
  - **Laktosefreier** Joghurt und Käse, wenn Sie ihn vertragen
- **Obst:**
  Wenn Sie Heißhunger auf Zucker haben, sollten Sie den Obstverzehr einschränken.
  - Ananas
  - Avocado in kleinen Mengen – nur ein paar Scheiben auf einmal
  - Bananen
  - Beeren
  - Granatapfel (ein halber)
  - Kaktusfeigen
  - Kiwis
  - Kokosnüsse
  - Melonen
  - Papayas
  - Rhabarber
  - Zitrusfrüchte
- **Gemüse:**
  Die mit Sternchen (*) markierten Gemüse mit Mengenangaben lösen oft Verdauungsbeschwerden aus. Beginnen Sie mit den genannten Maximalmengen für eine einzige tägliche Portion, bis Sie wissen, wie viel Sie davon auf einmal essen können, ohne dass Probleme auftreten.
  - Artischocken
  - Auberginen
  - Bambussprossen
  - Blumenkohl* (1/2 Tasse)
  - Brokkoli* (1/2 Tasse, nur Röschen, gedünstet)
  - Butternusskürbis* (1/4 Tasse)

  - Endivie
  - Erbsen* (1/4 Tasse)
  - Fenchel* (1/2 Tasse)
  - Frühlingszwiebeln (nur das Grün)
  - Grüne Bohnen
  - Grüner Salat
  - Grünkohl
  - Gurken
  - Ingwer
  - Kohl* (1 Tasse)
  - Mangold
  - Möhren – alle Farben
  - Oliven
  - Pak Choi (Senfkohl)* (1 Tasse)
  - Paprika – grün oder süß
  - Pastinaken* (1/2 Tasse)
  - Rettiche
  - Rosenkohl* (nur 2)
  - Rote Bete* (2 Scheiben)
  - Rucola
  - Schnittlauch
  - Sommerkürbis
  - Spargel* (1-2 kleine)
  - Speiserüben (zum Beispiel Mairüben)
  - Spinat
  - Steckrüben (Kohlrüben)
  - Tomaten
  - Tomatensaft
  - Weiße Bohnen
  - Wirsing* (1/2 Tasse)
  - Zucchini* (3/4 Tassen)
- **Würzmittel:**
  - Backnatron
  - Essig: Apfelessig, roter, weißer
  - Gelatine (ohne Aromastoffe)

  - Honig
  - Kapern
  - Mayonnaise
  - sauer Eingelegtes
  - Senf (ohne Zwiebeln oder Knoblauch)
  - Wasabi
- **Getränke:**
  - Kaffee (1 Tasse am Tag)
  - Kokosmilch ohne Gummi oder Zucker
  - Mandelmilch ohne Gummi oder Zucker
  - Tee: weiß, schwarz, grün, Kräuter-, Ingwer- und so weiter

Leben mit der DDFB-Diät

Ich möchte, dass Sie jede Mahlzeit genießen! Wenn Sie etwas meiden müssen, dann nur deshalb, weil Sie bald wieder konzentriert, optimistisch und voller Energie sein sollen. Vielleicht müssen Sie den Verzehr bestimmter Nahrungsmittel – sogar ansonsten gesunder Gemüsesorten – einschränken, damit Ihr Mikrobiom und Ihr Darm sich regenerieren können. Lernen Sie, auf Ihren Körper zu hören.

Selbst wenn Sie mit zahlreichen Symptomen zu kämpfen haben, dürfen Sie Ihren Körper nicht als Feind betrachten. Die DDFB-Diät gibt Ihnen und Ihrem Körper die Chance, wieder Freunde zu werden. Wenn Sie Ihrem Körper geben, was er will und braucht, belohnt er Sie dafür mit viel Energie und Gesundheit. Ihr Ganzes Gehirn lebt auf und Sie fühlen sich zunehmend optimistisch, selbstsicher und ausgeglichen. Vertrauen Sie Ihrem Darm – dann sind Sie auf dem richtigen Weg.

Wenn Sie immer noch hungrig sind ...

Genießen Sie drei Mahlzeiten und zwei Snacks, wie in den Menüs angegeben. Es ist unwahrscheinlich, dass Sie dann noch hungrig sind, vor allem wenn Sie sich jedes Mal satt essen. Sollten Sie trotzdem noch Appetit verspüren, dürfen Sie vor oder zwischen den Mahlzeiten folgende Nahrungsmittel essen:

- Salat mit einer Vinaigrette (Seite 252, 290, 292 und 296), zum Beispiel mit grünem Salat (außer Eisbergsalat), Brunnenkresse, Spargel, Gurke, roter Paprika, roten Zwiebeln oder Frühlingszwiebeln (ohne den weißen Teil).
- Möhren mit Nussbutter Ihrer Wahl
- Fermentiertes Gemüse, Kimchi oder Sauerkraut

Mehr Rezepte für Snacks finden Sie auf meiner Webseite www.kellmancenter.com.

Die Heilung braucht Zeit

Der Darm, das Mikrobiom und das Immunsystem sind so eng miteinander verbunden, dass Sie alle zur gleichen Zeit heilen müssen. Manchmal werden Blähungen und andere Symptome nicht von zu vielen Bakterien verursacht, sondern von einer Unverträglichkeit bestimmter Nahrungsmittel, ausgelöst durch einen durchlässigen Darm. Wenn der Darm gesund ist, verschwinden die Symptome vielleicht.

Häufig löst auch eine Laktose- oder Fruktose-Unverträglichkeit die Symptome aus, die Sie auf Seite 197 finden. Am besten verzichten Sie auf alle Milchprodukte und Früchte, während Ihr Darm heilt, und führen sie später allmählich wieder ein, um herauszufinden, ob Sie sie vertragen.

Harter, alter Käse enthält wenig Laktose. Vielleicht vertragen Sie ihn auch dann, wenn andere Milchprodukte Beschwerden auslösen. Manche Menschen können auch Obst mit niedrigem Fruchtzuckergehalt problemlos essen, obwohl sie bei anderen Früchten Schwierigkeiten haben. Probieren Sie in diesem Fall Beeren, Cantaloupe-Melonen, Zitronen und Limetten.

Das Wichtigste ist, dass Sie auf Ihren Körper hören. Stellen Sie zuerst einmal fest, ob Ihre Symptome so stark sind, dass Sie mit der DDFB-Diät beginnen sollten, oder ob Symptome auftreten, wenn Sie das Ernährungsprogramm für das Ganze Gehirn fünf Tage lang befolgt haben. Wie bereits gesagt: Wenn Sie Beschwerden haben, befolgen Sie die DDFB-Diät, bis die Symptome abklingen, dann wechseln, Sie, eine Woche danach, zum Ernährungsprogramm für das Ganze Gehirn.

Kapitel 10

Schritt 2: Super-Ergänzungsmittel

Die folgenden Nahrungsergänzungsmittel werden Ihrem Ganzen Gehirn – dem Gehirn, dem Darm und dem Mikrobiom – helfen, wieder gesund zu werden. Obwohl diese Ergänzungsmittel Ihrer Gesundheit in mancherlei Hinsicht nützen können, sind sie keineswegs unerlässlich. Wenn Sie das Programm für das Ganze Gehirn befolgen, können Sie gesund werden, ohne ein einziges Ergänzungsmittel einzunehmen. Entscheidend ist, dass Sie ohne Stress und Eile essen und jeden Bissen genießen.

Als Arzt betrübt es mich, wenn Patienten zu mir kommen, die mit ihrem eigenen Körper hadern. Ich verstehe natürlich, wie es dazu kommen kann. Sie haben schmerzhafte Verdauungsbeschwerden und vielleicht auch Übergewicht, und Sie haben gelernt, das Essen und Ihren Körper als Feind zu betrachten. Jede Mahlzeit ist eine Herausforderung, voller Versuchungen, Hindernissen, Fallen und Gefahren. Unter diesen Umständen ist es sehr schwer, an einem köstlichen Aroma, einem gemeinsamen Mahl mit Freunden oder angenehmer Sättigung Gefallen zu finden.

Trotzdem sollten Sie es probieren! Hastiges Essen unter Stress aktiviert das sympathische Nervensystem, löst eine Flut von Stresshormonen aus und stört die Verdauung. Das hat schlimme Folgen für das Gehirn. Wenn Sie hingegen Ihre Mahlzeit entspannt zu sich nehmen, dafür dankbar sind und jeden Bissen genießen, wird der Parasympathikus aktiviert, was der Gesundheit des Darms und des Gehirns zugutekommt und beim Abneh-

men hilft. Kauen Sie jeden Bissen 20 Mal länger, als Sie es gewohnt sind. Dadurch lösen Sie eine Entspannungsreaktion aus.
Denken Sie auch daran, dass Ihr Essen nicht aus dem Supermarkt stammt! Es wächst im Boden, dem es Mineralstoffe entnimmt; es empfängt die Energie der Sonne und wird von Bauern gepflegt. Dann bringt es ein Lkw-Fahrer ins Geschäft. Betrachten Sie Ihr Essen als Teil eines größeren Ganzen und spüren Sie diese Ganzheit. Genießen Sie jeden Aspekt Ihres Essens mit allen fünf Sinnen: Augen, Ohren, Geruchssinn, Geschmackssinn und Tastsinn. Freuen Sie sich darüber, dass Sie Essen auf dem Tisch haben – nicht alle Menschen auf Erden haben dieses Glück!

Diese Einstellung ist nicht etwas rein »Psychologisches«. Sie verbessert die Verdauung und die Resorption und belebt das Mikrobiom. So ziehen Sie den maximalen biochemischen Nutzen aus Ihrem Essen. Diese Erfahrung der Ganzheit ist der Grundzustand der Natur. Darum bringt es dem Körper und dem Ganzen Gehirn enorm viel, wenn Sie sich im Einklang mit der Natur befinden.

Wenn Sie die Freude des Essens, den Geschmack der Nahrungsmittel, den Wert einer Mahlzeit mit Menschen, die Sie lieben, neu entdecken, sind Sie auf dem besten Weg, Ihren Darm zu heilen – und Ihr Ganzes Gehirn.

Wenn Sie schwanger sind, stillen oder Blutverdünner einnehmen ... Bitte fragen Sie in diesem Fall einen Arzt, bevor Sie irgendein Ergänzungsmittel einnehmen.

»Beschneiden« Sie Ihr Mikrobiom

Da Probiotika neuerdings größere Aufmerksamkeit in den Medien erfahren, haben Sie vielleicht irgendwo gelesen, dass Sie die »guten« Bakterien unterstützen und die »bösen« beseitigen müssen. Meiner Meinung nach ist das eine Vorstellung, die in keiner Weise der Natur entspricht. Es gibt keine bösen Bakterien. Im richtigen Kontext können alle Bakterien Gutes tun und zur Gesundheit des gesamten Ökosystems – Ihres Körpers – beitragen. Probleme gibt es nur, wenn manche Bakterien sich zu stark vermehren.

Deshalb besteht unser Ziel nicht darin, »die Bösen zu vernichten«, sondern darin, das Gleichgewicht wiederherzustellen, indem wir die im Darm von Natur aus vorhandenen Bakterien, die sich zu stark vermehrt haben, eingrenzen oder, wie ich es nenne, beschneiden. Dabei bleibt das vielfältige, lebendige Ökosystem erhalten.

Manche Ergänzungsmittel helfen Ihnen, überflüssige Bakterien einzudämmen. Um das Mikrobiom zu beschneiden, brauchen Sie ein Kombinationspräparat, das mindestens zwei der folgenden Zutaten enthält (beachten Sie die Angaben auf der Packung):

- Berberin
- Wermut
- Caprylsäure
- Grapefruitkern-Extrakt
- Knoblauch
- Oregano

Die Heilung der Darmwände und des Leaky-Gut-Syndroms

Was Ergänzungsmittel für den Darm anbelangt, ziehe ich in der Regel Pulver vor, weil der Darm es viel leichter verdauen und resorbieren kann als Tabletten.

Um den Darm zu heilen, sollten Sie ein Kombinationspräparat wählen, das Glutamin, Zink und N-Acetylglucosamin enthält. Befolgen Sie die Anweisungen auf der Packung. Wenn möglich, sollte das Produkt auch einige der folgenden Substanzen enthalten:

- Quercetin (am besten Iso-Quercetin, das besser resorbiert wird)
- Süßholz ohne Glycyrrhizin
- Rot-Ulme
- Echter Eibisch
- Gamma-Oryzanol

Die Verbesserung der Verdauung, der Darm- und der Gehirnfunktion

Kurzkettige Fettsäuren (KFS) unterstützen die Verdauung und die Darmfunktion enorm. Sie liefern den Zellen des Dickdarms Energie, verbessern die Insulinsensitivität, steigern den Energieverbrauch, wirken auf das Immunsystem und schützen vor Entzündungen. KFS schützen nachweislich die Neuronen, was für das Gehirn wichtig ist, und steigern bei neurologischen Erkrankungen die Plastizität des Gehirns.

Verdauungsenzyme sind ebenfalls sehr wichtig für die Gesundheit des Ganzen Gehirns. Wenn Ihre Gehirnfunktion gestört ist, können Sie davon ausgehen, dass ein Mangel an Verdauungsenzymen ein Teil des Problems ist. Er schadet dem Darm und hemmt die Resorption wichtiger Nährstoffe, auf die das Gehirn angewiesen ist.

Um die Verdauung, die Gehirn- und die Darmfunktion zu verbessern, nehmen Sie:

- Butyrat: 2 Mal täglich 2 Tabletten
- Verdauungsenzyme: 1 Kapsel zu Beginn jeder Mahlzeit. Das Präparat sollte mindestens vier der folgenden Enzyme enthalten:
  - Protease: hilft, Eiweiß zu verdauen
  - Lipase: hilft, Fett zu verdauen
  - Amylase: hilft, Stärke zu verdauen
  - Laktase: hilft, Laktose zu verdauen
  - Dipeptidylpeptidase (DPP) 4: hilft, Gluten und Kasein (Milcheiweiß) zu verdauen. Kasein bindet und transportiert Kalzium und Phosphat.
  - Alpha-Galaktosidase: baut Kohlenhydrate, komplexe Zucker und Fett ab

Sind die Darmbakterien in einem gesunden Gleichgewicht können sie diese Aufgaben ebenfalls erfüllen. Wenn Sie also Verdauungsenzyme brauchen, kann das ein Zeichen für ein dezimiertes Mikrobiom sein. Aber zum Glück nehmen Sie auch Probiotika ein, um das Mikrobiom aufzufrischen.

Die Beweglichkeit des Darms und die Gehirnfunktion

Die folgenden Ergänzungsmittel helfen dem Verdauungstrakt, den Speisebrei weiterzubefördern. Das unterstützt die Verdauung und die Ausscheidung von Toxinen und hat einen günstigen Einfluss auf die Gehirnfunktion.

- 5-HTP: 2 Mal täglich 100 Milligramm
- Curcumin: das Doppelte der auf der Packung empfohlenen Dosis, über den Tag verteilt
- Alpha-Liponsäure: 2 Mal täglich 100 bis 250 Milligramm
- Medikamente für die Schilddrüse: wenn notwendig

Probiotika: Medizin für das Mikrobiom

Wie bereits gesagt unterstützen Probiotika die Funktion des Gehirns und des Darms. Ich möchte Ihnen daher nahelegen, bestimmte Bakterienstämme zu wählen, um spezielle Symptome zu lindern.

Bei Darmproblemen

Jedes Produkt, das zwei der folgenden Bakterienstämme enthält, ist sinnvoll. Je mehr Stämme es enthält, desto besser! Ideal sind mindestens 50 Milliarden koloniebildende Einheiten (KBE), aber die Vielfalt ist wichtiger als die Gesamtzahl.

- Um die Arbeit des Darms und die Immunfunktion zu verbessern und Darmprobleme zu lindern: Bifidobakterien und Laktobazillen
- Um Blähungen und andere Darmprobleme zu beseitigen: *Streptococcus salivarius ssp. thermophilus*
- Bei Bauchschmerzen und Blähungen: *Bifidobacterium lactis*
- Um Blähungen zu reduzieren (durch Abbau schwer verdaulicher Faserstoffe): *Lactobacillus Rosell 52*, verkauft als *L. Rosell 52*
- Um die Produktion des Enzyms B-Galaktosidase zu steigern, das Laktose spaltet: *Lactobacillus casei Rosell 215*, verkauft als *L. Rosell 215*

Bei Depressionen und Angst

Probiotika sind bei zahlreichen psychischen Störungen hilfreich. Verschiedene Bakterienstämme können dabei unterschiedliche Probleme lindern. Sie können im Grunde nichts falsch machen, wenn Sie irgendein Probiotikum verwenden, aber manche sind möglicherweise besser als andere.

Am wirksamsten ist die Kombination mehrerer Bakterienstämme, deshalb unterstützt jedes Präparat, das mindestens zwei der folgenden Stämme enthält, die Gehirnfunktion und die Stimmung.

Die beiden wichtigsten Stämme sind Bifidobakterien (B.) und Laktobazillen (L.), die nachweislich eine Reihe von neuropsychiatrischen Störungen wie Angst, Depressionen, Zwangsstörungen, Gedächtnisschwäche und nichtspezifische Gedächtnisstörungen lindern.

Studien belegen zudem, dass auch die folgenden Bakterien Depressionen lindern:

- *L. casei*
- *L. acidophilus*
- *B. longum*
- *B. infantis*
- *L. helveticus*
- *L. rhamnosus*
- *B. bifidum*
- *B. breve*
- *L. plantarum PS 128*

Bifidobakterien haben außerdem einen positiven Einfluss auf den Insulinspiegel, das C-reaktive Protein (CRP) und den Glutathionspiegel.

L. plantarum PS 128 verdient eine besondere Erwähnung, weil es nicht nur Angst und Depression lindert, sondern auch die Produktion von Neurotransmittern steigert, deren Mangel diese Störungen auslöst, und überdies psychotrope Wirkungen hat: Es lindert Stress, neuropsychiatrische Störungen und die Neurodegeneration.

Fassen wir zusammen:

1. Wählen Sie ein Produkt, das mindestens diese beiden Bakterienstämme enthält:
   - L. helveticus Rosell 52
   - B. longum Rosell 175
2. Wählen Sie, wenn möglich, ein Produkt, das auch *L. rhamnosus* aufweist.

Bei Brain Fog

Brain Fog ist ebenfalls eine Störung, bei der Ergänzungsmittel sinnvoll sind:

- Yucca: 2 Mal täglich 2 Tabletten
- Arginin: 2 Mal täglich 1000 Milligramm
- Ornithin: 500 Milligramm vor dem Zubettgehen

Bei kognitivem Abbau

Nehmen Sie *Saccharomyces boulardii*, das nachweislich Symptome des kognitiven Abbaus lindert und den Ammoniakspiegel senkt, der psychische Störungen befördert. Befolgen Sie die Hinweise auf der Verpackung. Wählen Sie zusätzlich ein Produkt, das mindestens fünf der folgenden Bakterienstämme enthält:

- *B. infantis*
- *B. breve*
- *L. acidophilus*
- *L. rhamnosus, auch Lactobacillus GG genannt*
- *L. plantarum*
- *L. casei*
- *S. thermophilus*

Präbiotika

Präbiotika gewährleisten die Gesundheit der Bakterien, die bereits im Darm leben.

- **Inulinpulver:** täglich 4 bis 6 Gramm in zwei Dosen
- **Arabinogalaktan:** bis zu 2 Mal täglich 500 bis 1000 Milligramm

Anmerkung: Wenn diese Präparate starke Blähungen auslösen, müssen Sie vielleicht die Ergänzungsmittel einnehmen, die ich im Rahmen der DDFB-Diät (siehe unten) empfehle.

Ergänzungsmittel bei DDFB

Wenn Sie der DDFB-Diät folgen, empfehle ich Ihnen, alle Ergänzungsmittel und Probiotika einzunehmen, die zum Ernährungsprogramm für das Ganze Gehirn gehören (siehe Seite 208 bis 210) *außer* den Präbiotika (Inulin und Arabinogalaktan).

Haben Sie die Vermutung, dass Sie an einer DDFB leiden, können die folgenden Ergänzungsmittel Verdauungsbeschwerden lindern:

Blähungen

- Bittere Kräuter unterstützen die Verdauung und verringern die Gasbildung. Fenchel, Kardamom, Dill, Kümmel, Kreuzkümmel und Zitronenmelisse sind gute Beispiele dafür.
- Pfefferminze wird seit Jahrhunderten verwendet, um Übelkeit, Magenverstimmungen, Bauchschmerzen, Krämpfe und Blähungen zu behandeln.
- Das Enzym Alpha-Galaktosidase baut Stärke und Kohlenhydrate (Glykoproteine und Glykolipide) ab. Diese schwer verdaulichen Nährstoffe sind häufig schuld an bakterieller Gärung im Dünndarm, die zu Blähungen führt.

Stresslinderung

Jedes Produkt, das folgende Inhaltsstoffe enthält:

- Rhodiola
- Ashwagandha
- Sibirischer Ginseng (Eleutherokokkus)
- Zitronenmelisse

Für die allgemeine Gesundheit

- Tonerde und medizinische Kohle (Aktivkohle) helfen, Toxine, Schwermetalle und Ammoniak zu entfernen. Ammoniak entsteht oft, wenn bestimmte Bakterien und Hefen sich übermäßig vermehren. Suchen Sie ein Produkt, das medizinische Kohle oder Tonerde (für Tonerde-Bäder) enthält.

Kapitel 11

Schritt 3: Spüren Sie verborgene Schilddrüsenstörungen auf[1]

Wie Sie in Kapitel 7 bereits erfahren haben, können Schilddrüsenstörungen dem Ganzen Gehirn schaden. Wenn Sie ein Schilddrüsenproblem haben, das noch nicht behandelt wurde, ist es sehr schwierig, Angst, Depression oder Brain Fog zu heilen.

Leider ist es oft nicht einfach, in unserem schulmedizinischen System die richtige Unterstützung für die Schilddrüse zu erhalten. Wie bereits erwähnt, veranlassen die meisten Ärzte keinen Test auf Schilddrüsenstörungen und sie diagnostizieren oder behandeln sie nicht korrekt. Mir ist klar, dass es schwerfällt, die folgende Aussage zu glauben, doch nachdem ich in drei Jahrzehnten Tausende von Patienten behandelt habe, halte ich sie für zutreffend:

Sie können eine Schilddrüsenstörung haben, obwohl Ihr Arzt Ihnen versichert hat, dass Ihre Laborwerte in Ordnung sind.

In meinem E-Book *Vibrant Thyroid, Vibrant Health* (das über meine Website im Internet erhältlich ist) bespreche ich Schilddrüsenstörungen eingehend. In diesem Kapitel möchte ich Ihnen eine Hilfestellung an die Hand geben, damit Sie von den schulmedizinisch orientierten Ärzten die optimalen Tests, Diagnosen und Therapien bekommen. Ich rate Ihnen dringend, diesen Plan zu befolgen, weil es sonst sehr schwierig sein kann, Angst, Depressionen oder Brain Fog zu heilen.

Helfen Sie Ihrer Schilddrüse – und Ihrem Ganzen Gehirn

1. Sorgen Sie für die richtigen Tests

2. Sorgen Sie für die richtige Diagnose

3. Sorgen Sie für die richtige Behandlung

1. Sorgen Sie für die richtigen Tests

Um herauszufinden, ob Sie eine Behandlung benötigen und wenn ja, welche, sind die richtigen Tests wichtig. Und die haben Sie sehr wahrscheinlich noch nicht gemacht. Schauen wir uns also zunächst einmal an, was Ihr Arzt aller Voraussicht nach getan hat, warum das nicht genügt und was er tun sollte.

Tests, die ein Arzt normalerweise veranlasst

Wenn es um die Schilddrüsenfunktion geht, lassen die meisten Schulmediziner zwei Parameter messen:

- den TSH-Spiegel. TSH ist das Hormon Thyreotropin, das die Hypophyse freisetzt, um die Schilddrüse zu einer größeren Hormonproduktion zu veranlassen.
- den T4-Spiegel. T4 ist die inaktive oder Speicherform des Schilddrüsenhormons.

Die Gründe, weshalb diese Tests gemacht werden, sind folgende:

- Eine normale TSH- und T4-Menge zeigt, dass die Schilddrüse gesund ist.
- Eine zu hohe TSH-Menge und eine normale oder zu niedrige T4-Menge deutet darauf hin, dass das TSH die Schilddrüse zwar anweist, mehr T4 zu bilden, dass die Schilddrüse jedoch nicht gehorcht. Deshalb gibt die Hypophyse immer mehr TSH ans Blut ab, wie ein Mensch, der immer lauter spricht, damit man ihm gehorcht. Wenn dies das Testergebnis ist, verschreibt Ihnen Ihr Arzt wahrscheinlich T4.

- Eine zu niedrige TSH-Menge und eine normale oder zu hohe T4-Menge lassen darauf schließen, dass Sie an einer Überfunktion der Schilddrüse leiden. In diesem Fall nimmt der Arzt an, dass nur ganz wenig TSH notwendig ist, um die Schilddrüse zur Produktion von T4 anzuregen, weil die Schilddrüse überaktiv ist, also den Befehl zu eifrig befolgt. Patienten mit diesem Testergebnis erhalten meist die übliche Therapie für Hyperthyreose.*

So bewerten Schulmediziner die üblichen Testergebnisse. Meiner Meinung nach ist das aber eine völlig falsche und unvollständige Methode, die Schilddrüsenfunktion zu untersuchen. Lassen Sie mich erklären, warum.

Warum sollten Sie den TSH- und T4-Tests nicht vertrauen?

Wie Sie eben erfahren haben, sind diese Tests lediglich Hinweise darauf, wie die Schilddrüse arbeitet – aber sie geben Ihnen kein vollständiges Bild. In der Theorie haben Sie genug T3, wenn Sie ausreichend T4 haben, weil der Körper das eine in das andere umwandeln kann.

In der Praxis können Sie jedoch zwar genug T4 haben, aber der Körper wandelt es nicht in T3 um oder er resorbiert das vorhandene T3 nicht richtig. Dann treten schwerwiegende Symptome einer Schilddrüsenstörung auf – selbst wenn Ihre TSH- und T4-Werte normal sind.

Schlimmer noch: Wenn Sie mehrere Jahre lang an einer Schilddrüsenstörung gelitten haben, sehen Ihre TSH- und T4-Werte wahrscheinlich normal aus, obwohl die Produktion von freiem T3 abnimmt. Und genau dieses aktive Hormon beeinflusst Ihr Ganzes Gehirn und Ihre allgemeine Gesundheit wirklich.

Meiner klinischen Erfahrung nach haben Patienten, die mehrere Jahre lang an Hypothyreose erkrankt waren, häufig »normale« TSH-Werte. Es

* Es gibt eine dritte Störung: eine zu geringe TSH-Menge und eine zu niedrige Menge freies T3 plus Symptome für Hypothyreose. Sie wird meist als hypopituitäre Krise (Unterfunktion der Hypophyse) diagnostiziert. Dieses Problem ist häufig die Folge einer Störung der Hypophyse oder des Hypothalamus, einer benachbarten Drüse. Diese beeinflusst zwar auch die Schilddrüse, ist aber kein eigentliches Schilddrüsenproblem.

ist, als sei die Hypophyse erschöpft und könne kein TSH mehr produzieren. Die üblichen Tests decken dieses Problem nicht auf.

Wenn Sie unter starkem Stress stehen – Krankheit, Entzündungen oder psychische Überlastung –, kann Ihr T4-Wert normal sein, ebenso Ihr gebundenes (inaktives) T3, obwohl Ihr freies T3 extrem niedrig ist. Wie wir auf Seite 129 gesehen haben, versucht Ihr Körper, wenn er unter Stress steht, Energie zu sparen. Dann leiden Sie vielleicht sogar an einem Euthyroid-Sick-Syndrom (ESS, siehe Seite 135), ohne dass Ihre TSH- und T4-Werte es anzeigen.

Ein weiteres Problem ist, dass es bei niedrigen Schilddrüsenwerten schwieriger ist, Toxine aus dem Körper zu entfernen – und dann stören diese Giftstoffe die Schilddrüsenfunktion. Auch in diesem Fall kann der T4-Spiegel normal sein, obwohl der T3-Spiegel zu niedrig ist. Sie haben Symptome, doch Ihr Arzt sagt, alles sei in Ordnung.

Und schließlich kann es sein, dass verschiedene Körpergewebe das T3 unterschiedlich gut resorbieren. Vielleicht nimmt das Gehirn T3 auf, die Muskeln aber nicht – oder umgekehrt. Der T4-Blutspiegel ist dann normal, aber einige Zellen bekommen nicht genügend T3. Die auf Seite 133 genannten Symptome können die Folge sein.

Tests, die Sie verlangen sollten

Egal ob Ihr Arzt an seine Grenzen gerät oder Ihre Krankenkasse die Kosten nicht übernimmt, es kann schwierig sein, die Tests machen zu lassen, die Sie brauchen. Da Sie nun aber genau wissen, warum Sie zusätzliche Tests brauchen, können Sie für Ihre eigenen Interessen eintreten. Ich empfehle folgende Tests.* Beginnen Sie mit einer vollständigen Schilddrüsenuntersuchung:

* Ich verwende immer den TRH-Stimulations-Test. Das ist meines Erachtens der beste Test, er wird jedoch nur in meiner Praxis und bei einigen Kollegen durchgeführt. Wenn Sie jemanden finden, der ihn anbietet – wunderbar. Wenn nicht, folgen Sie einfach dem Plan auf diesen Seiten.

- Liste aller notwendigen Schilddrüsentests:
  - TSH
  - Gesamt-T4
  - Freies T4
  - Gesamt-T3
  - Freies T3
  - Reverses T3
  - Schilddrüsen-Antikörper (Thyroglobulin), um herauszufinden, ob eine Autoimmunerkrankung vorliegt.

Die Schilddrüsenuntersuchung hat Priorität. Wenn möglich, sollten Sie zusätzlich Ihren Entzündungsstatus und Ihr Mikrobiom testen lassen:

- Entzündungsmarker
  - CRP
  - PSR (proteotoxische Stressantwort)
  - ANA (antinukleäre Antikörper)
  - IL-6, IL-8
  - TNF-Alpha
  - Zytokine
  - Liposaccharidspiegel und Aktivität der Liposaccharide

- Marker für die Aktivität des Mikrobioms
  - Butyrat im Stuhl
  - Gramnegative Bakterien
  - Enterobakterien

2. Sorgen Sie für die richtige Diagnose

Nach all diesen Tests ist es natürlich essenziell, die Ergebnisse auch korrekt zu interpretieren – also die richtige Diagnose zu stellen. Leider tun sich Schulmediziner oft schwer damit. Deshalb möchte ich Ihnen ein paar zusätzliche Hinweise geben.

Was ist oft falsch an den Diagnosen?

Die Grundlage einer schulmedizinischen Schilddrüsendiagnose ist der Normbereich, also der Rahmen, in dem die Testergebnisse als akzeptabel gelten. Wenn Ihre Werte außerhalb dieses Rahmens liegen, nimmt Ihr Arzt an, dass Sie eine Schilddrüsenstörung haben, die behandelt werden muss. Sind die Werte innerhalb des standardisierten Normbereichs, geht Ihr Arzt wahrscheinlich davon aus, dass Ihre Schilddrüse gesund ist, selbst wenn Sie eines oder mehrere der auf Seite 135 genannten Symptome aufweisen.

Der in der Regel herangezogene Normbereich ist jedoch viel zu breit. Ihr Arzt geht wahrscheinlich von einem »normalen« Referenzbereich aus – doch normal ist nicht unbedingt optimal. Und was für andere optimal ist, muss für Sie nicht optimal sein. Ein Wert, der bei einem Menschen Zeichen für eine ausgezeichnete Gesundheit ist, kann bei einem anderen Auslöser für quälende Angst, Depressionen und Brain Fog sein.

Mehr noch: Selbst eine kleine Abweichung von den Werten, die für Sie optimal sind, kann schon zu gravierenden Symptomen führen. Ein Schulmediziner hält Ihre Werte dann vielleicht für gut – doch wenn sie nur ein klein wenig höher oder niedriger sind als die Werte, die richtig für Sie sind, können Ihre Angst, Ihre Depressionen, Ihr Brain Fog und andere Symptome heftig ausfallen.

Außerdem drücken Ihre Schilddrüsenwerte eine sich ständig verändernde Beziehung zwischen Ihrem Körper und seinen Herausforderungen aus. Ein Test kann morgens normal ausfallen und am Nachmittag ganz anders aussehen. Deshalb können Sie durchaus an Symptomen leiden, obwohl Ihr Arzt darauf beharrt, dass Ihre Blutwerte gut sind.

Rauchen kann übrigens den TSH-Spiegel senken. Wenn Sie rauchen, sind Ihre TSH-Werte also noch unzuverlässiger.

Die amerikanische Gesellschaft der klinischen Endokrinologen (AACE) entschied kürzlich, den Referenzbereich enger zu fassen. Leider ziehen die meisten Ärzte trotzdem die alten Normbereiche heran, obwohl bekannt ist, dass diese zu breit gefasst sind. Viele Ärzte für funktionelle Medizin finden wie ich sogar die AACE-Referenzbereiche zu breit. Das führt dazu, dass viele Krankheiten von Schulmedizinern nicht erkannt werden.

Deshalb müssen Sie mit Ihrem Arzt Klartext reden, wenn Sie fürchten, ein Schilddrüsenproblem zu haben, das Ihre Laborwerte nicht bestätigen. Fragen Sie Ihren Arzt, ob Ihre Schilddrüsenfunktion gestört ist, und weisen Sie auch auf ein mögliches ESS hin. Vielleicht können Sie sogar den TRH-Stimulations-Test bekommen, den ich für den besten Schilddrüsentest halte. Leider wird dieser Test nur sehr selten durchgeführt, aber wenn Sie jemanden finden, der ihn einsetzt, können Sie viel aussagekräftigere Ergebnisse erhalten.

3. Sorgen Sie für die richtige Behandlung

Sobald feststeht, dass Sie ein Schilddrüsenproblem haben, werden Sie in der Regel mit einem Hormon namens Levothyroxin behandelt. Aber es gibt auch andere Möglichkeiten. Arbeiten Sie, wenn möglich, mit Ihrem Arzt zusammen, um herauszufinden, was für Sie in Frage kommt.

Levothyroxin
Vorteile:

- Es ist günstig.
- Es ist T4, die inaktive Form des Schilddrüsenhormons. Deshalb muss Ihr Körper es in T3 umwandeln. Wenn Sie T4 einnehmen, kann Ihr Körper entscheiden, welche Menge er in T3 umwandelt. Viele Ärzte verordnen kein T3, weil sie befürchten, dass sie den Körper des Patienten mit einer zu hohen Dosis des aktiven Hormons übermäßig stimulieren. Ihrer Meinung nach wirkt T4 langsamer und ist sicherer.

Nachteile:

- Viele Faktoren können die Umwandlung von T4 in T3 verhindern und weitere Faktoren können Ihre Zellen daran hindern, das freie, aktive T3 tatsächlich aufzunehmen. Selbst wenn Levothyroxin die richtige Therapie ist, kann zusätzliches T3 notwendig sein. Wichtig sind außerdem gesunde Ernährung, Ergänzungsmittel und eine gesunde Lebensweise, um die Grundprobleme zu beheben, die zu der Schilddrüsenstörung geführt haben. Ich verordne oft T4 – aber zusammen mit anderen Therapien. Leider verschreibt fast jeder Schulmediziner nur Levothyroxin und verzichtet auf weitere Maßnahmen.

T3
Vorteile:

- T3 ist die aktive Form des Schilddrüsenhormons. Deshalb lindert es Symptome oft am besten.
- Wenn Ihr Körper Mühe hat, T4 in T3 umzuwandeln, oder wenn er zu viel reverses T3 produziert, kann die richtige T3-Dosis oft die Wirkungen eines gesunden Schilddrüsensystems imitieren.

Nachteile:

- Manchmal ist es schwierig, ein Gleichgewicht zwischen den T4- und T3-Dosen herzustellen.
- Sie riskieren, den Herzschlag zu stark zu beschleunigen, was zusätzliche Symptome und Gefahren herbeiführt. Dieses Risiko ist bei älteren Menschen besonders groß. Allerdings kann eine geringe T3-Dosis, vorsichtig und in Form von Retard-Tabletten verabreicht, Herzrhythmusstörungen und Herzklopfen sogar beseitigen.

Natürliches Schilddrüsenextrakt (NSE)
Vorteile:

- Dieses Präparat ist reine Natur: Trockenextrakt aus Schweineschilddrüsen.
- Ich erziele mit NSE oft ähnliche Ergebnisse wie bei der direkten Gabe von T3.

Nachteile:

- Manche Patienten reagieren negativ auf die Bindemittel, die bei der Herstellung der NSE-Tabletten verwendet werden.
- Es gibt Menschen, die ethische Vorbehalte gegenüber der Verwendung von Tierprodukten haben.
- Das Wichtigste ist meiner Meinung nach, dass NSE das Hormongleichgewicht nicht so fein steuern kann. Manche Patienten brauchen mehr T4, andere mehr T3 – und bei fast jedem Patienten schwankt die benötigte T4- und T3-Menge mit der Zeit. NSE bietet nicht die gleichen Möglichkeiten zur präzisen Feinabstimmung und personalisierten Medizin wie individuell zusammengestellte T4- und T3-Dosen. Andererseits verschreibe ich NSE oft mit guten Ergebnissen.

Probiotika bei Hashimoto-Thyreoiditis

Wenn Sie an Hashimoto-Thyreoiditis leiden, können Sie Ihr Immunsystem und Ihr Mikrobiom mit folgenden Probiotika unterstützen:

- *Saccharomyces boulardii:* 2 Mal täglich 2 Kapseln
- *L. reuteri:* 2 Mal täglich 2 Kugeln

Die Zusammenarbeit mit Ihrem Arzt

Es kann durchaus schwierig sein, mit Ihrem schulmedizinisch geprägten Arzt zusammenzuarbeiten. Da die Schilddrüse jedoch die Gesundheit des Ganzen Gehirns erheblich beeinflusst, rate ich Ihnen dringend, sich mit den Informationen in diesem Kapitel vertraut zu machen und dann mit Ihrem Arzt Rücksprache zu halten, um die bestmögliche Behandlung zu bekommen. Seien Sie bestimmt, klar – und engagiert. Ihr Ganzes Gehirn steht auf dem Spiel.

Kapitel 12

Schritt 4: Reaktivieren Sie Ihren Willen

Wie Sie in Kapitel 8 erfahren haben, müssen Sie auch unbedingt Ihren Willen aktivieren, Ihr inneres Verlangen zu nehmen und zu geben.

Dafür haben Sie drei Möglichkeiten: auf einer ganz fundamentalen Ebene, indem Sie sich mit Ihrem Lebensziel verbinden oder durch Ehrfurcht. Hier sind einige Empfehlungen für alle drei Wege. Lassen Sie sich von Ihrem Bauchgefühl auf den für Sie besten Weg führen. Für jede Übung brauchen Sie höchstens zehn Minuten, vielleicht sogar weniger.

Einige dieser Empfehlungen mögen Ihnen schwierig vorkommen, weil Sie sich erst daran gewöhnen müssen, so wie Ihr Körper sich wieder an Training gewöhnen muss, wenn Sie sich länger nicht genug bewegt haben. Am Anfang mögen die Übungen vielleicht verwirrend und unangenehm sein, aber Ihr Körper wird Ihnen Ihre Bemühungen bald danken. Außerdem möchte ich Sie auffordern, Ihren Willen zu trainieren, damit er stärker und muskulöser wird. Langsam, aber sicher werden Sie sich selbstsicherer und kraftvoller fühlen, sowohl beim Geben als auch beim Nehmen.

Einige dieser Vorschläge scheinen Ihnen vielleicht zu unbedeutend zu sein, um wirklich etwas zu bewirken. Täuschen Sie sich nicht! Diese scheinbar kleinen Dinge können für Ihren Willen viel und Überraschendes bewirken und somit Ihrem Ganzen Gehirn helfen und Sie dabei unterstützen, zu einer stärkeren Form des Selbst zu gelangen. Ich empfehle, mindestens eine Übung am Tag durchzuführen, sodass Sie kontinuierlich Ihren Willen wieder stärken und entfachen.

Wir leben in einer individualistischen Gesellschaft, in der die Aufforderung, anderen etwas zu geben, schnell als naiv und sentimental abgetan wird. Oder andererseits – gerade von erschöpften, ausgelaugten und entmutigten Menschen – auch als Anlass zur Selbstaufopferung genommen wird, als Pflicht, sich um andere zu kümmern, ohne Rücksicht auf sich selbst.

Glauben Sie mir, das ist nicht mein Standpunkt, nicht im Geringsten. Denken Sie wieder an den Basketballspieler, der ganz im Geist des Spiels aufgeht. Er will unbedingt den Ball fangen oder weiterspielen, um Punkte zu erzielen oder vorzubereiten. Weil er selbst stark ist, macht er sein Team stärker – und indem er sein Team stärkt, wird er selbst stärker. *Das* ist der Zustand, den Sie erreichen sollen: Ihr Wille ist vollständig aktiviert, Ihre Freude am Spiel befindet sich auf dem Gipfel, Ihre Kraft als Spieler *und* als Mitglied eines Teams erreicht einen Höhepunkt.

Der Wille zu nehmen

- Auszeit: Suchen Sie einen ruhigen, bequemen Platz, an dem Sie mindestens fünf Minuten still sitzen oder liegen können – in einem Sessel, auf einem Sofa oder Bett, in einem Duftbad. Entspannen Sie sich und genießen Sie die Stille und das körperliche Behagen in diesen Minuten. Denken Sie dann an etwas, was Sie bekommen haben – von einem Angehörigen oder Freund, von einem Fremden, von einem Tier oder sogar von einem besonderen Ort. Vielleicht haben Sie eine hilfreiche Hand, ein Lächeln, ein Gefühl des Friedens erhalten – etwas Großes, etwas Kleines oder etwas dazwischen. Bleiben Sie ruhig liegen oder sitzen und spüren Sie jetzt noch einmal, was Sie damals empfangen haben.
- Gehen Sie auf andere zu. Denken Sie an etwas, das Sie brauchen, das Ihnen das Gefühl gäbe, behütet und umsorgt zu sein. Dabei kann es sich um einen Gegenstand handeln oder auch um einen Menschen, der Ihnen hilft, die Wohnung zu säubern, oder der eine Stunde auf Ihre Kinder aufpasst. Überlegen Sie, wem Sie vertrauen, und bitten Sie um das, was Sie haben möchten. Nehmen Sie es dann an.

Der Wille zu geben

- Sagen Sie hallo: Sagen Sie zu mindestens einer Person »Hallo« – bei der Arbeit, in einem Geschäft oder auf der Straße. Lächeln Sie dabei. Das ist eine besonders gute Übung, wenn Ihnen nicht nach einem Lächeln zumute ist, wenn Sie einen schlimmen Tag hinter sich haben oder wenn Sie deprimiert sind. Versuchen Sie wenigstens eine kleine Verbindung zu anderen Menschen herzustellen: ein Lächeln, wenn Ihnen Wechselgeld ausgehändigt wird oder jemand an Ihnen vorbeigeht. Wie reagieren die anderen auf Sie, und welche Gefühle lösen sie bei Ihnen aus?
- Verändern Sie Ihren Blickwinkel: Konzentrieren Sie sich auf einen anderen Menschen, wenn Sie sich hoffnungslos und machtlos fühlen – in einer langen Schlange, im Wartezimmer eines Arztes und so weiter. Fragen Sie jemand anderen, wie es ihm damit geht, oder machen Sie eine mitfühlende Bemerkung über Ihre gemeinsame Situation. Nehmen Sie sich vor, diesen Menschen nur für 60 Sekunden aufzuheitern. Vielleicht fühlen auch Sie sich danach gestärkt und fröhlicher als zuvor.

Der Wille zu geben und zu nehmen

- Musik: Wählen Sie ein Musikstück aus, das Ihnen gefällt. Setzen Sie sich 5 bis 30 Minuten ruhig hin und genießen Sie die Musik. Empfangen Sie, was sie Ihnen zu bieten hat. Wenn Sie zur Musik gern schunkeln, den Takt klopfen oder tanzen, dann tun Sie es! Singen oder summen Sie mit, wie es Ihnen gefällt. Durch Hören empfangen Sie die Musik, durch Tanzen oder Singen geben Sie ihr etwas zurück.
- Mannschaftssport: Wie ich auf Seite 223 erklärt habe, geht es im Mannschaftssport um Geben und Nehmen. Dabei erfahren Sie, dass beide Aspekte Ihres Willens im Grunde eins sind. Wenn Sie Sport mögen oder glauben, dass Sie eine sportliche Aktivität mögen könnten, dann legen Sie los!
- Gruppenprojekte – Kunst, Politik oder was immer Ihnen Spaß macht: Wenn Sie sich einer Gruppe anschließen, dürfen Sie sich auf gegenseitiges Geben und Nehmen freuen. Suchen Sie sich eine Aktivität aus, die

Ihnen gefällt oder die Sie besser kennenlernen möchten. Treten Sie einer Gruppe bei und entdecken Sie die Freuden des Gebens und Nehmens.

Ihr Lebensziel

Entdecken/Wiederentdecken: Suchen Sie sich einen ruhigen, bequemen Platz und nehmen Sie sich 5 bis 30 Minuten Zeit, um die folgenden Sätze auf ein Blatt Papier zu notieren:

- Was ist mein Lebensziel?
- Was gibt meinem Leben einen Sinn?
- Was gebe ich der Welt?
- Was inspiriert mich am meisten und macht mich lebendig?

Schreiben Sie dann 5 bis 30 Minuten lang alles auf, was Ihnen dazu durch den Kopf geht. Am besten stellen Sie sich einen Küchenwecker und hören erst auf zu schreiben, wenn er sich meldet. Wenn Ihnen nichts einfällt, dann schreiben Sie so lange »Mir fällt nichts ein«, bis Sie merken, dass Sie etwas anderes schreiben. Verwenden Sie am besten einen Stift und einen Notizblock, es sei denn, Sie schreiben überhaupt nicht gern mit der Hand, dann können Sie auch einen Computer benutzen.

- Aktivieren/Reaktivieren: Denken Sie an etwas, das Ihnen das Gefühl gibt, etwas Sinnvolles zu tun, eine Bedeutung zu haben und verbunden zu sein. Das kann eine Art von »Zurückgeben« sein: ehrenamtliche Arbeit für eine Organisation, ein Gefallen, den Sie jemandem tun, etwas, das Sie jemandem beibringen. Es kann auch etwas sein, mit dem Sie sich selbst ausdrücken – Schreiben, Malen, Komponieren, Bauen, Reparieren oder Renovieren. Ebenso kann es etwas sehr Persönliches sein – Ihre spezielle Aktivität. Nehmen Sie sich jede Woche eine halbe Stunde Zeit für diese Aktivität.
- Seien Sie aktiv, nicht reaktiv: Achten Sie den ganzen Tag lang auf Momente, in denen Sie Wut, Enttäuschung oder impulsives Verhalten überwinden und stattdessen positiv reagieren können.

Ehrfurcht

- Betrachten: Suchen Sie im Internet inspirierende Bilder und schauen Sie sie 5 bis 15 Minuten lang an. Das können beeindruckende Bilder aus der Natur, dem Universum oder dem Mikrobiom sein. Sie alle haben sich für meine Patienten als heilsam erwiesen. Oder Sie wählen Ihre eigenen ganz besonderen Bilder aus. Eine meiner Lieblingsquellen für Bilder aus einer verborgenen Welt ist ein Buch mit dem Titel *Reise durch den Mikrokosmos* von Brandon Broll und Andrea Kamphuis. Ebenso schätze ich auch einen Kurzfilm sehr, den das amerikanische Museum für Naturgeschichte produziert hat: *Mysteries oft the Unseen World*. In der Zeitschrift *National Geographic* finden Sie großartige Bilder aus der Natur.
- Hören: Musik kann ehrfurchtgebietend sein, ebenso Stille, die Laute der Natur oder sogar der Lärm einer Stadt. Suchen Sie nach Hörerlebnissen, die Ihnen Ehrfurcht einflößen, und hören Sie 5 bis 30 Minuten zu. Lassen Sie die Töne durch Ihre Zellen fließen und lassen Sie sich von ihrer Botschaft inspirieren.
- Beten: Einerlei, ob Sie einer traditionellen Religion angehören oder nicht, es kann Orte oder Situationen geben, die Sie dem »Göttlichen«, so wie Sie es verstehen, näherbringen. Verbinden Sie sich 5 Minuten am Tag auf Ihre ganz eigene Weise mit dieser ehrfurchtgebietenden Kraft.
- Teilnehmen: Manche Menschen empfinden Ehrfurcht in einem religiösen Kontext, andere als Mitglied eines Chors. Ich kenne Menschen, die bei politischen Versammlungen und Demonstrationen, bei Sportveranstaltungen oder bei der Pflege von Tieren Ehrfurcht empfinden. Denken Sie an Situationen, in denen Sie Ehrfurcht spüren, und gönnen Sie sich jede Woche bis zu 30 Minuten davon.

Teil IV

Menüs und Rezepte

Kapitel 13

Ernährungsprogramm für das Ganze Gehirn

1. Woche, Tag 1

Frühstück

Quinoa mit Birne, Heidelbeeren und Mandeln (Seite 246)

Snack

Sellerie- und Kohlrabistangen mit Sonnenblumenbutter

Mittagessen

Hühnerknochenbrühe (Seite 250) mit Hühnerfleisch und Dill

Snack

Kichererbsen, karibisch gewürzt (Seite 262)

Abendessen

Stifado (ein griechischer Rindfleischeintopf) mit einem Salat aus Gurken-, Artischocken-, Avocado- und Tomatenscheiben auf einem Bett aus Blattsalaten (Seite 268)

Getränke für das Ganze Gehirn

- Genießen Sie nur einen Viertelliter Kaffee am Tag, ohne Kuhmilch, aber mit Mandel- oder Kokosmilch (oder mit Ziegenmilch, wenn Sie sie vertragen). Kein Zucker, sondern Lakanto (siehe Seite 193).
- Trinken Sie bis zu vier Mal am Tag einen Viertelliter koffeinhaltige Getränke, einschließlich des Viertelliters Kaffee. Die anderen drei Portionen können Schwarztee, Grüntee und heiße Schokolade aus rohem Kakaopulver mit Lakanto und Mandelmilch oder Kokosmilch sein.
- Keine Limonade, auch keine Diätlimonaden. Sie enthalten Maissirup und chemische Stoffe, die dem Darm und dem Mikrobiom schaden. Trinken Sie aber so viel kohlensäurehaltiges Wasser, wie Sie wollen.
- Kein Alkohol – auch er enthält zu viele schädliche Substanzen.

1. Woche, Tag 2

Frühstück
Eine Schale Joghurt mit Apfel, Beeren und Walnüssen

Snack
Gurke, Kirschtomaten und Radieschen mit Meersalz und Olivenöldips

Mittagessen
Curry-Hühnersalat mit Apfel, Yambohne, Fenchel und Walnüssen (Seite 252)

Snack
Kichererbsen, karibisch gewürzt (Seite 262)

Abendessen
Mediterraner Fischeintopf (Seite 270) mit verschiedenen Blattsalaten und Zitronen-Kräuter-Vinaigrette (Seite 292)

Wenn Sie immer noch hungrig sind ...

Essen Sie drei Mahlzeiten und zwei Snacks, wie in den Menüs angegeben. Es ist unwahrscheinlich, dass Sie dann noch hungrig sind, vor allem, wenn Sie sich jedes Mal satt essen. Sollten Sie trotzdem noch Appetit verspüren, dürfen Sie zu den Mahlzeiten oder als Snacks folgende Nahrungsmittel genießen:

- Salat mit einer Vinaigrette (Seite 252, 290, 292 und 296) mit einer oder mehreren der folgenden Zutaten: grüner Salat (außer Eisbergsalat), Brunnenkresse, Spargel, Gurke, rote Paprika, rote Zwiebeln oder Frühlingszwiebeln. Eine halbe Avocado liefert viel gehirn- und darmfreundliches Fett und sättigt.
- Brokkoli, Broccolini, Grünkohl und andere Kohlarten, Kohlrabi
- Fermentiertes Gemüse, Kimchi oder Sauerkraut

1. Woche, Tag 3

Frühstück

Grapefruit- und Orangenspalten, Avocado- und Kiwischeiben

Snack

Geschmorte Möhren, Rosenkohl und Spargel (Seite 325)

Mittagessen

Mexikanischer Fischsalat mit Yambohne, Schwarzen Bohnen, Avocado und Limette (Seite 254)

Snack

Apfelscheiben mit Mandelbutter

Abendessen

Hühnerauflauf mit Fenchel, Rüben und Champignons (272) mit Bratkartoffelsalat (Seite 283) und Grünkohl, der mit Knoblauch angebraten wurde (Seite 324)

1. Woche, Tag 4

Frühstück
Tropischer Smoothie (Seite 247)

Snack
Topinamburscheiben, Radieschen und Sellerie mit Sonnenblumenbutter

Mittagessen
Superfood-Salat (Seite 256)

Snack
Hühnerknochenbrühe (Seite 250)

Abendessen
In der Pfanne gebratener Lachs mit Meerrettichbutter (Seite 274), sautierte Gurke und Fenchel (Seite 325) mit Kräuterreis (Seite 268)

1. Woche, Tag 5

Frühstück
Obstkompott mit Minze, Orange, Blaubeeren und Kiwi mit 4 Paranüssen

Snack
Gurken- und Yambohnen-Stangen mit Cashewbutter

Mittagessen
Pilze mit Krebsfleischfüllung (Seite 264) mit einem Superfood-Salat (Seite 256)

Snack
Kichererbsen, karibisch gewürzt (Seite 262)

Abendessen
Lammeintopf mit Orange und Ingwer (Seite 276), Eskariol, kurz gedünstet, (Seite 324) und Quinoa (Seite 276)

1. Woche, Tag 6

Frühstück
Leckeres Knuspermüsli mit Kokosmilch und Obst (Seite 248)

Snack
Geschmorte Möhren, Rosenkohl und Spargel (Seite 325)

Mittagessen
Wurzelgemüsesuppe (Seite 257)

Snack
Apfelscheiben mit Mandelbutter

Abendessen
Hühnerauflauf mit Fenchel, Rüben und Champignons (Seite 272) mit Kräuterreis (Seite 268) und Grünkohl, der mit Knoblauch gebraten wurde (Seite 324)

1. Woche, Tag 7

Frühstück
Hartgekochtes Ei mit Räucherlachsscheiben und Tomate

Snack
Topinamburscheiben mit Meersalz und Olivenöldip

Mittagessen
Kartoffelsalat mit Roter Bete, Orange und Avocado (Seite 258)

Snack
Geschmorte Möhren, Rosenkohl und Spargel (Seite 325)

Abendessen
Fleischbällchen mit Tomatensoße (Seite 278) auf Quinoa (Seite 276) mit Gemüsepaprika, Zwiebeln und Pilzen, die mit Knoblauch gebraten wurden (Seite 324)

2. Woche, Tag 8

Frühstück
Leckeres Knuspermüsli mit Kokosmilch und Obst (Seite 248)

Snack
Kichererbsen, karibisch gewürzt (Seite 262)

Mittagessen
Spanischer Smoothie (Seite 259)

Snack
Endivienblätter mit Blauschimmelkäse und Walnüssen

Abendessen
Scharf angebratene Jakobsmuscheln mit Orangen-Ingwer-Butter (Seite 320) mit Kräuterreis (Seite 268) und Spinat, mit Knoblauch gebraten (Seite 324)

2. Woche, Tag 9

Frühstück
Grapefruit mit Minze, Kiwi und Beerenkompott mit 6 Mandeln

Snack
Kirschtomaten, Oliven und Radieschen mit Sonnenblumenbutter

Mittagessen
Curry-Hühnersalat mit Apfel, Yambohne, Fenchel und Walnüssen

Snack
Geschmorte Möhren, Rosenkohl und Spargel (Seite 325)

Abendessen
Lammeintopf mit Orange und Ingwer (Seite 276) mit Eskariol, der mit Knoblauch gebraten wurde, (Seite 324) und Quinoa (Seite 276)

2. Woche, Tag 10

Frühstück

2 hartgekochte Eier mit schwarzem Rettich, Oliven und Tomate

Snack

Hühnerknochenbrühe (Seite 250)

Mittagessen

Salat aus Rucola, Spargel und Avocado (Seite 260)

Snack

Apfel mit Mandelbutter

Abendessen

Hühnerauflauf mit Fenchel, Rüben und Champignons (Seite 272) mit Bratkartoffelsalat (Seite 283) und Grünkohl, der mit Knoblauch gebraten wurde (Seite 324)

2. Woche, Tag 11

Frühstück

Leckeres Knuspermüsli mit Kokosmilch und Obst (Seite 248)

Snack

Spanischer Smoothie (Seite 259)

Mittagessen

Pilze mit Krebsfleischfüllung (Seite 264) auf Römersalat

Snack

Rohes Gemüse mit pikantem Mandel-Tomaten-Dip (Seite 266)

Abendessen

Fleischbällchen mit Tomatensoße (Seite 278) mit kurz gedünstetem Kürbis und Wildbrokkoli (Seite 324)

2. Woche, Tag 12

Frühstück

Eine Schale Joghurt mit Beeren und Walnüssen

Snack

Suppe aus weißen Bohnen und Tomaten (Seite 265)

Mittagessen

Frittata mit Mangold, Pilzen, Spargel und Zwiebeln (Seite 261)

Snack

Apfelscheiben mit Mandelbutter

Abendessen

Lammeintopf mit Orange und Ingwer (Seite 276), Eskariol, mit Knoblauch gebraten (Seite 324), und Quinoa (Seite 276)

2. Woche, Tag 13

Frühstück

Frittata mit Mangold, Pilzen, Spargel und Zwiebeln (Seite 261) mit Blattsalat

Snack

Pilze mit Krebsfleischfüllung (Seite 264) mit Rucola

Mittagessen

Spanischer Smoothie (Seite 259)

Snack

Endivienblätter mit Blauschimmelkäse und Walnüssen

Abendessen

Mediterraner Fischeintopf (Seite 270) mit Gurke, Fenchel und grüner Gemüsepaprika auf Kopfsalat und Römersalat mit Zitronen-Kräuter-Vinaigrette (Seite 292)

2. Woche, Tag 14

Frühstück

Leckeres Knuspermüsli mit Kokosmilch und Obst (Seite 248)

Snack

Rohes Gemüse mit pikantem Mandel-Tomaten-Dip (Seite 266)

Mittagessen

Mexikanischer Fischsalat mit Yambohne, Schwarzen Bohnen, Avocado und Limette (Seite 254)

Snack

Wurzelgemüsesuppe (Seite 257)

Abendessen

Knoblauchhuhn (Seite 282) auf Kräuterreis (Seite 268) und Eskariol, mit Knoblauch gebraten (Seite 324)

3. Woche

Wiederholen Sie die Menüs der 1. Woche

4. Woche

Wiederholen Sie die Menüs der 2. Woche

Die DDFB-Diät

Wie Sie auf Seite 197 erfahren haben, ist die DDFB-Diät geraten, wenn Sie schwere Symptome haben oder wenn sich nach fünf Tagen Ernährungsprogramm für das Ganze Gehirn Symptome einstellen. Die DDFB-Diät heilt ein Mikrobiom, das aus dem Gleichgewicht geraten ist, weil bestimmte Bakterien sich übermäßig vermehrt haben. Sie ist sanfter und wirkt langsamer. Bleiben Sie bei dieser Diät, bis die Symptome verschwunden sind, dann noch eine weitere Woche und wechseln Sie schließlich zum Ernährungsprogramm für das Ganze Gehirn.

DDFB-Diät 1. Woche, Tag 1
Frühstück Eine Schale Joghurt mit Beeren und Walnüssen
Snack Endivienblätter und 2 Stangen Spargel mit Mandelbutter
Mittagessen Knollensellerie- und Möhrensalat (Seite 290) auf gemischtem Blattsalat
Snack Hühnerknochenbrühe (Seite 250)
Abendessen Scharf angebratenes Fischfilet mit Petersilien-Kapern-Soße (Seite 308) mit kurz gedünstetem Mangold und kurz gedünsteten grünen Bohnen (Seite 324)

Getränke für die DDFB-Diät

- Genießen Sie nur einen Viertelliter Kaffee am Tag, ohne Kuhmilch, aber mit Mandel- oder Kokosmilch (oder mit Ziegenmilch, wenn Sie sie vertragen). Kein Zucker, sondern Lakanto (siehe Seite 193).
- Trinken Sie bis zu vier Mal am Tag einen Viertelliter koffeinhaltige Getränke, einschließlich des Viertelliters Kaffee. Die anderen drei Portionen können Schwarztee, Grüntee und heiße Schokolade aus rohem Kakaopulver mit Lakanto und Mandelmilch oder Kokosmilch sein.
- Nehmen Sie so viel entkoffeinierten Tee und Kräutertee zu sich, wie Sie wollen. Bleiben Sie aber bei einer Tasse Kaffee, auch wenn er koffeinfrei ist, weil er eine ungesunde Säure bildet.
- Keine Limonade, auch keine Diätlimonaden. Sie enthalten Maissirup und chemische Stoffe, die dem Darm und dem Mikrobiom schaden. Trinken Sie aber so viel kohlensäurehaltiges Wasser, wie Sie wollen.
- Kein Alkohol – auch er enthält zu viele schädliche Substanzen.

DDFB-Diät 1. Woche, Tag 2

Frühstück
Gefüllte Eier mit Radieschen, Spargel und Kirschtomaten (Seite 284)

Snack
Alter Käse mit Oliven

Mittagessen
Nizza-Salat (Seite 292)

Snack
Eine halbe Grapefruit und Kiwi-Scheiben mit 10 Cashewnüssen

Abendessen
Hühnereintopf mit Tomate, Oliven, Kapern, grünen Bohnen und Blumenkohl mit Quinoa (Seite 276)

Wenn Sie immer noch hungrig sind ...

Essen Sie drei Mahlzeiten und zwei Snacks, wie in den Menüs angegeben. Es ist unwahrscheinlich, dass Sie dann noch hungrig sind, vor allem, wenn Sie sich jedes Mal satt essen. Sollten Sie trotzdem noch Appetit verspüren, dürfen Sie zu den Mahlzeiten oder als Snacks folgende Nahrungsmittel genießen:

- Salat mit einer Vinaigrette (Seite 252, 290, 292 und 296) mit einer oder mehreren der folgenden Zutaten: grüner Salat (außer Eisbergsalat), Brunnenkresse, Spargel, Gurke, rote Paprika, rote Zwiebeln oder Frühlingszwiebeln (nur das Grün). Eine halbe Avocado liefert viel gehirn- und darmfreundliches Fett und sättigt.
- Möhren mit Nussbutter nach Wahl
- Fermentiertes Gemüse, Kimchi oder Sauerkraut

Weitere Snack–Rezepte für die DDFB-Diät finden Sie auf meiner Webseite: www.kellmancenter.com

DDFB-Diät 1. Woche, Tag 3

Frühstück
Tuttifrutti-Smoothie (Seite 286)

Snack
Grüne Bohnen, Möhre, Sellerie und Sonnenblumenbutter

Mittagessen
Knollensellerie- und Möhren-Salat (Seite 290) auf gemischtem Blattsalat

Snack
Eine halbe Grapefruit mit Avocadoscheiben und Granatapfelkernen

Abendessen
Lammkoteletts mit Knoblauch-Olivenöl, türkischer Joghurtsoße, geschmorter Aubergine und Tomate (Seite 312)

DDFB-Diät 1. Woche, Tag 4

Frühstück

Quinoa mit Heidelbeeren und Mandeln (Seite 287)

Snack

Gefüllte Eier mit Radieschen, Spargel und Kirschtomaten (Seite 284)

Mittagessen

Hühnerknochenbrühe (Seite 250) mit Hühnerfleisch, Dill, Petersilie und Möhre

Snack

Alter Käse mit Weintrauben und Walnüssen

Abendessen

Lachs mit Zitrone-Kapern-Dillbutter (Seite 314) mit kurz gedünstetem Spinat (Seite 324) und einem Salat aus Rucola und Kopfsalat mit Basilikum, Tomate und Zitronenvinaigrette (Seite 292)

DDFB-Diät 1. Woche, Tag 5

Frühstück

Grüner Smoothie (Seite 288)

Snack

Endivienblätter und 2 Spargelstangen mit Mandelbutter

Mittagessen

Hühnersalat auf Brunnenkresse und Endivie mit Estragon, Weintrauben und Walnüssen (Seite 294)

Snack

Orangenspalten, mit Zimt bestreut, und 4 Paranüsse

Abendessen

Gebratene Shrimps mit Kräutern (Seite 307) auf Quinoa (Seite 276) mit einem Salat aus verschiedenen Blattsalaten, Tomate, Gurke, Fenchelscheiben und Zitronenvinaigrette (Seite 292)

DDFB-Diät 1. Woche, Tag 6

Frühstück
Luftige Rühreier mit Kräutern (Seite 289) und verschiedenen Blattgemüsen

Snack
Tuttifrutti-Smoothie (Seite 286)

Mittagessen
Grüner Salat mit rosaroten Shrimps (Seite 296)

Snack
Spargel, Möhren- und Gurkenstangen mit Mandelbutter

Abendessen
Rindfleischeintopf mit Butternusskürbis (Seite 316) mit kurz gedünstetem Mangold (Seite 324)

DDFB-Diät 1. Woche, Tag 7

Frühstück
Quinoa mit Heidelbeeren und Mandeln (Seite 287)

Snack
Orange und Fenchelstreifen mit Oliven und Walnüssen

Mittagessen
Gefüllte Eier mit Radieschen, Spargel und Kirschtomaten (Seite 24) auf Blattsalaten

Snack
Zucchinisuppe mit Tomaten-Basilikum-Einlage (Seite 304)

Abendessen
Geschmortes Gemüse auf Kürbisspaghetti (Seite 318)

DDFB-Diät 2. Woche, Tag 8

Frühstück

Eine Schale Joghurt mit gemischten Beeren, Minze und Walnüssen

Snack

Gedünstete Artischocken mit Zitronendip (Seite 302) auf verschiedenen Blattsalaten

Mittagessen

Knackiger Krautsalat mit gehobeltem Käse (Seite 298)

Snack

Suppe mit Spinat, Aubergine und Tomate (Seite 306)

Abendessen

Hühnereintopf mit Tomate, Oliven, Kapern, grünen Bohnen und Blumenkohl mit Quinoa (Seite 310) mit einem Salat aus Rucola, Brunnenkresse und Römersalat mit Zitronenvinaigrette (Seite 292)

DDFB-Diät 2. Woche, Tag 9

Frühstück

Grapefruit- und Orangenspalten mit Avocado und Walnüssen

Snack

Grüner Smoothie (Seite 288)

Mittagessen

Curry-Hühnersalat mit Banane, Pekannüssen und Granatapfel (Seite 300)

Snack

Gedünstete Artischocken mit Zitronendip (Seite 302) auf Blattsalat

Abendessen

Lachs mit Zitrone-Kapern-Dillbutter (Seite 314) mit kurz gedünstetem Mangold (Seite 324) und gedünsteten Möhren

DDFB-Diät 2.Woche, Tag 10

Frühstück

Eine Schale Joghurt mit gemischten Beeren, Minze und Walnüssen

Snack

Zucchinisuppe mit Tomaten-Basilikum-Einlage (Seite 304)

Mittagessen

Knollensellerie- und Möhren-Salat (Seite 290) auf Römersalat

Snack

Alter Käse mit Weintrauben

Abendessen

Jakobsmuscheln mit frischem Koriander und Limettenbutter (Seite 320) mit Quinoa (Seite 276), gedünsteten grünen Bohnen und kurz gedünstetem Mangold (Seite 324) und Granatapfelkernen

DDFB-Diät 2. Woche, Tag 11

Frühstück

Luftige Rühreier mit Kräutern (Seite 289) und verschiedenen Blattsalaten

Snack

Gemischte Beeren und 2 Melonenscheiben mit Kiwi

Mittagessen

Hühnerknochenbrühe (Seite 250) mit gekochtem Hühnerfleisch und Möhrenstücken

Snack

Gedünstete Artischocken mit Zitronendip (Seite 302) auf Blattsalat

Abendessen

Scharf angebratenes Steak mit Chimichurri-Soße (Seite 322) und sautierte Endivie (Seite 325)

DDFB-Diät 2. Woche, Tag 12

Frühstück

Grüner Smoothie (Seite 288)

Snack

Spargel, Möhren- und Pastinakenstangen mit Mandelbutter

Mittagessen

Frittata mit Mangold, Zucchini, Frühlingszwiebel und Käse (Seite 261) und ein Salat aus Kopfsalat und Brunnenkresse

Snack

Zucchinisuppe mit Tomaten-Basilikum-Einlage (Seite 304)

Abendessen

Scharf angebratenes Fischfilet mit Petersilien-Kapern-Soße (Seite 308) mit sautiertem Grünkohl und geschmortem Blumenkohl (Seite 324 und 325)

DDFB-Diät 2.Woche, Tag 13

Frühstück

Gefüllte Eier mit Radieschen, Spargel und Kirschtomaten (Seite 284) mit Räucherlachsscheiben und Blattsalat

Snack

Hühnerknochenbrühe (Seite 250)

Mittagessen

Knackiger Krautsalat mit gehobeltem Käse (Seite 298)

Snack

Eine halbe Grapefruit mit Granatapfelkernen

Abendessen

Hühnereintopf mit Tomate, Oliven, Kapern, grünen Bohnen und Blumenkohl auf Quinoa (Seite 310) mit gedünstetem Spargel

DDFB-Diät 2. Woche, Tag 14

Frühstück
Quinoa mit Heidelbeeren und Mandeln (Seite 287)

Snack
Gedünstete Artischocken mit Zitronendip (Seite 302) und Endivie

Mittagessen
Frittata mit Mangold, Zucchini, Frühlingszwiebel und Käse (Seite 261) und gemischtem Blattsalat

Snack
Möhren- und Gurkenstäbchen mit Mandelbutter

Abendessen
Rindfleischeintopf mit Butternusskürbis (Seite 316) mit kurz gedünstetem Spinat (Seite 324)

DDFB-Diät 3. Woche

Wiederholen Sie die Menüs der 1. Woche

DDFB-Diät 4. Woche

Wiederholen Sie die Menüs der 2. Woche

Kapitel 14

Rezepte für das Ganze Gehirn

Das Ernährungsprogramm für das Ganze Gehirn

Frühstück

Quinoa mit Birne, Heidelbeeren und Mandeln — 1 Portion

Dieses warme Frühstück gibt Energie und enthält eine Menge Ballaststoffe, die Nahrung für das Mikrobiom sind, sowie gesundes Fett, das die Darmwände heilt und Gehirnnahrung ist. Das Mikrobiom-Supergewürz Zimt bringt den Blutzucker ins Gleichgewicht und lindert Entzündungen.

1 TL geklärte Butter von Weidetieren oder Ghee
1/2 Tasse Quinoa, gewaschen, abgetropft
1 Tasse Wasser
1 EL Kokosöl
1/2 Zimtstange
1/8 TL frisch geriebene Muskatnuss
1/2 TL frischer Ingwer, geschält, gerieben
1/4 Tasse Kokosmilch
1/2 Tasse reife Birne, ohne Kerngehäuse, in große Stücke geschnitten

Salz
1 TL rohe Mandeln, gehackt
1/2 Tasse Heidelbeeren
1 Prise gemahlener Zimt

1. Butter, Quinoa, Wasser, Kokosöl, Zimtstange, Muskatnuss und Ingwer in einem kleinen Kochtopf vermengen und zum Kochen bringen.
2. Hitze verringern und alles 10 Minuten köcheln lassen.
3. Kokosmilch und Birne einrühren und 5 Minuten weiterköcheln lassen. Zimtstange entfernen.
4. Salz nach Belieben dazugeben und Nüsse, Heidelbeeren und Zimt darüberstreuen.

Tropischer Smoothie 1 Portion

Ich liebe Smoothies. Werfen Sie einfach alles in einen Mixer und fertig ist die köstliche Mahlzeit. Dieser Smoothie enthält eine Menge Antioxidantien, die die Gehirn- und die Schilddrüsenfunktion fördern, sowie gesundes Fett, das die Zellen in der Darmwand und im Gehirn erneuert. Das Mikrobiom-Supergewürz Zimt bringt den Blutzucker ins Gleichgewicht und lindert Entzündungen.

1 Orange, geschält, entkernt, in Spalten geteilt, grob gehackt
1/4 Tasse frische Kokosnuss, fein gehackt, oder 1 TL ungesüßte Kokosraspel, in 1/8 Tasse Kokosmilch eingeweicht
1 Tasse Erdbeeren, ohne Stiel
1/2 Tasse ungesüßte Kokosmilch
3 EL Erbsenproteinpulver
1/2 TL Kokosöl
1 TL frischer Ingwer, geschält, fein gehackt
1 Tasse Spinat oder Grünkohl, grob gehackt
1 Prise gemahlener Zimt
4 Eiswürfel

Alle Zutaten in den Mixer geben und cremig pürieren.

Leckeres Knuspermüsli mit Kokosmilch und Obst

7 Portionen (je 1/2 Tasse)

Dieses schnelle, einfache und sättigende Frühstück enthält Hafer und Leinsamen, die mit ihren Ballaststoffen das Mikrobiom unterstützen. Es eignet sich auch als wohlschmeckender, sättigender Snack. Wenn Sie das Müsli in einem luftdichten Behälter in den Kühlschrank stellen, hält es Sie wochenlang auf Trab und stärkt das Gehirn jedes Mal, wenn Sie es genießen. Das gesunde Fett ist Kraftnahrung für das Gehirn und die Darmwände und das Mikrobiom-Supergewürz Zimt hilft, den Blutzuckerspiegel ins Gleichgewicht zu bringen und Entzündungen zu lindern.

Für die Hafermischung

1 Tasse Wasser
1 EL gemahlener Zimt
1 TL gemahlener Piment
1 TL frisch geriebene Muskatnuss
1 EL reines Vanilleextrakt
1/4 Tasse Kokosöl
2 EL Mandelbutter
4 Tassen glutenfreie Haferflocken
1 Tasse rohe gehobelte Mandeln oder Cashewkerne oder eine Mischung aus beiden

Für die Leinsamenmischung

1 Tasse Wasser
1 EL gemahlener Zimt
1 TL gemahlener Piment
1 TL reines Vanilleextrakt
1 1/2 Tassen Leinsamen
1/2 Tasse Sonnenblumenkerne
1/2 Tasse Heidelbeeren (optional)

1. Den Backofen auf 175 °C vorheizen. Zwei 30 mal 45 cm große Backbleche bereithalten.
2. Zuerst die Haferflockenmischung zubereiten: Wasser, Gewürze, Vanille, Kokosöl und Mandelbutter in einem kleinen Kochtopf bei schwacher Hitze 2 Minuten kochen. Abkühlen lassen, dann die Haferflocken in eine Schüssel schütten und die Flüssigkeit darübergießen.
3. Nun die Leinsamenmischung zubereiten: Wasser, Gewürze und Vanille in einem kleinen Kochtopf bei schwacher Hitze 2 Minuten kochen. Abkühlen lassen. Leinsamen und Sonnenblumenkerne in einer Schüssel mischen, dann die Flüssigkeit darübergießen.
4. Die Haferflockenmischung auf einem Backblech und die Leinsamenmischung auf dem anderen verteilen. Beide 30 Minuten im Ofen backen, dabei häufig umrühren. Die Mischungen sollten knusprig werden. Dann aus dem Ofen nehmen und abkühlen lassen. Die Mandeln beziehungsweise Cashewkerne zu den Haferflocken geben.
5. Die Haferflocken- und die Leinsamenmischung vermengen und in einem luftdichten Behälter in den Kühlschrank stellen.
6. Müsli mit Kokosmilch und, wenn gewünscht, mit Heidelbeeren servieren.

Mittagessen

Hühnerknochenbrühe 12 Tassen

Knochenbrühe tut dem Darm enorm gut und stärkt zudem das Immunsystem. Das Geheimnis besteht darin, die Knochen wieder in die Brühe zu geben. Frieren Sie die Brühe in kleinen Behältern ein und verwenden Sie sie für Suppen und Eintöpfe oder als pikanten Snack.

1 Huhn (4,5 bis 5,5 Pfund schwer), zerlegt, gewaschen, getrocknet
4 EL Salz oder mehr, nach Geschmack
1 EL Knoblauch, fein gehackt
18 Tassen kaltes Wasser
2 große Möhren, ungeschält, in große Stücke geschnitten
1 Tasse Zwiebeln, gehackt
1 TL frisch gemahlener schwarzer Pfeffer
Je 6 Zweige Schnittlauch, Petersilie und Dill, zusammengebunden

1. Die Hühnerstücke mit 2 EL Salz und mit dem Knoblauch einreiben. Zugedeckt eine Stunde in den Kühlschrank stellen.
2. Wasser, Huhn – außer der Brust –, Möhre, Zwiebel und Pfeffer in einem Suppentopf zum Kochen bringen. Hühnerbrust und Kräuter dazugeben, Hitze reduzieren und alles zugedeckt 40 Minuten (bis das Fleisch gar ist) köcheln lassen.
3. Die Hühnerbrust aus der Brühe holen, das Fett von der Brühe abschöpfen und wegwerfen, dann Suppe weiterkochen. Die Brustknochen vom Hühnerfleisch entfernen, Haut und Fett wegwerfen. Brustknochen wieder in den Topf legen und die Brühe weiter köcheln lassen. Die Hühnerbrust in mundgerechte Stücke schneiden, im Kühlschrank oder in der Kühltruhe aufbewahren und später für Suppen oder Salate verwenden.

4. Das restliche Huhn aus dem Topf holen, sobald es gar ist, und Knochen und Brühe weiter köcheln lassen. Das gekochte Fleisch von den Schenkeln und dem Rücken entfernen und Haut und Fett wegwerfen. Die Knochen wieder in die Brühe legen und alles weitere drei Stunden köcheln lassen. Das gekochte Huhn im Kühlschrank oder in der Kühltruhe aufbewahren.
5. Möhre, Zwiebel und Kräuter entfernen und wegwerfen. Die Knochen und eine Tasse Brühe in einem Mixer zu einer sämigen Masse pürieren.
6. Die Knochenpaste in die Brühe abseihen und feste Teile entfernen. Sie erhalten etwa 12 Tassen Hühnerbrühe. Das restliche Salz nach Geschmack dazugeben.
7. In den Kühlschrank stellen, was Sie für eine Suppe brauchen, und den Rest in kleinen Behältern einfrieren.

Curry-Hühnersalat mit Apfel, Yambohne, Fenchel und Walnüssen

1 Portion

In diesem Rezept können Sie das Hühnerfleisch verwenden, das Sie für die Hühnerknochenbrühe (siehe oben) gebraucht haben. Yambohne, Radieschen und Tomaten sind Superfoods für das Mikrobiom, da sie jede Menge präbiotische Faserstoffe enthalten, die das Mikrobiom braucht, um vielfältig und stark zu sein. Das gesunde Fett in den Nüssen und in der Vinaigrette stärkt das Gehirn. Nüsse, Fenchel und Kichererbsen liefern zudem eine Menge Ballaststoffe für das Mikrobiom.

Für die Zitronenvinaigrette

1 TL fein geriebene Zitronenschale
2 EL frisch gepresster Zitronensaft, mehr nach Belieben
1/2 TL Dijon-Senf
1/4 TL Salz, mehr nach Belieben
3 EL Olivenöl
Frisch gemahlener schwarzer Pfeffer

Für den Curry-Hühnersalat

1/4 TL Currypulver
1 Tasse gekochtes Hühnerfleisch, in 1 1/4 cm große Stücke geschnitten
1 Scheibe (1 1/4 cm dick) Yambohne, geschält, in Würfel geschnitten
1 EL Kichererbsen aus der Dose, gewaschen, abgetropft
1/4 Tasse Fenchel, in Würfel geschnitten
1/4 Tasse Apfel, ohne Kerngehäuse, in Würfel geschnitten
Salz und frisch gemahlener schwarzer Pfeffer
1 gehäufte Tasse gemischte Blattsalate
2 Radieschen, in knapp 1 cm dicke Scheiben geschnitten
6 Kirschtomaten, halbiert
1 EL Cashewkerne oder Walnüsse, grob gehackt

1. Zuerst die Zitronenvinaigrette zubereiten: Zitronenschale und -saft in einer kleinen Schüssel aus Glas oder rostfreiem Stahl vermengen (Plastik löst sich im Essig). Senf und 1/4 TL Salz dazugeben. Das Olivenöl langsam einrühren. Kosten, dann nach Belieben Pfeffer, mehr Salz und Zitronensaft hinzufügen.
2. Für den Curry-Hühnersalat Currypulver in die Zitronenvinaigrette einrühren.
3. Hühnerfleisch, Yambohne, Kichererbsen, Fenchel und Apfel in einer Schüssel mit 1 1/2 EL Curry-Zitronen-Vinaigrette vermengen. Mit Salz und Pfeffer nach Belieben abschmecken.
4. Salatblätter in die Mitte eines Tellers legen. Die Hühnermischung darauf löffeln und den Tellerrand mit Radieschen und Tomaten garnieren.
5. Die Nüsse über den Salat streuen und die restliche Vinaigrette darauf träufeln.

Mexikanischer Fischsalat mit Yambohne, Schwarzen Bohnen, Avocado und Limette

1 Portion

Yambohnen, Tomaten und Schwarze Bohnen sind Superfoods für das Mikrobiom, weil sie den Darmbakterien als Nahrung dienen. Das gesunde Fett im Fisch, in der Avocado und in der Zitronenvinaigrette stärkt die Zellwände, was besonders wichtig für die Gesundheit des Gehirns ist. Ein köstliches Rezept für ein sättigendes, eiweißreiches Mittagessen, das Ihnen hilft, den Nachmittag wach und voller Energie zu überstehen.

3/4 Tasse gekochter weißer Fisch mit festem Fleisch und wenig Quecksilber, zum Beispiel Kabeljau, Heilbutt oder Buntbarsch
2 EL Yambohne, geschält, in Würfel geschnitten
2 EL plus 1 TL Zitronenvinaigrette (Seite 252), aber mit Limettensaft anstelle des Zitronensafts
1/4 TL gemahlener Kreuzkümmel
1/2 TL frischer Koriander, klein geschnitten
Salz und frisch gemahlener schwarzer Pfeffer
4 Avocadoscheiben, geschält, in Würfel geschnitten
1/4 TL Jalapeño, fein gehackt, oder mehr, nach Belieben
2 EL Tomate, in Würfel geschnitten
1 EL Gurke, geschält, entkernt, in Würfel geschnitten
1 knappe Tasse Schwarze Bohnen (wenn sie aus der Dose kommen, waschen und abtropfen lassen)
2 Tassen Blattsalat

Zum Garnieren

4 dünne Avocadoscheiben
4 dünne Tomatenscheiben
1 Zweig frischer Koriander
1/4 Limette

1. Den Fisch in einer kleinen Glas- oder Keramikschüssel mit Yambohne, 1 EL Vinaigrette, Kreuzkümmel und frischem Koriander vermengen. Salz und schwarzen Pfeffer nach Belieben dazugeben.
2. In einer zweiten kleinen Schüssel Avocado, Jalapeño, Tomate und Gurke mit 1 TL Vinaigrette vermischen.
3. In einer dritten kleinen Schüssel schwarze Bohnen mit 1 EL Vinaigrette vermengen.
4. Salatblätter auf einem Teller anrichten, den Fisch in die Mitte legen und die Avocadomischung und die Schwarzen Bohnen rundherum verteilen. Mit den Avocado- und Tomatenscheiben, dem frischen Koriander und einer Limettenspalte garnieren.

Superfood-Salat 1 Portion

Der Name sagt eigentlich schon alles: Es geht um einen Salat aus Superfoods für das Mikrobiom, der die Bakteriengemeinschaft ernährt und stärkt. Außerdem lässt sich der Salat wunderbar mit Resten (gebratenem Gemüse, Huhn, Fisch, Meeresfrüchte) zu einer sättigenden Mahlzeit oder einem Imbiss erweitern. Dafür können Sie auch die Walnussvinaigrette von Seite 290 oder den Zitronendip von Seite 303 verwenden. Dieser Salat enthält Topinambur, eines unserer Superfoods für das Mikrobiom mit einer Menge präbiotischer Fasern, die den Bakterien als Nahrung dienen. Die Kartoffel (optional) liefert etwas resistente Stärke, von der die Verdauung, der Darm und das Mikrobiom profitieren. Da wir auch mit den Augen essen, sollten Sie das Gemüse hübsch anrichten.

5 Blätter Römersalat
1 Tasse Brunnenkresse, festere Stiele entfernt
5 rohe, dünne Spargelstangen, Enden entfernt
1 kleine Möhre, geschält, in dünne Scheiben geschnitten
1 Topinamburknolle, gesäubert, in dicke Scheiben geschnitten
2 Radieschen, in dünne Scheiben geschnitten
4 Kirschtomaten, halbiert
1 rote Zwiebel, in dünne Scheiben geschnitten (optional)
1 gekochte Kartoffel, in Scheiben geschnitten (optional)
1 EL Zitronenvinaigrette (Seite 252) oder mehr, nach Belieben; Sie können auch ein anderes Dressing oder den Zitronen-Dip (Seite 303) wählen
Huhn, Fisch, Shrimps oder gebratenes Gemüse nach Wahl

1. Die Römersalatblätter mit dem Stielende in der Mitte auf einen Teller legen, sodass sie einen Stern bilden
2. Die Brunnenkresse in die Mitte des Sterns setzen.
3. Die Spargelstangen jeweils in die Mitte eines Römersalatblattes legen. Das restliche Gemüse von der Brunnenkresse ausgehend in die Salatblätter hinein anrichten. Die Vinaigrette auf das Gemüse träufeln.
4. Huhn, Fisch, Shrimps oder gebratenes Gemüse mit dem Salat servieren.

Wurzelgemüsesuppe 2 Portionen

Suppe ist ein wohltuendes Gericht, das den Darm heilt, vor allem wenn Sie dafür Hühnerknochenbrühe verwenden (Seite 250). Diese Suppe enthält zudem Superfoods für das Mikrobiom (Zwiebel, Knoblauch, Möhre) und präbiotische Ballaststoffe im Wurzelgemüse, die den Bakterien die Nahrung liefern, die sie brauchen, um den Darm zu heilen und das Ganze Gehirn zu unterstützen.

1 Zwiebel, grob gehackt
2 große Knoblauchzehen, gehackt
2 Möhren, geschält, geputzt, in 2 1/2 cm große Stücke geschnitten
1 kleine Speiserübe, geschält, geputzt, in 2 1/2 cm große Stücke geschnitten
1/2 kleine Kohlrübe, geschält, geputzt, in 2 1/2 cm große Stücke geschnitten
2 Pastinaken, geschält, geputzt, in 2 1/2 cm große Stücke geschnitten
1 kleine Sellerieknolle, geschält, geputzt, in 2 1/2 cm große Stücke geschnitten
3 EL Olivenöl
3 Tassen Hühnerknochenbrühe (Seite 250) oder Bio-Hühnerbrühe
1 EL frische Petersilie, gehackt
1 TL Salz
1/2 TL frisch gemahlener schwarzer Pfeffer
1 TL frische Thymianblätter
2 EL frischer Estragon, klein geschnitten
Gekochtes Hühnerfleisch (optional)

1. Gemüse und Olivenöl in einem Topf vermischen, sodass das Gemüse mit Öl überzogen ist. Bei milder bis mittlerer Hitze 5 Minuten braten.
2. Brühe, Petersilie, Salz und Pfeffer dazugeben. Bei mittlerer Hitze 30 Minuten kochen, bis das Gemüse weich ist.
3. Restliche Kräuter und Hühnerfleisch (optional) dazugeben und 10 Minuten mitkochen.

Kartoffelsalat mit Roter Bete, Orange und Avocado 1 Portion

Dieser bunte, ungewöhnliche Salat ist sehr vielseitig. Er enthält Rote Bete und Orangen, die Antioxidantien und Energie liefern, Avocado und Vinaigrette mit gesundem Fett, das den Darm und das Gehirn stärkt, sowie Yambohne als Nahrung für das Mikrobiom und den Darm. Gekochtes Hühnerfleisch oder Fisch (optional) sorgen zusätzlich für einen Proteinschub.

2 Tassen gemischte Blattsalate
1 mittelgroße Rote Bete, gekocht oder gebraten, geschält, in knapp 1 cm dicke Scheiben geschnitten
1 Tasse Kartoffeln, in kleine Stücke geschnitten, gebraten, abgekühlt
1/2 Tasse Yambohne, in Würfel geschnitten
1 kleine Orange, geschält, entkernt, in Spalten geteilt
1/2 Avocado, geschält, Kern entfernt, in Scheiben geschnitten
1/2 TL frischer Estragon, klein geschnitten
3 EL Vinaigrette (Seite 298), aber mit 2 EL frisch gepresstem Orangensaft und 1 TL Orangenschale anstelle des Zitronensafts und der Zitronenschale

1. Die Salatblätter auf einem Teller verteilen. Die Rote Bete und die Kartoffelstücke in die Mitte legen.
2. Yambohne und Orange rundherum verteilen und die Avocadoscheiben fächerförmig darauflegen.
3. Den Estragon auf den Salat streuen und die Orangenvinaigrette darauf träufeln.

Spanischer Smoothie 1 Portion

Olé! Dieser Smoothie erinnert an die traditionelle spanische Gazpacho. Eine schnelle und einfache Variante, die kühl, erfrischend und mit Superfoods für das Mikrobiom beladen ist: Tomate, Zwiebel und Knoblauch. Das Öl stärkt die Darmwände und das Gehirn und das Eiweißpulver macht das Ganze ziemlich sättigend.

1/2 Tasse Gurke, geschält, entkernt, gehackt
1/2 Tasse Tomate, gehackt
2 EL grüne Paprikaschote, grob gehackt
1 EL süße rote Zwiebel, gehackt
1/4 Tasse Avocado, geschält, Kern entfernt
1/2 Tasse Grünkohl, grob gehackt
1/4 TL Knoblauch, fein gehackt
1/2 TL gemahlener Kreuzkümmel
1 EL weißer Essig
1 TL Olivenöl
1 TL Salz
1/2 TL Jalapeño oder scharfe Soße
1 TL Leinsamen- oder Kokosöl
3 EL Erbsenproteinpulver
4 Eiswürfel

Alle Zutaten im Mixer cremig pürieren.

Salat aus Rucola, Spargel und Avocado 1 Portion

Wenn Sie Ihr Mikrobiom stärken möchten, ist dieser Salat eine gute Wahl. Superfoods für das Mikrobiom, zum Beispiel Spargel, Topinambur und Tomate, sind gesunde Präbiotika für die Darmbakterien. Die Kartoffel (optional) fügt resistente Stärke hinzu, die das Mikrobiom ebenfalls schätzt. Und wenn Ihr Mikrobiom glücklich ist, dann ist auch Ihr Ganzes Gehirn glücklich!

6 Spargelstangen, Enden entfernt
1/2 Tasse Wasser
1 TL Olivenöl
1/4 TL Salz
2 Topinamburknollen, geputzt, in dünne Scheiben geschnitten
6 Kirschtomaten, halbiert
3 EL Zitronenvinaigrette (Seite 252)
1 gehäufte Tasse Rucola
4 Scheiben Avocado, geschält
3/4 Tasse gekochte Kartoffel, abgekühlt und in Scheiben geschnitten (optional)

1. Spargel, Wasser, Olivenöl und Salz in einem Kochtopf etwa 5 Minuten köcheln lassen, bis der Spargel bissfest ist. Dann vom Herd nehmen und Spargel abkühlen lassen.
2. Den Spargel in 5 cm lange Stücke schneiden und in einer Schüssel mit dem Topinambur und den Tomaten vermischen. Mit 1 EL Vinaigrette übergießen.
3. Rucola mit der restlichen Vinaigrette vermischen und auf einem Teller anrichten. Die Avocado- und die Kartoffelscheiben am Tellerrand anordnen und das restliche Gemüse in die Mitte löffeln.

Frittata mit Mangold, Pilzen, Spargel und Zwiebeln 2 Portionen

Dieses italienische Omelett ist ein köstliches warmes Mittagessen oder ein stärkendes Frühstück. Servieren Sie es mit einem grünen Salat und genießen Sie die Superfoods für das Mikrobiom – Spargel und Zwiebel, die natürliche Präbiotika sind. In einer Frittata wird meist auch Milch und Käse verwendet, wir nehmen stattdessen Kokosmilch und ein wenig Ziegenkäse, die die meisten Menschen besser vertragen als Kuhmilchprodukte. Ihr Gehirn wird sich über das gesunde Fett freuen!

6 große Bio-Eier auf Zimmertemperatur
2 EL Kokosmilch
1 TL frischer Estragon, gehackt
1/2 TL frische Thymianblätter
1/4 Tasse geriebener Pecorino Romano
1/2 TL Salz, mehr nach Belieben
1/2 TL frisch gemahlener schwarzer Pfeffer, mehr nach Belieben
2 EL Olivenöl
1 Tasse Zwiebel, grob gehackt
1 Tasse Pilze, in Scheiben geschnitten
8 dünne Spargelstangen, in 2 1/2 cm lange Stücke geschnitten
225 g Mangold, gewaschen und in 2 1/2 cm breite Stücke gerissen

1. Den Backofen auf 250 °C vorheizen.
2. Die Eier in einer Schüssel mit der Kokosmilch verquirlen. Kräuter, 2 EL Käse, Salz und Pfeffer dazugeben.
3. Das Öl in einer schweren ofenfesten Pfanne mit 20 cm Durchmesser bei mittlerer Hitze erwärmen und die Zwiebel darin in etwa 5 Minuten glasig braten. Pilze und Spargel dazugeben und weich braten. Den Mangold dazugeben und dünsten, bis er zusammenfällt.
4. Das Gemüse gleichmäßig in der Pfanne verteilen und nach Geschmack mit Salz und Pfeffer würzen. Hitze erhöhen. Wenn die Pfanne sehr heiß ist, die Eier hineingießen und braten, bis sie zu stocken beginnen.
5. Mit dem restlichen Käse bestreuen und die Pfanne in den Ofen schieben. 5 Minuten backen, bis die Frittata fest, aber nicht braun ist.

Snacks

Kichererbsen, karibisch gewürzt — 3 Portionen

Ein pikanter Snack, der süchtig macht! Bleibt etwas von der Gewürzmischung übrig, können Sie sie für andere Snacks verwenden oder damit Fisch und Geflügel einreiben. Die Kichererbsen sind eine vorzügliche ballaststoffreiche Eiweißquelle, die Ihr Mikrobiom lieben wird. Kurkuma und Zimt lindern Entzündungen und sind großartig für das Mikrobiom und das Gehirn.

1 TL Currypulver
1 TL gemahlener Kreuzkümmel
1/4 TL gemahlene Kurkuma
1 TL gemahlener Piment
1/4 TL frisch geriebene Muskatnuss
1/8 TL gemahlene Gewürznelken
1/2 TL gemahlener Zimt
1 TL gemahlener Koriander
1/2 TL Chilipulver
1/4 TL Cayennepfeffer
2 Dosen (je 0,5 l) Bio-Kichererbsen, abgegossen, gespült
1 1/2 EL Olivenöl
2 TL grobes Salz
Salz und frisch gemahlener schwarzer Pfeffer

1. Den Backofen auf 190 °C vorheizen.
2. Alle Gewürze in einer kleinen Schüssel vermengen.
3. Die Kichererbsen in einer mittelgroßen Schüssel mit dem Öl vermischen. 2 TL Gewürzmischung und das grobe Salz dazugeben. Die restliche Gewürzmischung für eine zweite Portion verwenden oder Fleisch oder Geflügel damit einreiben.
4. Die Kichererbsen auf einem nicht eingefetteten Backblech oder in einer flachen Bratpfanne verteilen. Im Ofen backen, bis sie nach 30 bis 40 Minuten goldbraun und knusprig sind. Dann aus dem Ofen nehmen und auf Zimmertemperatur abkühlen lassen. Nach Belieben mit Salz und Pfeffer würzen. In einem luftdicht verschließbaren Behälter aufbewahren. Wenn die Kichererbsen weich werden, noch einmal backen, bis sie wieder knackig sind.

Pilze mit Krebsfleischfüllung 2 Portionen

Dieses Gericht ist ein ganz besonderer Snack oder auch mit einem einfachen Salat oder auf einem Reisbett serviert ein wunderbares Mittagessen. Die Zwiebel und der Knoblauch sind Superfoods für das Mikrobiom und stärken das Ganze Gehirn. Wenn Sie diese gefüllten Pilze mit Reis servieren, bekommt Ihr Mikrobiom noch resistente Stärke.

2 EL Olivenöl
1/2 Tasse Zwiebel, fein gehackt
1 EL Sellerie, fein gehackt
10 sehr große weiße Champignons
1/2 TL Knoblauch, fein gehackt
1 TL frischer Estragon, gehackt
1 Tasse frisches Krebsfleisch
1/2 TL frisch gepresster Zitronensaft
Salz und frisch gemahlener schwarzer Pfeffer

1. Den Backofen auf 190 °C vorheizen
2. 1 EL Olivenöl in einem mittelgroßen Kochtopf erhitzen und Zwiebel und Sellerie darin bei milder bis mittlerer Hitze etwa 5 Minuten anbraten.
3. Die Stiele von acht Pilzen entfernen. Dann diese Stiele und die zwei restlichen Pilze hacken, zum Gemüse im Topf geben und weitere 4 Minuten braten. Knoblauch, Estragon und Krebsfleisch dazugeben und 2 Minuten garen. Dann Topf vom Herd nehmen und Füllung mit Zitronensaft, Salz und Pfeffer nach Belieben würzen.
4. Die entstielten Pilze leicht mit dem restlichen Olivenöl einreiben und mit der Krebsfleischmischung füllen. Die Pilze mit der gefüllten Seite nach oben auf ein leicht eingeöltes Backblech legen und etwa 25 Minuten im Ofen backen, bis die Pilze weich sind und die Füllung heiß und goldbraun ist.
5. Was nicht gleich gegessen wird, können Sie bis zu 3 Tage lang im Kühlschrank aufbewahren.

Suppe aus weißen Bohnen und Tomaten 3 Portionen

Diese herzhafte Suppe stärkt das Ganze Gehirn und wärmt den Körper mit einem köstlichen und sättigenden Mittagessen. Die Tomate ist ein Superfood für das Mikrobiom, die Ballaststoffe in den Bohnen dienen den Darmbakterien als Nahrung.

1/2 Tasse Zwiebeln, gehackt
2 EL Olivenöl
1 TL Knoblauch, fein gehackt
4 Tassen Eskariol, gewaschen, gehackt
1 Dose (etwa 420 g) weiße Bio-Bohnen, gewaschen, abgetropft
2 Tassen Tomaten, gehackt
4 Tassen Hühnerknochenbrühe (Seite 250) oder Bio-Hühnerbrühe aus dem Glas
1/4 TL gemahlener Kreuzkümmel
2 TL Salz
1/2 TL frisch gemahlener Pfeffer
Salz und Pfeffer

1. Die Zwiebel in einem großen Kochtopf im Olivenöl anschwitzen, bis sie weich und goldbraun ist. Den Knoblauch dazugeben und bei schwacher Hitze 1 Minute garen.
2. Den gehackten Eskariol dazugeben und dünsten, bis er zusammenfällt.
3. Die weißen Bohnen und die Tomaten dazugeben und bei schwacher Hitze 5 Minuten garen.
4. Brühe, Kreuzkümmel, Salz und Pfeffer dazugeben und bei mittlerer Hitze 10 Minuten garen. Wenn gewünscht, noch einmal mit Salz und Pfeffer würzen.

Rohes Gemüse mit pikantem Mandel-Tomaten-Dip 1 Portion

Diese Kombination aus rohem Gemüse und einem würzigen Dip ist auch eine leckere Beilage zu Fisch oder Meeresfrüchten. Genießen Sie die Superfoods für das Mikrobiom: Tomate, Knoblauch und Topinambur. Das gesunde Fett in den Mandeln und im Olivenöl stärkt das Gehirn und heilt die Darmwände. Wenn Sie Ihr Essen nicht scharf mögen, nehmen Sie weniger Jalapeño oder lassen Sie sie ganz weg. Reste vom Dip können Sie im Kühlschrank aufbewahren und auch als Soße für Hühnerfleisch oder Fisch verwenden.

1 oder 2 mittelgroße, sehr reife Tomaten
1 Tasse Bio-Mandelstifte
1/2 Tasse plus 1 EL Olivenöl und mehr für die Pfanne
1 TL Jalapeño, entkernt, fein gehackt
2 Knoblauchzehen, fein gehackt
1/2 kleine, süße rote Paprikaschote, Kerne entfernt
2 Frühlingszwiebeln, geputzt, gehackt
1 TL Apfelessig
1/2 TL Salz
5 Endivienblätter
1/2 kleine Gurke, geschält, entkernt, in Stäbchen geschnitten
1 Selleriestange, in Streifen geschnitten
2 Topinamburknollen, geputzt, in Scheiben geschnitten
4 Blumenkohlröschen

1. Den Backofen auf 175 °C vorwärmen.
2. Tomate und Mandeln auf ein leicht eingeöltes Backblech legen und 10 Minuten im Ofen rösten, bis die Mandeln anfangen, braun zu werden. Dann aus dem Ofen nehmen.
3. 1/4 Tasse Öl in einer kleinen Pfanne erhitzen und Jalapeño darin in etwa 5 Minutenweich braten. Knoblauch dazugeben. Bei schwacher Hitze 2 Minuten garen.
4. Rote Paprika, Frühlingszwiebel und die Jalapeño-Mischung in einer Küchenmaschine zerkleinern.
5. Die Tomate häuten. Tomate, Essig und Mandeln in die Küchenmaschine geben und 1 Minute zerkleinern.
6. Das restliche Olivenöl langsam hinzugießen. Salz dazugeben und alles zu einer sämigen Masse pürieren. Eine Portion als Dip in ein Schälchen abfüllen, den Rest für den späteren Gebrauch als Dip oder als Soße für Fisch, Meeresfrüchte oder Hühnerfleisch im Kühlschrank aufbewahren.
7. Das Gemüse auf einem Teller verteilen und mit dem Dip servieren.

Abendessen

Stifado (ein griechischer Rindfleischeintopf) mit Kräuterreis

3 Portionen

Dieser ungewöhnlich pikante Eintopf wird mit Fetakäse und Walnüssen zubereitet. Der Knoblauch und die Zwiebel stärken das Mikrobiom, die Walnüsse tun mit ihrem gesunden Fett dem Gehirn Gutes und das Supergewürz Zimt fördert die Gesundheit. Servieren Sie den Stifado mit braunem Bio-Kräuterreis, dessen resistente Stärke den Darm und das Mikrobiom stärkt.

450 g Rindfleisch, in 4 cm große Würfel geschnitten
Salz und frisch gemahlener schwarzer Pfeffer
2 EL Olivenöl
3 Zwiebeln, grob gehackt
2 große Knoblauchzehen, fein gehackt
1 Zimtstange (5 cm)
1 EL Rotweinessig
1/2 Tasse Rotwein
1 Tasse Tomatensoße
3 ganze Gewürznelken
1/4 TL gemahlener Piment
1 TL frische Minze, gehackt
1 Tasse Fetakäse aus Schafsmilch, zerkrümelt
1/2 Tasse Walnüsse, gehackt

Für den Kräuterreis

1 1/4 Tassen Wasser
1 Tasse ungekochter brauner Reis
1 große Prise getrockneter Thymian
1 große Prise getrockneter Estragon
1 große Prise getrockneter Rosmarin
1/4 TL grobes Salz

1. Den Backofen auf 175 °C vorheizen.
2. Das Rindfleisch mit Salz und Pfeffer bestreuen und in einem Schmortopf im Olivenöl bei mittlerer Hitze anbraten, bis es rundherum braun ist. Dann Fleisch aus dem Topf nehmen und beiseitestellen.
3. Zwiebeln, Knoblauch und Zimtstange in den Topf geben und bei mittlerer Hitze 5 Minuten garen. Weinessig, Wein, Tomatensoße, Nelken, Piment und Minze dazugeben und 5 Minuten garen. Das Fleisch wieder dazugeben und alles gut vermengen.
4. Den Topf in den Backofen stellen und das Stifado 1 bis 1 1/2 Stunden garen, bis das Fleisch weich ist.
5. Während der Eintopf im Ofen ist, den Kräuterreis zubereiten: Wasser, braunen Reis, Thymian, Estragon, Rosmarin und Salz in einem Topf vermengen und zugedeckt zum Kochen bringen. Dann die Hitze verringern und Reis 30 Minuten köcheln, bis das Wasser aufgesogen und der Reis weich ist. Den Herd ausstellen und den Reis 10 Minuten dämpfen. Bleibt Reis übrig, können Sie ihn bis zu 3 Tage im Kühlschrank aufbewahren.
6. 5 Minuten vor dem Servieren den Fetakäse und die Walnüsse in den Eintopf rühren. Zimtstange und Gewürznelken entfernen.
7. Stifado mit dem Kräuterreis und einem einfachen Salat servieren. Reste können Sie im Kühlschrank oder in der Kühltruhe aufbewahren.

Mediterraner Fischeintopf 2 Portionen

Diesen schnellen, einfachen Fischeintopf können Sie mit verschiedenen weißen Fischen mit festem Fleisch (und wenig Quecksilber) zubereiten, zum Beispiel mit Kabeljau, Heilbutt oder Buntbarsch. Die Zwiebeln und die Möhren sind Superfoods für das Mikrobiom, sie frischen die Darmflora auf. Das Fett im Fisch und in der Vinaigrette stärkt die Gehirnzellen und die Zellen in der Darmwand, die resistente Stärke im Kräuterreis (Seite 268) ist eine Wohltat für den Darm und das Mikrobiom.

450 g Kabeljau, in 5 cm große Stücke geschnitten
2 EL frisch gepresster Zitronensaft, mehr nach Belieben
1/2 TL Salz, mehr nach Belieben
1/2 TL frisch gemahlener schwarzer Pfeffer, mehr nach Belieben
2 große Knoblauchzehen
5 Sardellenfilets, gewaschen
2 EL Olivenöl
3/4 Tasse Zwiebeln, gehackt
3/4 Tasse Möhren, gehackt
3/4 Tasse Fenchel, gehackt
1 Dose (etwa 780 g) Bio-Tomaten mit Flüssigkeit
1/2 TL frische Thymianblätter
2 TL frischer Estragon, klein geschnitten
1 TL grob gehackte und 1 TL fein gehackte Petersilie zum Garnieren
Kräuterreis zum Servieren (Seite 268)
Gemischte Blattsalate zum Servieren
Zitronen-Kräuter-Vinaigrette zum Servieren (Seite 292)

1. Den Fisch mit Zitronensaft, Salz und Pfeffer in einer kleinen Schüssel aus rostfreiem Stahl oder Keramik 15 Minuten marinieren.
2. Den Knoblauch in einer Küchenmaschine zerkleinern. Die Sardellenfilets dazugeben und zerkleinern, bis eine sämige Paste entsteht. Beiseitestellen.
3. In einem großen Schmortopf das Olivenöl erhitzen, dann Zwiebeln, Möhren und Fenchel dazugeben und etwa 5 Minuten braten, bis die Zwiebeln weich sind. Die Sardellenpaste dazugeben und bei milder Hitze 1 Minute mitkochen. Tomaten dazugeben und etwa 10 Minuten garen, bis sie zusammenzufallen.
4. Thymian, die Hälfte des Estragons, die grob gehackte Petersilie und den Fisch dazugeben. Köcheln, bis der Fisch weiß wird und zerfällt, wenn Sie ihn mit einer Gabel anstechen.
5. 1 TL Estragon dazugeben, kosten und nach Belieben noch etwas mehr davon sowie mehr Salz, Pfeffer und Zitronensaft zufügen. Mit der fein gehackten Petersilie garnieren.
6. Mit dem Kräuterreis und dem Blattsalat mit Vinaigrette servieren.
7. Die zweite Portion für ein weiteres Mittagessen oder für einen Fischsalat als Abendessen in den Kühlschrank stellen.

Hühnerauflauf mit Fenchel, Rüben und Champignons 2 Portionen

Bereiten Sie dieses pikante Hühnergericht für ein Mittagessen vor und bewahren Sie die zweite Portion für ein weiteres Essen im Kühlschrank oder in der Kühltruhe auf. Servieren Sie es mit Zucchini, die mit Knoblauch gebraten wurden, und mit kurz gedünstetem Mangold (Seite 324). Sie werden vom vollen Aroma der würzigen Marinade und von den vielfältigen Texturen der verschiedenen Gemüse begeistert sein. Die Ballaststoffe im Fenchel und in der Rübe sowie das gesunde Fett im Olivenöl schmecken dem Ganzen Gehirn.

2 Hühnerbrüste ohne Knochen oder 4 Hühnerschlegel
2 EL weißer Essig
1/2 Tasse Speiserübe, geschält, in 1 1/4 cm große Stücke geschnitten
1/2 Tasse Fenchel, in 1 1/4 cm große Stücke geschnitten
2 EL Olivenöl
1 Tasse Champignons, in 1 1/4 cm große Stücke geschnitten
1/2 TL Knoblauch, fein gehackt
1 EL frischer Estragon, grob gehackt, und 1 weiterer TL zum Garnieren
1/2 Tasse frisch gepresster Orangensaft
Zucchini, mit Knoblauch gebraten, zum Servieren (Seite 324)
kurz angedünsteter Mangold zum Servieren (Seite 324)

1. Das Huhn in einer Schüssel aus rostfreiem Stahl oder Keramik 15 Minuten im Essig marinieren.
2. Inzwischen den Backofen auf 190 °C vorheizen.
3. Rübe und Fenchel in einem Kochtopf in 1 EL Olivenöl anbraten. Nach etwa 10 Minuten, wenn die Rübe weich zu werden beginnt, Pilze und Knoblauch dazugeben. Bei mittlerer Hitze etwa 5 Minuten garen.
4. Den gehackten Estragon und den Orangensaft dazugeben. Topf vom Herd nehmen und beiseitestellen.
5. Das Hühnerfleisch aus dem Essig heben und mit Küchenpapier abtrocknen.
6. Das restliche Olivenöl in eine Auflaufform geben und das Hühnerfleisch hineinlegen. Bei mittlerer Hitze auf der Herdplatte 2 bis 3 Minuten rundherum bräunen. Dann das Huhn mit der Gemüsemischung bedecken.
7. Den Auflauf mit Alufolie abdecken und 25 Minuten im Ofen backen.
8. Vor dem Servieren mit dem restlichen Estragon garnieren.
9. Sie können das Gericht im Voraus backen und 3 Tage lang im Kühlschrank oder in der Kühltruhe aufbewahren.

In der Pfanne gebratener Lachs mit Meerrettichbutter 1 Portion

Dieser gesunde Fisch wird mit einer pikanten Soße verfeinert. Wenn Sie ihn mit sautierter Gurke und Fenchelscheiben (Seite 325) und Bratkartoffelsalat (Seite 283) servieren, liefert er gesundes Fett für die Darmwand und das Gehirn. Vom Gemüse profitieren das Mikrobiom und der Darm.

200 g Lachsfilet, 1 1/4 bis 2 cm dick – von der Mitte des Filets aus schneiden, damit es gleichmäßig dick wird
Salz und frisch gemahlener Pfeffer
2 EL geklärte Butter von Weidetieren
1 TL Meerrettich aus dem Glas, gut abgetropft
1 TL frischer Schnittlauch, klein geschnitten
1 Zitronenspalte zum Garnieren
sautierte Gurken- und Fenchelscheiben zum Servieren (Seite 325)
Bratkartoffelsalat zum Servieren (Seite 283)

1. Den Backofen auf 230 °C vorheizen. Eine schwere ofenfeste Pfanne bei starker Hitze auf den Herd stellen. Den Lachs mit Salz und Pfeffer bestreuen.
2. Wenn die Pfanne heiß ist, 1 EL Butter und den Fisch (mit der Haut nach unten) hineingeben. Bei starker Hitze garen, bis die Ränder braun sind und die Seiten nach etwa 3 Minuten von unten nach oben die glasige Färbung verlieren. Nicht wenden.

3. Die Pfanne in den Ofen stellen und den Fisch etwa 6 Minuten backen, bis er gar ist. Dann mit einem Pfannenheber das Filet vorsichtig auf einen Teller heben.
4. Die restliche Butter, den Meerrettich und den Schnittlauch in die heiße Pfanne geben und als Soße zum Fisch reichen. Den Fisch mit der Zitronenspalte garnieren.
5. Mit den sautierten Gurken- und Fenchelscheiben und dem Bratkartoffelsalat servieren.

Lammeintopf mit Orange und Ingwer 2 Portionen

Dieser würzige Eintopf verströmt marokkanische Aromen. Wenn Sie ihn mit Quinoa und sautiertem Eskariol (Seite 325) servieren, enthält er noch mehr gesunde Ballaststoffe, die das Mikrobiom stärken. Auch die Superfoods für das Mikrobiom – Möhre und Zwiebel – enthalten Pflanzenfasern.

340 g Lammfleisch ohne Knochen, in 2 1/2 cm große Stücke geschnitten
2 TL Salz, mehr nach Belieben
1 TL frisch gemahlener schwarzer Pfeffer, mehr nach Belieben
1 EL Olivenöl
1/2 Tasse Zwiebel, gehackt
1/2 Tasse Möhren, gehackt, und 2 große Möhren, in 1 1/4 cm dicke Scheibe geschnitten
2 Knoblauchzehen, fein gehackt
2 EL frischer Ingwer, geschält, fein gehackt
1/4 TL gemahlener Kreuzkümmel
1/4 TL gemahlene Kurkuma
1 Sternanis
geriebene Schale und Saft 1 Orange
3/4 Tassen Tomate, in Würfel geschnitten
1 Orange, geschält, in Spalten geteilt, zum Servieren

Für die Quinoa
1 Tasse Wasser
1/2 Tasse Quinoa, gewaschen, abgetropft
1 EL Leinöl
1/2 TL getrockneter Thymian
1/2 TL getrockneter Rosmarin
1/2 TL getrockneter Estragon
Salz und frisch gemahlener Pfeffer
sautierter Eskariol zum Servieren (Seite 325)

1. Zuerst den Eintopf zubereiten: Das Lammfleisch mit 1 TL Salz und dem Pfeffer bestreuen. Das Öl in einer schweren Pfanne bei mittlerer Hitze erwärmen und das Fleisch darin in 7 bis 8 Minuten rundherum braun braten. Zwiebel, gehackte Möhre, Knoblauch und Ingwer dazugeben, die Hitze reduzieren und alles 4 Minuten garen. Gewürze, Orangenschale und restliches Salz dazugeben. 2 Minuten garen.
2. Orangensaft, Möhrenscheiben und Tomaten dazugeben und 50 Minuten garen, bis das Lammfleisch zart ist. Nach Geschmack mit Salz und Pfeffer würzen.
3. Während der Eintopf gart, die Quinoa zubereiten: Wasser, Quinoa, Leinöl und Kräuter in einem mittelgroßen Kochtopf vermengen. Zum Kochen bringen, dann die Hitze reduzieren und alles 12 Minuten köcheln, bis das Wasser aufgesogen ist. Nach Geschmack mit Salz und Pfeffer würzen.
4. Vor dem Servieren die Orangenspalten in den Eintopf legen. Mit der gekochten Quinoa und dem sautierten Eskariol servieren.
5. Die zweite Portion können Sie im Kühlschrank oder in der Kühltruhe aufbewahren.

Fleischbällchen mit Tomatensoße 2 Portionen

Das ist Hausmannskost mit Pfiff. Dafür sorgen das Supergewürz Zimt und das wunderbare Aroma des Muskats und der Gewürznelke. Der Darm und das Mikrobiom profitieren von den Zwiebeln und dem Knoblauch und das Gehirn freut sich über das gesunde Fett im Olivenöl. Wenn Sie die Fleischbällchen auf Quinoa (Seite 276), mit sautiertem Kürbis und Wildbrokkoli, der mit Knoblauch gebraten wurde (Seite 325), servieren, enthält das Gericht noch mehr präbiotische Ballaststoffe und viele wertvolle Nährstoffe.

Für die Tomatensoße

1 kleine Zwiebel, gehackt
1 EL Olivenöl
2 Tassen Bio-Tomatensoße, frisch oder aus dem Glas
1 TL Apfelessig
1/4 TL frisch geriebene Muskatnuss
1/4 TL gemahlener Zimt
1/8 TL gemahlene Gewürznelken
1 Knoblauchzehe, fein gehackt
1/2 TL frisch gemahlener schwarzer Pfeffer
Salz

Für die Fleischbällchen

450 g Rinderhackfleisch
1 EL Zwiebel, fein gehackt
1 Knoblauchzehe, fein gehackt
1 großes Ei
2 TL frische Minze, gehackt
1/2 TL frischer Oregano, klein geschnitten
1/2 TL frisch geriebene Muskatnuss
1/4 TL gemahlener Piment
1/2 TL Salz
1/4 TL frisch gemahlener schwarzer Pfeffer
2 EL Olivenöl, mehr nach Belieben

Quinoa (Seite 276)
Sautierter Kürbis (Seite 325) zum Servieren
Wildbrokkoli, mit Knoblauch gebraten (Seite 325), zum Servieren

1. Zunächst die Tomatensoße zubereiten: die Zwiebel in einem großen Kochtopf im Olivenöl anschwitzen, bis sie weich ist. Tomatensoße, Essig, Gewürze, Knoblauch, Pfeffer und Salz nach Geschmack dazugeben. Zugedeckt bei milder bis mittlerer Hitze 25 Minuten garen.
2. Nun die Fleischbällchen zubereiten: Hackfleisch, Zwiebel, Knoblauch, Ei, Kräuter, Gewürze, Salz und Pfeffer in einer Schüssel vermengen.
3. Aus der Fleischmasse Bällchen mit 4 cm Durchmesser formen. Die Bällchen in einer Pfanne im Olivenöl braten, bis sie rundum braun sind. Auf Küchenpapier abtropfen lassen.
4. Die Fleischbällchen in die Tomatensoße geben und 3 bis 5 Minuten erwärmen.
5. Mit Quinoa, Kürbis und Wildbrokkoli servieren.

Scharf angebratene Jakobsmuscheln mit Orangen-Ingwer-Butter

1 Portion

Diese schnell zubereiteten köstlichen Meeresfrüchte enthalten viel Jod für die Schilddrüse, die das Ganze Gehirn mit Energie versorgt. Servieren Sie sie mit Kräuterreis (Seite 268), um das Mikrobiom mit resistenter Stärke zu füttern. Achten Sie darauf, möglichst »trockene« Muscheln zu kaufen. Trockene Jakobsmuscheln sind sahnefarben, nicht weiß, und schrumpfen beim Kochen nicht. Eher »nasse« Muscheln wurden mit Phosphaten behandelt, einem Konservierungsmittel, das Wasser absorbiert. Kaufen Sie auch möglichst große Muscheln (die mit U10 oder U12 bezeichnet sind, was sich auf die Anzahl der Muscheln pro Pfund bezieht). Geschmortes Gemüse (Seite 325) bringt wichtige Ballaststoffe und der mit Knoblauch gebratene Spinat (Seite 325) noch zusätzlich Jod.

5 oder 6 große, trockene Jakobsmuscheln
Salz und frisch gemahlener schwarzer Pfeffer
1 TL Olivenöl
2 TL geklärte Butter von Weidetieren
3/4 TL frischer Ingwer, geschält, gehackt
1/4 TL Orangenschale
3 TL frisch gepresster Orangensaft
1/2 TL frische Petersilie, gehackt
Kräuterreis (Seite 268) zum Servieren
geschmortes Gemüse zum Servieren (Seite 325)
Spinat, der mit Knoblauch gebraten ist (Seite 325)

1. Die Muscheln waschen, trocknen und mit Salz und Pfeffer würzen.
2. Das Olivenöl und 1 TL Butter in einer schweren Pfanne bei großer Hitze erwärmen.
3. Die Muscheln 2 Minuten auf jeder Seite scharf anbraten, bis sich eine goldene Kruste bildet. Dann aus der Pfanne holen.
4. Die restliche Butter in der Pfanne zum Schmelzen bringen und Ingwer, Orangenschale und Orangensaft dazugeben. 1 Minute garen, dann die Petersilie hineinstreuen. Die heiße Buttersoße über die Muscheln gießen und sofort servieren.
5. Mit Kräuterreis, geschmortem Gemüse und Spinat, der mit Knoblauch gebraten wurde, servieren.

Knoblauchhuhn

2 Portionen

Der Brandy gibt diesem pikanten Hühnergericht eine ganz besondere Note. Das Superfood Knoblauch enthält eine kleine Menge Ballaststoffe und das Olivenöl ist gesund für das Gehirn. Wenn Sie das Huhn mit Kräuterreis servieren (Seite 268), fügen Sie resistente Stärke für das Mikrobiom dazu, und mit den geschmorten Möhren (Seite 325) gesellt sich noch ein Superfood hinzu. Der in Knoblauch gebratene Eskariol(Seite 325) liefert zudem noch Jod für die Schilddrüse.

670 g Hühnerbrüste und/oder Hühnerschlegel
grobes Salz
3 EL Olivenöl
1/2 Knoblauchknolle oder 5 große Knoblauchzehen, geschält
frisch gemahlener schwarzer Pfeffer
2 EL Brandy
2 EL Bio-Hühnerbrühe oder Hühnerknochenbrühe (Seite 250)
Kräuterreis (Seite 268) zum Servieren
geschmorte Möhren zum Servieren (Seite 325)
Eskariol, mit Knoblauch gebraten (Seite 325)

1. Das Hühnerfleisch waschen, mit Küchenpapier abtupfen und mit grobem Salz bestreuen. Das Öl in einer großen, flachen Keramikkasserolle erhitzen, das Huhn darin bei mittlerer Hitze braten, bis es nach 12 bis 15 Minuten rundherum goldbraun und durch und durch gar ist.
2. Den Knoblauch in einen Mixer schneiden und weiter zerkleinern.
3. Knoblauch und Pfeffer in die Kasserolle geben. Den Brandy angießen, etwas zurücktreten, den Brandy vorsichtig anzünden und umrühren, bis die Flamme erlischt.
4. Bei schwacher Hitze garen, bis der Knoblauch ein klein wenig braun ist. Dann die Brühe zugießen und alles 10 Minuten kochen.
5. Beim Anrichten die Knoblauchsoße über das Huhn löffeln. Mit Kräuterreis, geschmorten Möhren und Eskariol, der mit Knoblauch gebraten wurde, servieren.

Bratkartoffelsalat 2 bis 3 Portionen

Ich habe Kartoffeln schon immer gern gegessen, aber sie haben mir noch besser geschmeckt, nachdem ich erfahren habe, dass sie resistente Stärke enthalten, ein Superfood für das Mikrobiom. Zusammen mit gesundem Fett für das Gehirn sind sie Nahrung für das Ganze Gehirn, fördern die Gesundheit und entzücken die Geschmacksknospen. Variieren Sie dieses vielseitige Gemüse, indem Sie mit verschiedenen Kräutern und Soßen unterschiedliche Aromen zaubern.

450 g Yukon-Gold-Kartoffeln, geputzt
1 EL Olivenöl
1/2 TL grobes Salz
1 Knoblauchzehe, klein gehackt
1 TL frischer Estragon, gehackt, mehr nach Belieben
1 TL getrockneter Thymian
1 TL frische Petersilie, gehackt
2 EL Zitronenvinaigrette (Seite 252), Kapernvinaigrette (Seite 290) oder Walnussvinaigrette (Seite 290)
Salz und frisch gemahlener schwarzer Pfeffer

1. Den Backofen auf 190 °C vorheizen.
2. Die Kartoffeln halbieren oder in 2 cm große Stücke schneiden.
3. Kartoffeln, Olivenöl, Salz, Knoblauch und Kräuter in einer Schüssel gut vermengen, dann in eine Auflaufform geben.
4. Im Ofen 15 Minuten braten, umrühren, dann weitere 20 Minuten oder länger garen, bis die Kartoffeln braun und weich sind.
5. Die Kartoffeln in eine Servierschüssel füllen und behutsam Ihre Lieblingsvinaigrette untermischen. Nach Belieben noch etwas mehr gehackten Estragon, Salz und Pfeffer dazugeben. Kalt servieren.

Die DDFB-Diät

Wie Sie in Kapitel 9 (Seite 174) erfahren haben, ist die DDFB-Diät zu empfehlen, wenn Sie an schweren Symptomen leiden oder wenn sich nach fünf Tagen Ernährungsprogramm für das Ganze Gehirn Symptome einstellen. Diese Symptome bedeuten, dass Ihr Mikrobiom aus dem Gleichgewicht geraten ist und bestimmte Bakterien sich zu stark ausgebreitet haben. Deshalb brauchen Sie eine Unterstützung, die langsamer vorgeht und sanfter ist als die Diät für das Ganze Gehirn. Bleiben Sie bei der DDFB-Diät, bis die Symptome verschwinden. Halten Sie sie dann eine weitere Woche ein und wechseln Sie danach zum Ernährungsprogramm für das Ganze Gehirn.

Frühstück

Gefüllte Eier mit Radieschen, Spargel und Kirschtomaten 2 Portionen

Ein wundervolles Frühstück! Die zweite Portion Eier ergibt einen schmackhaften Snack, aber Sie können damit auch einen Salat eiweißreicher gestalten. Die Eier liefern leicht verdauliches Eiweiß, die Radieschen, der Spargel und die Tomaten sind Superfoods, die das Mikrobiom wieder ins Gleichgewicht bringen und den Darm heilen.

4 große Bio-Eier
2 EL Mayonnaise
1/2 TL frisch gepresster Zitronensaft
1/2 TL Dijon-Senf
1/4 TL Currypulver (optional)
Salz und frisch gemahlener schwarzer Pfeffer
1 Prise Paprikapulver oder frische gehackte Petersilie zum Garnieren
2 Radieschen
4 Kirschtomaten
2 kleine Spargelstangen
1 Tasse Blattsalat

1. Die Eier in einen Kochtopf legen und mit 5 cm kaltem Wasser bedecken.
2. Keinen Deckel auflegen. Das Wasser zum Kochen bringen und die Eier 4 Minuten kochen. Dann Topf vom Herd nehmen und zugedeckt 15 Minuten stehen lassen.
3. Die Eier aus dem Topf holen und in einer Schüssel mit kaltem Wasser abschrecken. Dann unter kaltem fließendem Wasser schälen und abtrocknen.
4. Die Eier halbieren und die Dotter behutsam entfernen und in eine kleine Schüssel legen. Die Eiweiße beiseitestellen.
5. Die Dotter mit Mayonnaise, Zitronensaft und Senf mischen, bis eine sämige Masse entsteht. Currypulver einrühren, wenn gewünscht. Mit Salz und Pfeffer nach Geschmack würzen
6. Die Dottermischung in das Eiweiß löffeln. Die Hälfte der gefüllten Eier auf einen flachen Teller legen, einwickeln und für ein weiteres Frühstück, einen Snack oder einen Salat fürs Mittagessen im Kühlschrank aufbewahren.
7. Die Eier nach Belieben mit Paprikapulver oder Petersilie garnieren und mit dem Gemüse auf einem Bett aus Salatblättern anrichten.

Tuttifrutti-Smoothie 1 Portion

Eine erfrischende Kombination. Das leckere Obst versorgt die Schilddrüse mit Jod, der Grünkohl oder der Spinat liefern Ballaststoffe für das Mikrobiom und das Kokosöl gibt dem Gehirn Fett. Die Banane und die Melone sollten richtig reif sein.

1 Tasse Heidelbeeren
1/2 gefrorene Banane, in 2 1/2 cm dicke Stücke geschnitten
1/2 Tasse Melone, in 2 1/2 cm dicke Stücke geschnitten
1 Tasse Grünkohl oder Spinat, grob gehackt
3 EL Eiweißpulver
1 TL Kokosöl
4 Eiswürfel

Alle Zutaten in einem Mixer cremig pürieren.

Quinoa mit Heidelbeeren und Mandeln 1 Portion

Ein stärkendes warmes Frühstück mit vielen präbiotischen Ballaststoffen in der Quinoa, in den Heidelbeeren und in den Mandeln sowie gesundem Fett für das Gehirn. Ich esse gern ein warmes, satt machendes Frühstück, besonders an einem kalten Morgen. Genießen Sie die Texturen und Aromen, während Sie Kraft für den neuen Tag tanken.

1 TL geklärte Butter von Weidetieren oder Ghee
1/2 Tasse Quinoa, gewaschen, abgetropft
1 Tasse Wasser
1/2 Zimtstange
1/8 TL frisch geriebene Muskatnuss
1/2 TL frischer Ingwer, geschält, fein gehackt
1/4 Tasse Kokosmilch
Salz
1 TL rohe Mandeln, gehackt
1/2 Tasse Heidelbeeren
1 Prise gemahlener Zimt

1. Butter, Quinoa, Wasser, Zimt, Muskat und Ingwer in einem kleinen Kochtopf zum Kochen bringen. Dann die Hitze verringern und 10 Minuten köcheln lassen.
2. Die Kokosmilch einrühren und weitere 5 Minuten köcheln lassen. Nach Geschmack salzen. Zimtstange entfernen.
3. Mit Mandeln, Heidelbeeren und 1 Prise Zimt bestreuen und servieren.

Grüner Smoothie 1 Portion

Die hellgrüne Farbe und eine überraschende Süße sind der Petersilie zu verdanken, die reich an Jod für die Schilddrüse ist. Das gilt auch für den Grünkohl. Diese Kombination aus Obst und Ballaststoffen bringt das Mikrobiom ins Gleichgewicht und stärkt den Darm. Die Kokosmilch und das Kokosöl sind gesunde Fette für das Gehirn.

1/2 gehäufte Tasse Ananasstücke
1/2 Tasse frische Petersilienblätter
1 Tasse Grünkohl, grob gehackt
1/2 Tasse Honigmelone, in 2 1/2 cm große Stücke geschnitten
1/2 gefrorene Banane, in 2 1/2 cm dicke Stücke geschnitten
1 TL Ingwer, geschält, fein gehackt
1/2 Tasse ungesüßte Kokosmilch
3 EL Eiweißpulver
1 TL Kokosöl
2 Eiswürfel

Alle Zutaten in einem Mixer cremig pürieren.

Luftige Rühreier mit Kräutern — 1 Portion

Diese locker-leichte Eierspeise wird mit frischen Kräutern verfeinert. Zusammen mit einer Melonenscheibe und ein paar Beeren ist sie ein köstlicher Start in den Tag. Die Kokosmilch stärkt das Gehirn mit gesundem Fett, die Ballaststoffe im Obst sind Nahrung für das Mikrobiom.

2 große Bio-Eier auf Zimmertemperatur
2 TL ungesüßte Kokosmilch
Salz und frisch gemahlener schwarzer Pfeffer
1 TL frischer Estragon, klein geschnitten
1/4 TL frischer Schnittlauch, klein geschnitten
1/2 TL frische Thymianblätter
2 TL geklärte Butter von Weidetieren oder Ghee
frisches Obst zum Servieren

1. Eier und Kokosmilch in einer Schüssel mit 1 Prise Salz und Pfeffer gut verrühren. Dann die Kräuter dazugeben.
2. Die Butter in einer antihaftbeschichteten Pfanne mit 15 cm Durchmesser bei mittlerer bis hoher Hitze schmelzen, dann die Eiermischung hineingeben.
3. Mit einem hitzebeständigen Pfannenwender (kein Metall!) immer wieder durch das Rührei fahren. Die Hitze reduzieren, weiter durch die Masse fahren, bis das Ei gar, aber das Rührei noch schön saftig ist. Nach Belieben mit Salz und Pfeffer würzen. Mit geschnittenem Obst servieren.

Mittagessen

Knollensellerie- und Möhrensalat — 2 Portionen

Dieser Salat nach französischer Art aus rohem Wurzelgemüse schmeckt frisch, würzig und überraschend süß. Der rundliche, knorrige Knollensellerie hat einen kräftigen, ganz besonderen Geschmack und ist in den meisten Supermärkten gut erhältlich. Die säuerlichen Cornichons fördern die Vielfalt des Mikrobioms. Kapern bekommen Sie ebenfalls im Supermarkt. Die Walnussvinaigrette passt wunderbar zum Möhrensalat, aber auch zu den meisten anderen Salaten, wenn Sie mal etwas Abwechslung wünschen.

Für die Kapernvinaigrette

2 EL frisch gepresster Zitronensaft
1/2 Tasse Mayonnaise
1 EL Dijon-Senf
1 EL Cornichons, fein gehackt
1 EL kleine Kapern, fein gehackt
1 EL frischer Estragon, gehackt
1 EL frische Petersilie, gehackt

Für die Walnussvinaigrette

1 EL weißer Essig
1/4 TL Dijon-Senf
1/4 Tasse Walnussöl
1/2 TL frischer Estragon, gehackt
1/2 TL frische Petersilie, gehackt
2 Prisen Salz

Für den Salat

1 kleine Sellerieknolle
3 mittelgroße Möhren, geschält, geraspelt
1 kleiner Kopfsalat
2 Scheiben Avocado
3 Kirschtomaten, halbiert
6 Oliven
1 Petersilienzweig zum Garnieren

1. Zuerst die beiden Dressings zubereiten: Alle Zutaten für die Kapernvinaigrette in einer kleinen Schüssel vermengen. Dann die Zutaten für die Walnussvinaigrette in einer zweiten kleinen Schüssel verrühren. Beide Soßen beiseitestellen.
2. Nun den Salat zubereiten: Den Sellerie schälen, in Stücke schneiden und in der Küchenmaschine zerkleinern. Vor dem Servieren den Sellerie mit der Kapernvinaigrette mischen.
3. Die Möhren mit 2 EL Walnussvinaigrette vermengen.
4. Die Kopfsalatblätter auf einem Teller anrichten und von jedem Salat eine Portion auf die Blätter löffeln. Avocado, Tomate und Oliven um die Salate herum arrangieren. Mit Petersilie garnieren.
5. Der Selleriesalat hält im Kühlschrank 5 Tage. Der Möhrensalat bleibt einen Tag länger knackig. Die restliche Walnussvinaigrette können Sie für einen anderen Salat verwenden.

Nizza-Salat 1 Portion

Diese Variante des klassischen französischen Salats ist ein leichtes, aber sättigendes Mittagessen mit vielen Präbiotika – grüne Bohnen, Rote Bete und Blattsalat –, die dem Mikrobiom einen sanften Schubs geben. Das gesunde Fett in der Vinaigrette ist gut für das Gehirn. Ich esse diesen Salat gern an Tagen, an denen ich etwas brauche, das mir am Nachmittag Energie gibt, ohne mich zu belasten.

Für die Zitronen-Kräuter-Vinaigrette

2 EL frisch gepresster Zitronensaft
1/2 TL Dijon-Senf
1/4 TL Salz, mehr nach Belieben
1 Prise frisch gemahlener schwarzer Pfeffer, mehr nach Belieben
1 EL frische Petersilie, grob gehackt
1 TL frischer Estragon oder Kerbel, gehackt
3 EL Olivenöl

Für den Salat

2 Tassen gemischte Blattsalate
1 kleine Tomate, in Achtel geschnitten
12 grüne Bohnen, geputzt, roh oder gedünstet
2 Scheiben gekochte Rote Bete
8 Oliven (Cailletier-Oliven – auch Nizza-Oliven genannt –, wenn erhältlich)
1 hart gekochtes Ei, geviertelt
4 Sardellenfilets
1 Zweig frischer Estragon oder Kerbel zum Garnieren

1. Zunächst die Vinaigrette zubereiten: Zitronensaft, Senf, Salz und Pfeffer im Mixer verrühren.
2. Kräuter dazugeben und weiter verarbeiten, bis ein sämiges Dressing entsteht.
3. Langsam das Öl hineingießen. Nach Belieben noch mit mehr Salz und Pfeffer würzen.
4. Nun den Salat zubereiten: Auf einem Teller ein Bett aus Blattsalat anrichten und darauf das Gemüse, die Oliven, das Ei und die Sardellen verteilen.
5. Mit der Vinaigrette beträufeln, mit einem Zweig Estragon oder Kerbel garnieren und servieren.

Hühnersalat auf Brunnenkresse und Endivie mit Estragon, Weintrauben und Walnüssen

1 Portion

In diesem pikanten, knackigen Salat können Sie wunderbar Reste des Hühnerfleischs von der Hühnerknochenbrühe (Seite 250) verwenden. Der Estragon und die Weintrauben sorgen für sättigende Süße, Walnüsse, Radieschen und Blattsalat geben dem Mikrobiom einen sanften Schub. Und das Gehirn kann das gesunde Fett in der Vinaigrette immer gebrauchen.

1/2 Tasse gekochtes Hühnerfleisch
2 EL Mayonnaise
1 EL frischer Estragon, klein geschnitten
1/4 Tasse kernlose Weintrauben, halbiert, und 12 halbierte Weintrauben zum Garnieren
1 EL Walnüsse, gehackt
1/4 TL Salz
1/4 TL frisch gemahlener schwarzer Pfeffer
1 Tasse Brunnenkresseblätter
6 Endivienblätter
1 Tasse gemischte Blattsalate
1 TL Zitronenvinaigrette (Seite 252)
3 Radieschen, in Scheiben geschnitten, zum Garnieren
1 TL Walnüsse, gehackt, zum Garnieren
1 TL Estragon, klein geschnitten, zum Garnieren

1. Hühnerfleisch, Mayonnaise, Estragon, Weintrauben, Walnüsse, Salz und Pfeffer in einer Schüssel vermengen.
2. Brunnenkresse, Endivienblätter und Blattsalat in einer Schüssel vermischen und mit der Zitronenvinaigrette übergießen.
3. Den angemachten Salat auf einem Teller verteilen und die Hühnerfleischmischung darauf anrichten.
4. Mit den Radieschenscheiben, weiteren Weintrauben, Walnüssen und etwas Estragon garnieren.

Grüner Salat mit rosaroten Shrimps 1 Portion

Shrimps werden wie Jakobsmuscheln in unterschiedlichen Größen verkauft. Am besten wählen Sie die größten, die Sie bekommen können. Das Jod in den Shrimps und dem dunkelgrünen Blattgemüse stärkt die Schilddrüse, das Superfood Spargel und das restliche Gemüse sind mit den Ballaststoffen Nahrung für den Darm und das Mikrobiom. Das Gehirn freut sich über das gesunde Fett in der Vinaigrette.

Für die Tomatenvinaigrette

1 EL frisch gepresster Zitronensaft oder weißer Essig
1/2 TL Dijon-Senf
3 EL Olivenöl
1/2 Tasse Tomaten, gehackt
frisches Basilikum, fein gehackt
Salz und frisch gemahlener schwarzer Pfeffer

Für den Salat

5 sehr große gekochte Shrimps
1 Tasse gemischte Blattsalate, darunter kräftig schmeckendes Grünzeug wie Brunnenkresse
1/2 Tasse Babyspinat
1/4 Tasse frische Basilikumblätter, grob gehackt
1/4 Tasse frische Petersilienblätter
2 Spargelstangen
8 grüne Bohnen
1/4 Tasse frische Erbsen
1/4 Tasse Gurke, geschält, entkernt, in Würfel geschnitten
1 EL grüne Paprikaschoten, geschält, entkernt, in Würfel geschnitten

1. Zuerst die Vinaigrette zubereiten: Zitronensaft und Senf in einer kleinen Schüssel vermengen. Das Olivenöl langsam unterrühren, dann Tomaten, Basilikum sowie Salz und Pfeffer nach Belieben dazugeben.
2. Nun den Salat zubereiten: Die Shrimps in eine Schüssel legen und mit 1 EL Vinaigrette übergießen.
3. Blattsalat, Spinat und Kräuter auf einem Teller verteilen und die Shrimps in die Mitte legen.
4. Das Gemüse um die Shrimps herum verteilen und alles mit der restlichen Vinaigrette beträufeln.

Knackiger Krautsalat mit gehobeltem Käse 2 Portionen

Der knackige Kohl und das Gemüse, das das ganze Jahr über erhältlich ist, ergeben zusammen einen ungewöhnlichen und leckeren Salat mit unterschiedlichen Strukturen. Gerade im Winter, wenn es schwierig ist, viel frisches Gemüse zu bekommen, schätze ich diesen Salat, der immer gut schmeckt. Das Gemüse – vor allem die Mikrobiom-Superfoods Radieschen und Möhren – und die Nüsse liefern dem Mikrobiom viele Ballaststoffe, die Vinaigrette versorgt das Gehirn und den Darm mit gesundem Fett.

Für die Vinaigrette

1/4 Tasse Olivenöl

3 EL frisch gepresster Zitronensaft

1 knapper EL Dijon-Senf

Salz und frisch gemahlener schwarzer Pfeffer

Für den Salat

1/2 Tasse Fenchel, in dünne Streifen geschnitten

1/2 Tasse Kohl, in dünne Streifen geschnitten

1/2 Tasse Knollensellerie, geputzt, in dünne, streichholzgroße Stäbchen geschnitten

1/2 Tasse Möhren, geschält, in dünne, streichholzgroße Stäbchen geschnitten

2 Radieschen, in dünne Scheiben geschnitten

1/2 Tasse Daikonrettich, geschält, in streichholzgroße Stäbchen geschnitten

30 g alter Käse, zum Beispiel Cheddar, Edamer, Gouda oder Fontina, gehobelt

5 Kopfsalatblätter

1 EL rohe Mandeln, grob gehackt

1. Zuerst die Vinaigrette zubereiten: Öl, Zitronensaft und Senf in einem verschließbaren Glas vermengen und kräftig schütteln. Nach Belieben mit Salz und Pfeffer würzen. Beiseitestellen.
2. Nun den Salat zubereiten: Alles Gemüse außer dem Kopfsalat und die Hälfte des Käses vermischen. Mit 2 EL (oder mehr, wenn gewünscht) Vinaigrette übergießen.
3. Die Kopfsalatblätter auf einem Teller kreisförmig anrichten und die Gemüsemischung in der Mitte verteilen. Mit den Mandeln und dem restlichen Käse bestreuen.
4. Die zweite Portion des Salats hält sich im Kühlschrank einen Tag. Die restliche Vinaigrette können Sie mehrere Tage lang aufbewahren.

Curry-Hühnersalat mit Banane, Pekannüssen und Granatapfel

1 Portion

Dieser wundervolle Salat liefert gesundes Fett und Eiweiß für das Gehirn sowie reichlich Ballaststoffe und Probiotika für das Mikrobiom. Die Granatapfelkerne enthalten eine Menge Antioxidantien und fügen ein köstliches süß-herbes Aroma hinzu. Sie können für diesen Salat auch das gekochte Hühnerfleisch von der Hühnerknochenbrühe (Seite 250) verwenden.

1 Tasse gekochtes Hühnerfleisch
2 EL Mayonnaise
1/4 TL Currypulver
1/4 Tasse Fenchel, gehackt
2 EL Pekannüsse, grob gehackt
2 Tassen gemischte Blattsalate
1/2 kleine Banane, in Scheiben geschnitten
2 Radieschen, in 0,5 cm dicke Scheiben geschnitten
1/4 Gurke, geschält, entkernt, in Stäbchen geschnitten
4 Kirschtomaten, halbiert
1 TL Granatapfelkerne

1. Das Hühnerfleisch in eine Schüssel legen und mit Mayonnaise, Currypulver, Fenchel und 1 EL Pekannüssen vermengen.
2. Den Blattsalat in der Mitte eines Tellers anrichten und die Hühnerfleischmischung in der Mitte verteilen. Banane, Radieschen, Gurke und Tomaten um das Huhn herum anordnen.
3. Salat mit den Granatapfelkernen und den restlichen Pekannüssen bestreuen und servieren.

Frittata mit Mangold, Zucchini, Frühlingszwiebel und Käse

2 Portionen

Dies ist ein köstliches warmes Mittagessen, aber auch ein kräftigendes Frühstück. Sie können es mit Käse Ihrer Wahl zubereiten, zum Beispiel Manchego, Grana Padano, Ziegen-Gouda oder Pecorino Romano. Zur Abwechslung können Sie den Mangold durch Eskariol ersetzen.

6 große Bio-Eier auf Zimmertemperatur
2 EL Kokosmilch
1 EL Frühlingszwiebel (nur das Grün), in dünne Ringe geschnitten
1/2 TL getrockneter Thymian
1/4 Tasse Pecorino Romano (ein Schafskäse), gerieben, in 2 Portionen aufgeteilt
1/2 TL Salz
1/2 TL frisch gemahlener schwarzer Pfeffer
1 kleine Zucchini, in 0,5 cm dicke Scheiben geschnitten
2 EL Olivenöl
220 g Mangold, gewaschen und in 2 1/2 cm breite Stücke gerissen

1. Den Backofen auf 240 °C vorheizen.
2. Die Eier in einer Schüssel mit der Kokosmilch, den Frühlingszwiebeln und dem Thymian verquirlen. Die Hälfte des Käses, das Salz und den Pfeffer unterrühren.
3. Die Zucchinischeiben in einer schweren ofenfesten Pfanne bei mittlerer Hitze im Öl anbraten, bis sie nach etwa 2 Minuten weich sind. Dann den Mangold dazugeben und zusammenfallen lassen.
4. Das Gemüse gleichmäßig in der Pfanne verteilen. Die Hitze erhöhen. Wenn die Pfanne sehr heißt ist, die Eiermischung hineingießen und die Frittata etwa 2 Minuten stocken lassen.
5. Mit dem restlichen Käse bestreuen und die Pfanne in den Ofen stellen. 5 Minuten backen, bis die Frittata fest, aber noch nicht braun ist.

Snacks

Hühnerknochenbrühe

Dieses Gericht taucht sowohl im Ernährungsprogramm für das Ganze Gehirn als auch in der DDFB-Diät auf. Es ist eine Wohltat für den Darm und das Immunsystem, also auch für das Ganze Gehirn. Verwenden Sie das Rezept auf Seite 250.

Gedünstete Artischocken mit Zitronendip 2 Portionen

Ein spektakulärer, ungewöhnlicher und köstlicher Snack. Nehmen Sie fest verschlossene große Artischocken. Wenn die Köpfe aufklaffen, sind sie alt, zäh, trocken und nicht besonders aromatisch. Artischocken mit ein paar braunen Flecken sind angeblich süßer und aromatischer. Zum Essen jedes Blatt abzupfen und das dicke, fleischige Ende in den Dip tunken. Dann das Blatt zwischen die Zähne nehmen und das Fruchtfleisch abschaben. Den Rest des Blattes wegwerfen. Wenn Sie in der Mitte der Artischocke angelangt sind – das Herz ist von haarigen Fasern, Heu genannt, bedeckt –, kratzen Sie das Heu mit einem Löffel ab und werfen es weg. Das Herz in Stücke schneiden, in die Soße tunken – und den Lohn Ihrer Mühe genießen.

Für die Artischocken

2 große Artischocken
Saft 1/4 Zitrone
1 TL frische Petersilie, gehackt
1 Prise Salz
1 Prise frisch gemahlener schwarzer Pfeffer

Für den Dip

1 TL fein gehackte Zitronenschale
2 EL frisch gepresster Zitronensaft
1/2 TL weißer Essig
2 EL Mayonnaise
1 EL laktosefreier Joghurt
1/4 Tasse Olivenöl
Salz und frisch gemahlener schwarzer Pfeffer

1. Zunächst die Artischocken zubereiten: Einen Dämpfeinsatz in einen mittelgroßen Kochtopf stellen und den Topf 2 1/2 cm hoch mit Wasser füllen (oder bis knapp unterhalb des Dämpfeinsatzes).
2. Die Dornen mit einer scharfen Schere von den Blättern abschneiden. Den Stiel und die äußeren Blätter mit einem Messer entfernen.
3. Die Artischocken in den Dämpfeinsatz legen, den Deckel auf den Topf aufsetzen und das Wasser zum Kochen bringen. Die Hitze reduzieren und die Artischocken bei mittlerer Hitze etwa 40 Minuten dünsten. Um festzustellen, ob sie gar sind, mit einem Messer in das Stielende stechen, ob es weich ist, oder prüfen, ob ein äußeres Blatt sich leicht lösen lässt. Artischocken abkühlen lassen.
4. Nun den Dip zubereiten: Alle Zutaten in einer kleinen Schüssel verquirlen. Nach Belieben mit Salz und Pfeffer würzen. Mit den abgekühlten Artischocken servieren.
5. Den restlichen Dip und die restliche Artischocke für den nächsten Snack in den Kühlschrank stellen. Die Soße passt auch zu rohem Gemüse als Snack.

Zucchinisuppe mit Tomaten-Basilikum-Einlage 2 Portionen

Diese Suppe schmeckt das ganze Jahr über nach Sommer. Sie ist heiß oder kalt ein Genuss, entweder als Mittagessen oder sättigender Snack. Die frische Tomate ist eine sanfte Stärkung für das Mikrobiom und das Öl ist Gehirnnahrung. Um den Eiweißgehalt zu erhöhen, können Sie etwas Hühnerfleisch in die fertige Suppe geben. Das Knoblauch-Olivenöl – eine Grundzutat in den DDFB-Rezepten – hält sich im Kühlschrank eine Woche.

Für das Knoblauch-Olivenöl (ergibt 2 Tassen)
8 Knoblauchzehen, geschält
2 Tassen Olivenöl
Salz und frisch gemahlener schwarzer Pfeffer

Für die Zucchinisuppe
1 EL Butter von Weidetieren
5 1/2 Tassen ungeschälte Zucchini, gerieben
3/4 Tassen Wasser
3/4 Tassen Hühnerknochenbrühe (Seite 250) oder Bio-Hühnerbrühe aus dem Glas
1 TL Schnittlauch, klein geschnitten
1/2 Tasse frische Basilikumblätter, klein gerissen
1/4 TL Salz
1/8 TL frisch gemahlener schwarzer Pfeffer

Für die Tomatenbeilage
1/4 Tassen reife Tomaten, gehackt
1 TL Olivenöl
1 EL frische Basilikumblätter, gehackt
Salz und frisch gemahlener schwarzer Pfeffer

1. Das Knoblauch-Olivenöl am Abend zuvor zubereiten: Die Knoblauchzehen zerdrücken und in ein trockenes, sehr sauberes oder sterilisiertes Glas geben und das Öl darübergießen. Das Glas gut mit einem Deckel verschließen und über Nacht in den Kühlschrank stellen.
2. Am nächsten Tag das Öl abseihen und den Knoblauch wegwerfen. Öl nach Geschmack mit Salz und Pfeffer würzen. Sicherheitshalber das Öl immer im Kühlschrank aufbewahren.
3. Nun die Zucchinisuppe zubereiten: Die Butter in einer Pfanne zerlassen, 1 EL Knoblauch-Olivenöl dazugeben und die Zucchini bei milder bis mittlerer Hitze 5 Minuten weich, aber nicht braun braten.
4. Wasser und Brühe in einem Kochtopf zum Köcheln bringen und Zucchini und Schnittlauch hineingeben. Kochen, bis die Zucchini nach etwa 12 Minuten ganz weich ist. Dann vom Herd nehmen und abkühlen lassen.
5. Basilikum in einem Mixer pürieren. Mit einem Schaumlöffel die Zucchini aus dem Topf heben, in den Mixer geben und pürieren, bis ein sämiger Brei entsteht. Den Brei wider in den Kochtopf geben und in die Flüssigkeit einrühren. 5 Minuten erhitzen, dann mit Salz und Pfeffer würzen.
6. Nun die Tomateneinlage zubereiten: Tomate, Olivenöl und Basilikum in einer kleinen Schüssel vermengen. Nach Geschmack mit Salz und Pfeffer würzen.
7. Die Suppe in 2 Portionen aufteilen. 1 Portion in einen Teller füllen, die Hälfte der Einlage in die Mitte löffeln. Die restliche Suppe und die restliche Einlage separat in gut verschließbaren Behältern im Kühlschrank aufbewahren.

Suppe mit Spinat, Aubergine und Tomate 3 Portionen

3 Tassen Auberginen, in 2 1/2 cm große Stücke geschnitten
6 EL Knoblauch-Olivenöl (Seite 304)
1 TL Salz, mehr nach Belieben
1/2 TL frisch gemahlener schwarzer Pfeffer, mehr nach Belieben
4 Tassen frischer Spinat, gehackt
2 Tassen Tomaten, gehackt
1/2 TL getrockneter Oregano
1/2 TL getrocknetes Basilikum
4 Tassen Hühnerknochenbrühe (Seite 250) oder Bio-Hühnerbrühe aus dem Glas
2 EL frisches Basilikum, gehackt, zum Servieren (optional)
3 EL Pecorino Romano, gerieben, zum Servieren (optional)

1. Den Backofen auf 200 °C vorheizen. Ein 30 mal 46 cm großes Backblech mit Backpapier auslegen.
2. Die Auberginenstücke mit 4 EL Öl bepinseln, bis sie vollständig damit überzogen sind. Mit Salz und Pfeffer bestreuen. Die Auberginenstücke nebeneinander auf dem Blech verteilen und 18 Minuten im Ofen backen, bis sie weich sind.
3. Den Spinat in einem großen Kochtopf im restlichen Öl anschwitzen. Wenn er zusammengefallen ist, Tomate und Kräuter dazugeben. 2 Minuten garen, damit die Aromen sich verbinden.
4. Die Aubergine und die Brühe dazugeben. 15 Minuten kochen. Nach Belieben noch einmal mit Salz und Pfeffer würzen.
5. Vor dem Servieren das frische Basilikum und den Käse darüberstreuen.

Abendessen

Gebratene Shrimps mit Kräutern — 2 Portionen

Ein schnelles Abendessen, das mit dem Knoblauch-Olivenöl zubereitet wird, das in der DDFB-Diät eine wichtige Zutat ist. Die zweite Portion können Sie gut für einen Salat verwenden. Ihre Schilddrüse freut sich über das Jod in den Shrimps, das Gehirn und der Darm wissen das gesunde Fett im Olivenöl zu schätzen. Servieren Sie dazu Quinoa (Seite 276) und geschmortes Gemüse (Seite 325).

230 g große Shrimps
1/3 Tasse Knoblauch-Olivenöl (Seite 304)
1/2 TL Salz
2 EL frische Petersilie, fein gehackt
2 EL frischer Schnittlauch, fein gehackt
2 EL frischer Koriander, fein gehackt
1/4 Tasse Wasser
Quinoa (Seite 276)
geschmortes Gemüse (Seite 325)

1. Den Backofen auf 260 °C vorheizen.
2. Shrimps, Knoblauch-Olivenöl, Salz und Kräuter in einer Schüssel vermengen.
3. Die Mischung in eine kleine ofenfeste Bratpfanne oder in ein Backblech löffeln und das Wasser angießen.
4. Shrimps 10 Minuten im Ofen garen. Sie werden undurchsichtig und rosarot. Mit Quinoa und geschmortes Gemüse servieren.
5. Die zweite Portion Shrimps in den Kühlschrank stellen und für einen Salat zum Mittag- oder Abendessen verwenden.

Scharf angebratenes Fischfilet mit Petersilien-Kapern-Soße 1 Portion

Wählen Sie für dieses Gericht Fisch, der wenig Quecksilber enthält, zum Beispiel Schellfisch, Kabeljau, Buntbarsch oder Lachs. Sie können die Menge bis auf 350 g erhöhen und die Reste dann in einem Salat verwenden. Die Soße schmeckt zu jedem gebratenen oder gegrillten Fisch und Gemüse köstlich. Der Fisch enthält Jod, das gut für die Schilddrüse ist, und Fett, das dem Gehirn guttut. Die Soße verleiht ihm einen herrlich würzigen Geschmack. Mit kurz gedünstetem Mangold und sautierten grünen Bohnen (Seite 324) servieren.

Für die Petersilien-Kapern-Soße

2 TL weißer Essig
1/2 TL Dijon-Senf
3/4 Tassen frische Petersilienblätter
1 gehäufter EL frische Basilikumblätter
2 EL kleine Kapern
1/4 Tasse Knoblauch-Olivenöl (Seite 304)
1/4 Tasse Olivenöl
2 Sardellenfilets aus dem Glas (optional)

Für den angebratenen Fisch

200 g frisches Fischfilet, etwa 2 1/2 cm dick geschnitten
1/4 TL Salz
1/4 TL frisch gemahlener schwarzer Pfeffer
1 TL Olivenöl
1 TL Butter
Mangold, kurz gedünstet, zum Servieren (Seite 324)
Grüne Bohnen, sautierte, zum Servieren (Seite 325)

1. Zunächst die Petersilien-Kapern-Soße zubereiten: Essig und Senf in einem Mixer verrühren.
2. Kräuter und Kapern dazugeben und grob zerkleinern.
3. Das Knoblauch-Olivenöl und das Olivenöl langsam dazugeben, dann die Sardellenfilets hinzugeben. Zu einer sämigen Soße verarbeiten.
4. Nun den Fisch zubereiten: Fischfilet auf beiden Seiten mit Salz und Pfeffer bestreuen.
5. Das Olivenöl in einer Pfanne mit Antihaftbeschichtung oder in einer gusseisernen Pfanne (20 cm Durchmesser) bei starker Hitze erwärmen.
6. Das Filet mit der Hautseite nach unten in die Pfanne legen und etwa 30 Sekunden darauf drücken, wenn es zu braten beginnt, damit es sich nicht wölbt. Den Fisch bei starker Hitze anbraten, dann wenden, die Butter dazugeben und Fisch in 1 bis 3 Minuten gar braten (je nachdem, wie dick das Filet ist).
7. Mit der Petersilien-Kapern-Soße, dem gedünsteten Mangold und den sautierten grünen Bohnen servieren.
8. Übrig gebliebene Soße im Kühlschrank aufbewahren.

Hühnereintopf mit Tomate, Oliven, Kapern, grünen Bohnen und Blumenkohl mit Quinoa

2 Portionen

Servieren Sie diesen köstlichen Eintopf mit Kräuter-Quinoa und kurz gedünstetem Mangold (Seite 324). Beide sind sanfte Ballaststofflieferanten, die ein ausgewogenes Mikrobiom begünstigen. Das Supergewürz Zimt bildet einen wundervollen Kontrast zum salzigen Geschmack der Kapern und Oliven. Der Eintopf ist ein warmes, sättigendes Gericht, das reich an Eiweiß und Gemüse ist. Die zweite Portion können Sie bis zu drei Tage lang im Kühlschrank aufbewahren oder einfrieren.

6 Hühnerschlegel oder -brüste ohne Knochen, halbiert
1 EL Knoblauch-Olivenöl (Seite 304)
1 Dose (400 g) Bio-Tomaten
1/2 Tasse Oliven, entsteint, in Scheiben geschnitten
1 EL Kapern
1/2 TL gemahlener Zimt
1 TL Dijon-Senf
1 Tasse Blumenkohlröschen
20 grüne Bohnen, in Hälften gebrochen
1 Tasse Hühnerknochenbrühe (Seite 250) oder Bio-Hühnerbrühe aus dem Glas
1/4 Tasse frisches Basilikum, grob gehackt
1/4 Tasse frische Petersilienblätter, grob gehackt
Salz und frisch gemahlener schwarzer Pfeffer
Quinoa (Seite 276)

1. Den Backofen auf 170 °C vorheizen.
2. Das Hühnerfleisch in einer schweren ofenfesten Pfanne oder in einem Schmortopf bei mittlerer bis hoher Hitze im Knoblauch-Olivenöl rundherum anbraten. Dann aus der Pfanne holen.
3. Tomaten, Oliven, Kapern, Zimt und Senf in die Pfanne geben und 10 Minuten garen.
4. Das Huhn erneut in die Pfanne legen. Blumenkohl, grüne Bohnen und Brühe dazugeben. Pfanne in den Backofen stellen und Eintopf 25 Minuten garen, bis das Hühnerfleisch gar und das Gemüse weich ist.
5. Die gehackten Kräuter untermischen und nach Geschmack mit Salz und Pfeffer würzen.
6. Eine Portion des Eintopfs mit der Quinoa servieren. Die zweite Portion in den Kühlschrank stellen oder einfrieren.

Lammkoteletts mit Knoblauch-Olivenöl, türkischer Joghurtsoße, geschmorte Aubergine und Tomate

1 Portion

Dieses schnelle und einfache Lammrezept ist einem Gericht nachempfunden, das ich in Istanbul genossen habe. Der laktosefreie Joghurt ist die perfekte Alternative, um Ihr Mikrobiom zu stärken, wenn Sie keine Milchprodukte vertragen. Das Supergewürz Kurkuma fördert die Gesundheit des Gehirns und lindert Entzündungen. Mit geschmorter Aubergine und Tomate sowie sautiertem Wildbrokkoli (Seite 325 und 324) servieren.

1/2 Tasse laktosefreier Joghurt
1 EL Knoblauch-Olivenöl (Seite 304)
1 TL frisch gepresster Zitronensaft
1/2 TL frischer Ingwer, geschält, gehackt
1/8 TL gemahlene Kurkuma
1/2 TL gemahlener Kreuzkümmel
1/4 TL gemahlener Piment
1/4 TL Salz
1/4 TL frisch gemahlener schwarzer Pfeffer
3 Lendenkoteletts vom Lamm, 2 1/2 cm dick
1 1/2 TL Olivenöl
geschmorte Aubergine und Tomate, zum Servieren (Seite 325)
sautierter Wildbrokkoli, zum Servieren (Seite 324)

1. Alle Zutaten außer dem Lamm und dem nicht aromatisierten Olivenöl in einer mittelgroßen Schüssel vermengen, bei Bedarf mit etwas zusätzlichem Salz und Pfeffer würzen. 1/4 Tasse der Joghurtsoße für später beiseitestellen.
2. Die Lammkoteletts in die restliche Joghurtsoße legen, sodass sie gut damit bedeckt sind, und 3 Stunden oder über Nacht marinieren.
3. Den überschüssigen Joghurt von den Koteletts abtropfen lassen.
4. Das Olivenöl bei mittlerer bis hoher Hitze in einer schweren Pfanne erhitzen. Die Koteletts auf jeder Seite etwa 3 Minuten braten, bis sie fast durch sind (oder bis zum gewünschten Gargrad).
5. Die Koteletts mit der beiseitegestellten Joghurtsoße, der geschmorter Aubergine und Tomate und dem sautierten Wildbrokkoli servieren.

Lachs mit Zitronen-Kapern-Dillbutter 1 Portion

Dieses einfache und aromatische Gericht beginnt in einer Pfanne auf dem Herd und endet im Backofen. Diese Methode können Sie auch für andere Fischfilets mit geringem Quecksilbergehalt anwenden, zum Beispiel für Schnapper, Barsch oder Schellfisch. Die buttrige Zitronensoße ist köstlich. Wenn Sie Butter von Weidetieren wählen, stärken Sie Ihre Gehirnzellen, die zudem vom natürlichen Öl in den Fischen profitieren. Mit kurz gedünstetem Mangold und geschmorten Möhren (Seite 324 und 325) servieren. Verwenden Sie am besten das Knoblauch-Olivenöl (Seite 304), um das Gemüse zuzubereiten, nicht Knoblauch und Öl separat.

1/4 TL geriebene Zitronenschale
1 TL frisch gepresster Zitronensaft
1/2 TL kleine Kapern
1/2 TL frischer Dill, gehackt
2 TL Butter von Weidetieren, zerlassen
200 g Lachfilets, 1 1/4 bis 2 1/2 cm dick
Salz und frisch gemahlener schwarzer Pfeffer
1 TL geklärte Butter von Weidetieren
1 TL Olivenöl
1 Zitronenspalte
1 Dillzweig zum Garnieren
kurz gedünsteter Mangold, zum Servieren (siehe oben und Seite 324)
geschmorte Möhren zum Servieren (siehe oben und Seite 325)

1. Den Backofen auf 230 °C vorheizen.
2. Zitronenschale, -saft, Kapern, Dill und zerlassene Butter in einer kleinen Schüssel vermengen. Beiseitestellen.
3. Eine kleine, schwere ofenfeste Pfanne oder eine gusseiserne Pfanne bei starker Hitze erwärmen.
4. Beide Seiten des Lachsfilets mit Salz und Pfeffer bestreuen.
5. Wenn die Pfanne heiß ist, Butter und Olivenöl hineingeben und den Fisch darin mit der Hautseite nach unten bei starker Hitze etwa 3 Minuten braten, bis der Fisch an den Seiten nicht mehr glasig ist. Den Fisch nicht wenden.
6. Die Pfanne in den Backofen stellen und Fisch 5 bis 7 Minuten garen, bis er nicht mehr glasig und fest ist. Dann mit einem Pfannenheber vorsichtig auf einen Teller legen.
7. Mit Buttersoße, Zitronenspalte und Dillzweig anrichten. Mit dem gedünsteten Mangold und den geschmorten Möhren servieren.

Rindfleischeintopf mit Butternusskürbis — 2 Portionen

Am besten bereiten Sie diesen pikanten Eintopf einen Tag vorher zu. Sie können ihn bis zu fünf Tage im Kühlschrank aufbewahren oder einfrieren. Das Olivenöl stärkt das Gehirn und das Mikrobiom und trägt zur Heilung der Darmwände bei. Die Möhren sind ein Superfood für das Mikrobiom und der Zimt hilft, den Blutzuckerspiegel zu regulieren und Entzündungen zu lindern. Mit kurz gedünstetem Mangold (Seite 324) servieren.

450 g Rindfleisch, in 5 cm große Stücke geschnitten
Salz
frisch gemahlener schwarzer Pfeffer
1 EL Knoblauch-Olivenöl (Seite 304)
1 Tasse Knollensellerie, in 2 1/2 cm große Stücke geschnitten
2 Möhren, in 7 1/2 cm große Stücke geschnitten
3 Tassen Bio-Rinderbrühe oder Wasser
1 EL Tomatenmark
1 EL Dijon-Senf
2 EL Rotweinessig
1/4 TL getrockneter Thymian
2 frische Petersilienzweige
1/2 TL gemahlener Kreuzkümmel
1/4 TL gemahlener Zimt
1 Sternanis
1 gehäufte Tasse Butternusskürbis, geschält, entkernt, in 2 1/2 cm große Stücke geschnitten
5 kleine Pastinaken, geputzt, geschält und in 2 1/2 cm große Stücke geschnitten
1/2 Tasse frische grüne Erbsen
1 TL frische Petersilie, gehackt, zum Garnieren
1 EL Granatapfelkerne zum Garnieren, mehr nach Belieben
kurz gedünsteter Mangold, zum Servieren (Seite 324)

1. Das Fleisch mit Salz und Pfeffer bestreuen.
2. Das Fleisch in einem schweren Topf mit Deckel oder in einem Schmortopf bei mittlerer Hitze im Knoblauch-Olivenöl anbraten. Dann aus dem Topf holen und beiseitestellen.
3. Sellerie und Möhren in den Topf geben und 2 Minuten anschwitzen. Brühe, Tomatenmark, Senf, Essig, Thymian, Petersilie, Kreuzkümmel, Zimt, Sternanis und je 1 TL Salz und Pfeffer dazugeben und vermengen. Dann das Rindfleisch wieder in den Topf legen und alles 1 Stunde bei milder bis mittlerer Hitze zugedeckt köcheln lassen.
4. Möhren und Petersilie entfernen und wegwerfen. Kürbis, Pastinaken und Erbsen dazugeben und weitere 30 Minuten köcheln lassen. Prüfen, ob das Fleisch zart und ausreichend gesalzen ist. Mit der gehackten Petersilie und den Granatapfelkernen garnieren und mit gedünstetem Mangold servieren.

Geschmortes Gemüse auf Kürbisspaghetti 2 Portionen

Diese Alternative zu Nudeln ist wunderbar leicht und köstlich. Gerade im Winter sind Wurzelgemüse ideal. Übriges Gemüse können Sie gut als Mittagessen oder als Beilage zu einem Abendessen verwenden. Ihr Mikrobiom bekommt eine Menge Ballaststoffe, das Gehirn und der Darm freuen sich über das gesunde Fett. Möhren sind auch ein Superfood für das Mikrobiom. Wenn Sie Milchprodukte in kleinen Mengen vertragen, fügt der trockene alte Asiago-Käse ein angenehmes Aroma hinzu. Er ist ein gut verträgliches Kuhmilchprodukt.

1 kleiner Spaghettikürbis
1/2 Tasse Knoblauch-Olivenöl (Seite 304), mehr nach Belieben
1 EL frischer Schnittlauch, klein geschnitten
1 EL frische Thymianblätter
1/4 TL frischer Rosmarin, gehackt
1/4 TL frischer Salbei, gehackt
1/2 TL frisch gemahlener schwarzer Pfeffer
1 EL Salz
2 große Möhren, in 2 1/2 cm große Stücke geschnitten
2 große Pastinaken, in 2 1/2 cm große Stücke geschnitten
1 Tasse Butternusskürbis, geschält, entkernt, in 2 1/2 cm große Stücke geschnitten
1 Tasse Blumenkohlröschen
1 kleine Zucchini, in 2 1/2 cm große Stücke geschnitten
1 Tasse Fenchel, in 2 1/2 cm große Stücke geschnitten
1/2 Tasse Knollensellerie, geschält, in 1 1/4 cm große Stücke geschnitten
1/4 Tasse geklärte Butter von Weidetieren oder Ghee, zerlassen
2 EL frisches Basilikum, klein geschnitten, und mehr zum Garnieren
1/4 Tasse alter Käse, zum Beispiel Parmesan oder Asiago, gerieben, und mehr zum Garnieren

1. Den Backofen auf 190 °C vorheizen.
2. Den Kürbis an mehreren Stellen mit einer Messerspitze anstechen und auf ein mit Backpapier ausgelegtes Backblech legen. 1 Stunde im Ofen garen, bis Sie mit einer Gabel mühelos in den Kürbis stechen können. Dann aus dem Ofen holen und abkühlen lassen.
3. Während der Kürbis im Ofen ist, das Knoblauch-Olivenöl in einer kleinen Schüssel mit den Kräutern, Pfeffer und Salz vermengen.
4. Das Gemüse großzügig mit der Ölmischung bepinseln und auf einem zweiten mit Backpapier ausgelegten Backblech oder in einem Schmortopf verteilen. Gemüse im Ofen 35 bis 40 Minuten braten, bis es weich ist.
5. Den abgekühlten Kürbis der Länge nach halbieren. Die Kerne entfernen und aus dem Fruchtfleisch mit einer Gabel »Spaghetti« herausschaben. Das sollte etwa 3/4 Tassen ergeben. Die Kürbisschale wegwerfen.
6. Vor dem Servieren die »Spaghetti« in einem Kochtopf mit der zerlassenen Butter, dem Basilikum und dem geriebenen Käse vermengen und behutsam erhitzen. Dann auf einen Teller legen und das geschmorte Gemüse darauf häufen. Mit mehr Käse und Basilikum bestreuen und servieren.

Jakobsmuscheln mit frischem Koriander und Limettenbutter 1 Portion

Diese leckeren Muscheln sind einfach und schnell zubereitet und schmecken wunderbar. (Mehr Informationen zum Kauf von Jakobsmuscheln finden Sie auf Seite 280.) Ihre Schilddrüse profitiert vom Jod in den Muscheln und Ihr Gehirn schätzt das gesunde Fett. Mit Quinoa (Seite 276), gedünsteten grünen Bohnen und gedünstetem Spinat (Seite 324) servieren.

112 g große, trockene Jakobsmuscheln
Salz und frisch gemahlener schwarzer Pfeffer
1/2 TL Olivenöl
1 TL geklärte Butter von Weidetieren oder Ghee
1 TL frisch gepresster Limettensaft
1/4 TL frischer Schnittlauch, gehackt
1/2 TL frische Petersilie, gehackt
1/2 TL frischer Koriander, gehackt
Quinoa (Seite 276)
gedünstete grüne Bohnen, zum Servieren
gedünsteter Spinat, zum Servieren (Seite 324)
granatapfelkerne, zum Servieren

1. Das Muschelfleisch waschen und trocknen. Mit Salz und Pfeffer bestreuen.
2. Das Olivenöl und die Hälfte der Butter in einer kleinen, schweren Pfanne erhitzen.
3. Die Muscheln 1 1/2 bis 2 Minuten darin anbraten, bis sich eine goldene Kruste bildet. Dann auf einen warmen Teller legen und mit Alufolie zudecken.
4. Den restlichen 1/2 TL Butter, den Limettensaft und die Kräuter in die Pfanne geben und 1 Minute erhitzen. Soße über die Muscheln gießen und sofort servieren.
5. Mit Quinoa, gedünsteten grünen Bohnen, gedünstetem Spinat und Granatapfelkernen servieren.

Scharf angebratenes Steak mit Chimichurri-Soße 1 Portion

Chimichurri ist eine argentinische Soße, die traditionell zu gegrilltem Fleisch serviert wird. Sie schmeckt köstlich zu in der Pfanne gebratenem oder gegrilltem Fleisch, aber auch zu Huhn und gegrilltem Gemüse. Da Sie hier nur die Hälfte der Chimichurri-Soße verwenden, können Sie den Rest ein andermal genießen. Das Fleisch schmeckt nicht nur lecker, das Olivenöl und das gesunde Fett des Fleisches von Weiderindern stärken den Darm und das Gehirn. Mit geschmortem Blumenkohl und sautierter Endivie (Seite 325) servieren.

Für die Chimichurri-Soße

1 Tasse frischer Koriander
2 gehäufte EL frische Minzeblätter
3/4 Tassen frische Petersilienblätter
1 TL Jalapeño, gehackt (nach Geschmack mehr oder weniger)
1/2 TL gemahlener Kreuzkümmel
2 EL frisch gepresster Limettensaft
2 EL Rotweinessig
1/4 Tasse Knoblauch-Olivenöl (Seite 304)
1/4 Tasse Olivenöl

Für das Steak

1/4 TL Salz
3/4 TL grob gemahlener schwarzer Pfeffer
1 Lendensteak vom Rind (170 g), 2 1/2 bis 4 cm dick
1 knapper EL Olivenöl
geschmorter Blumenkohl, zum Servieren (Seite 325)
sautierte Endivie, zum Servieren (Seite 325)

1. Zuerst die Chimichurri-Soße zubereiten: Kräuter, Jalapeño und Kreuzkümmel im Mixer verrühren.
2. 30 Sekunden mixen, dann Limettensaft und Essig dazugießen. Zu einer sämigen Paste verarbeiten, dann langsam das Knoblauch-Olivenöl und das Olivenöl dazugießen.
3. Die Soße bis zum Servieren in einem verschlossenen Behälter im Kühlschrank aufbewahren.
4. Nun das Steak zubereiten: das Steak mit Salz und Pfeffer bestreuen.
5. Eine gusseiserne Pfanne oder eine schwere ofenfeste Pfanne bei starker Hitze erwärmen. Das Olivenöl erhitzen, bis es beinahe zu rauchen beginnt. Dann das Steak hineinlegen und auf jeder Seite 3 Minuten braten. Mit einer Zange, nicht mit einer Gabel wenden.
6. Mit einem Fleisch-Thermometer prüfen, ob das Fleisch gar ist. Bei 52 °C Kerntemperatur ist es in der Mitte noch blutig, bei 54 °C ist es rosa.
7. Das Steak vor dem Servieren diagonal quer zur Faser in dünne Scheiben schneiden und auf einen Teller legen. Die Chimichurri-Soße daneben löffeln. Übrige Soße hält sich im Kühlschrank 3 bis 4 Tage.
8. Das Steak mit geschmortem Blumenkohl und sautierter Endivie servieren.

Wie Sie Gemüse als Beilage zubereiten

Für die Zubereitung von Gemüse für Hauptmahlzeiten habe ich einige Tipps gegeben, aber Sie können natürlich auch andere Gemüsesorten verwenden oder mischen. Achten Sie aber darauf, dass das Gemüse auf der Liste der empfohlenen Nahrungsmittel für das Ernährungsprogramm für das Ganze Gehirn (Seite 186) oder für die DDFB-Diät (Seite 198-291) steht. Machen Sie das Gemüse mit Kräutern und Gewürzen Ihrer Wahl noch schmackhafter. Hier sind ein paar Anregungen für den Anfang:

- Möhren mit Kreuzkümmel und Zimt
- Blumenkohl mit Curry
- Gurke und Fenchel mit Estragon
- Zucchini mit Basilikum

Kurz gedünstetes Gemüse

Diese Zubereitungsart eignet sich für grünes Blattgemüse wie Grünkohl, Wildbrokkoli, Löwenzahn, Eskariol, Spinat und Mangold.

Zähe Stiele von 220 g Grüngemüse entfernen, die Blätter waschen und in einem Sieb abtropfen lassen. Nicht abtrocknen.

Ernährungsprogramm für das Ganze Gehirn: 1/4 TL (wenn gewünscht mehr) fein gehackten Knoblauch in einer Pfanne mit 1 EL Olivenöl leicht andünsten.

DDFB-Diät: 1 EL Knoblauch-Olivenöl (Seite 304) in einer Pfanne erhitzen.

Beide Diäten: Das Gemüse und 2 EL Hühnerbrühe oder Wasser dazugeben und Gemüse bei mittlerer Hitze dünsten, bis es zusammenfällt. Nach Geschmack mit Salz und Pfeffer würzen.

Sautiertes (kurz gebratenes) Gemüse

Das Gemüse waschen, trocknen und in Scheiben, Stäbchen oder mundgerechte Stücke schneiden.

Ernährungsprogramm für das Ganze Gehirn: 1/4 TL fein gehackten Knoblauch in einer Pfanne mit 1 EL geklärter Butter, Ghee oder Olivenöl leicht anschwitzen. Nicht bräunen lassen.

DDFB-Diät: 1 EL geklärte Butter, Ghee oder Knoblauch-Olivenöl (Seite 304) in einer Pfanne erwärmen. Beide Diäten: Das Gemüse sowie Kräuter und Gewürze nach Wahl dazugeben. Gemüse bei mittlerer Hitze 3 bis 4 Minuten im Öl braten, bis es weich ist. Mit gehackten Kräutern garnieren, dann nach Geschmack mit Salz und Pfeffer würzen.

Geschmortes Gemüse

Den Backofen auf 190 °C vorheizen.

Ernährungsprogramm für das Ganze Gehirn: 1/2 TL fein gehackten Knoblauch, 2 EL Olivenöl, Salz und Kräuter nach Wahl in einer Schüssel vermengen.

DDFB-Diät: Knoblauch-Olivenöl (Seite 304) in einer Schüssel mit Kräutern und Salz vermengen.

Beide Diäten: Das Gemüse großzügig mit der Ölmischung bepinseln und auf ein mit Backpapier ausgelegtes Backblech oder in eine Bratpfanne legen. Im Ofen 35 bis 45 Minuten braten, bis es weich ist. Nach Geschmack mit Salz und Pfeffer würzen.

Geschmortes Gemüse ist ein vorzüglicher Snack oder auch Salat zum Mittagessen. Bereiten Sie also eine große Portion zu und bewahren Sie Reste im Kühlschrank auf.

Umrechnungstabelle

Volumen- und Flüssigkeitsmaße

Tassen in Liter	Tassen mit 0,24 multiplizieren
1/4 TL	1 ml
1/2 TL	2 ml
3/4 TL	3 ml
1 TL	5 ml
1 EL	15 ml
2 EL	30 ml
1/4 Tasse	62 ml
1/3 Tasse	83 ml
1/2 Tasse	125 ml
2/3 Tasse	166 ml
3/4 Tasse	187 ml
1 Tasse	250 ml
2 Tassen	500 ml
4 Tassen	1000 ml = 1 Liter

Anmerkungen

Kapitel 1: Was ist das Ganze Gehirn?

1. Justin Karter, »Percentage of Americans on Antidepressants Nearly Doubles«, *Mad in America*, 6. November 2015, www.madinamerica.com/2015/11/percentage-of-americans-on-antidepressants-nearly-doubles/

Kapitel 3: Die Gesundheit des Gehirns in neuem Licht

1. Berkeley Wellness, »Altruism: Doing Well by Doing Good«, *Berkeley Wellness*, 17. März 2016, www.berkeleywellness.com/healthy-mind/mindbody/article/altruism-doing-well-doing-good

Kapitel 4: Machen Sie das Beste aus Ihren Genen

1. Robert M. Sapolsky, *Why Zebras Don't Get Ulcers: An Updated Guide to Stress, Stress-Related Diseases, and Coping*, W. H. Freeman and Company, New York 1998
2. David Dobbs, »The Social Life of Genes«, *Pacific Standard*, 3. September 2013, https://psmag.com/the-social-life-of-genes-66f93f207143#.g8wydjit3

Kapitel 5: Das Gehirn in Ihrem Kopf und das Gehirn in Ihrem Darm

1. Justin Sonnenburg, PhD, und Erica Sonnenburg, PhD, *The Good Gut: Taking Control of Your Weight, Your Mood and Your Long-Term Health,* Penguin Books, New York 2015
2. D. R. Donohoe, L. B. Collins, A. Wali, R. Bigler, W. Sun und S. J. Bultman, »The Warburg Effect Dictates the Mechanism of Butyrate-Mediated Histone Acetylation and Cell Proliferation«, *Molecular Cell* 48, Nr. 4 (30. November 2012): 612–626, epub (Online-Vorabveröffentlichung) 11. Oktober 2012
3. A. J. Bruce-Keller et al., »Obese-Type Microbiota Induce Neurobehavioral Changes in the Absence of Obesity«, *Biological Psychiatry* 77 (2015): 607–615, epub 18. Juli 2014
4. Jacobs School of Medicine and Biological Sciences, »Lackner Investigates Whether Brain Changes Affect Gut Microbiome«, University of Buffalo, 23. Dezember 23 2015, http://medicine.buffalo.edu/news_and_events/news.host.html/content/shared/smbs/news/2015/12/lackner-ibs-cbt-microbiome-5316.detail.html
5. Paul J. Kennedy, John F. Cryan, Timothy G. Dinan und Gerard Clarke, »Irritable Bowel Syndrome: A Microbiome-Gut-Brain Axis Disorder?«, *World Journal of Gastroenterology* 20, Nr. 39 (21. Oktober 2014): 14105–14125, www.ncbi.nlm.nih.gov/pmc/articles/PMC4202342/#B183
6. Dinko Kranjac, PhD, »OCD and the Gut: Is There a Connection?«, *Psychiatry Advisor*, 17. Mai 2016, www.psychiatryadvisor.com/apa-2016-coverage/ocd-and-the-gut-is-there-a-connection/article/496849/

Kapitel 6: Belauschen Sie Ihr Mikrobiom

1. Valerie Brown, »Bacteria R Us«, *Spectre Footnotes*, 18. Oktober 2010, https://spectregroup.wordpress.com/2010/10/22/bacterial-intelligence/
2. Ebenda
3. Paul J. Kennedy, John F. Cryan, Timothy G. Dinan und Gerard Clarke, »Irritable Bowel Syndrome: A Microbiome-Gut-Brain Axis Disorder?«, *World Journal of Gastroenterology* 20, Nr. 39 (21. Oktober 2014): 14105–14125, epub 21. Oktober 2014, www.ncbi.nlm.nih.gov/pmc/articles/PMC4202342/#B105
4. Allison Reed, »Gut Bacteria Linked to Cognitive Function«, *Nutrition News*, 17. Juli 2015, www.naturalhealth365.com/gut-bacteria-brain-fog-1494.html

5. E. Distrutti, J. A. O'Reilly, C. McDonald, S. Cipriani, B. Renga, M. A. Lynch und S. Fiorucci, »Modulation of Intestinal Microbiota by the Probiotic VSL#3 Resets Brain Gene Expression and Ameliorates the Age-Related Deficit in LTP«, *PLoS One* 9, Nr. 9 (9. September 2014), www.medicalnewstoday.com/articles/312734.php; www.ncbi.nlm.nih.gov/pubmed/25202975
6. L. Desbonnet, L. Garrett, G. Clarke, B. Kiely, J. F. Cryan und T. G. Dinan, »Effects of the Probiotic Bifidobacterium Infantis in the Maternal Separation Model of Depression«, *Journal of Neuroscience* 170, Nr. 4 (10. November 2010): 1179–1188, www.ncbi.nlm.nih.gov/pubmed/20696216, epub 6. August 2010; David Kohn, »When Gut Bacteria Changes Brain Function«, *Atlantic*, 24. Juni 2015, www.theatlantic.com/health/archive/2015/06/gut-bacteria-on-the-brain/395918/
7. C. Martin, »The Inflammatory Cytokines: Molecular Biomarkers for Major Depressive Disorder«, *Biomarker in Medicine* 9, Nr. 2 (2015): 169–180, www.ncbi.nlm.nih.gov/pubmed/24524646; R. A. Khairova et al., »A Potential Role for Proinflammatory Cytokines in Regulating Synaptic Plasticity in Major Depressive Disorder«, *International Journal of Neuropsychopharmacology* 12, Nr. 4 (2009): 561–578, www.readbyqxmd.com/read/19224657/a-potential-role-for-pro-inflammatory-cytokines-in-regulating-synaptic-plasticity-in-major-depressive-disorder
8. Kristin Schmidt, Philip J. Cowen, Catherine J. Harmer, George Tzortzis, Steven Errington und Philip W. J. Burnet, »Prebiotic Intake Reduces the Waking Cortisol Response and Alters Emotional Bias in Healthy Volunteers«, *Psychopharmacology* (Berl) 232, Nr. 10 (2015): 1793–1801, epub 3. Dezember 2014, DOI: 10.1007/s00213-014-3810-0, www.ncbi.nlm.nih.gov/pmc/articles/PMC4410136/; Kohn, »When Gut Bacteria Changes Brain Function«
9. Elaine Y. Hsiao, Sara W. McBride, Sophia Hsien, Gil Sharon, Embriette R. Hyde, Tyler McCue, Julian A. Codelli, Janet Chow, Sarah E. Reisman, Joseph F. Petrosino, Paul H. Patterson und Sarkis K. Mazmanian, »The Microbiota Modulates Gut Physiology and Behavioral Abnormalities Associated with Autism«, *Cell* 155, Nr. 7 (19. Dezember 2013): 1451–1463, epub 5. Dezember 2013, www.ncbi.nlm.nih.gov/pmc/articles/PMC3897394/; Kohn, »When Gut Bacteria Changes Brain Function«
10. »Study Opens Door to New Opportunities for Preventing and Treating Alzheimer's Disease«, *Medical News Life Sciences*, 11. Februar 2017, www.news-medical.net/news/20170211/Study-opens-door-to-new-opportunities-for-preventing-and-treating-Alzheimers-disease.aspx

11. Martin J. Blaser und Stanley Falkow, »What Are the Consequences of the Disappearing Human Microbiota?«, *Nature Reviews Microbiology* 7 (Dezember 2009): 887–894, DOI: 10.1038/nrmicro2245; zitiert in Michael Specter, »Germs Are Us«, *New Yorker*, 22. Oktober 2012, www.newyorker.com/magazine/2012/10/22/germs-are-us
12. Tanya Yatsunenko, Federico E. Rey, Mark J. Manary, Indi Trehan, Maria Gloria Dominguez-Bello, Monica Contreras, Magda Magris, Glida Hidalgo, Robert N. Baldassano, Andrey P. Anokhin, Andrew C. Heath, Barbara Warner, Jens Reeder, Justin Kuczynski, J. Gregory Caporaso, Catherine A. Lozupone, Christian Lauber, Jose Carlos Clemente, Dan Knights, Rob Knight und Jeffrey I. Gordon, »Human Gut Microbiome Viewed Across Age and Geography«, *Nature* 486 (14. Juni 2012): 222–227, DOI:10.1038/nature11053, epub 9. Mai 2012, www.nature.com/nature/journal/v486/n7402/full/nature11053.html
13. Carlotta De Filippo, Duccio Cavalieri, Monica Di Paola, Matteo Ramazzotti, Jean Baptiste Poullet, Sebastien Massart, Silvia Collini, Giuseppe Pieraccini und Paolo Lionetti, »Impact of Diet in Shaping Gut Microbiota Revealed by a Comparative Study in Children from Europe and Rural Africa«, *PNAS* 107, Nr. 33 (April 2016): 14691–14696, DOI: 10.1073/pnas.1005963107
14. A. Cotillard et al., »Dietary Intervention Impact on Gut Microbiome Gene Richness«, *Nature* 500 (2013): 585–588
15. D. Xu, J. Gao, M. Gillilland, X. Wu, I. Song, J. Y. Kao und C. Owyang, »Rifaximin Alters Intestinal Bacteria and Prevents Stress-Induced Gut Inflammation and Visceral Hyperalgesia in Rats«, *Gastroenterology* 146 (2014): 484–496, e4
16. Kirsten Tillisch, Jennifer Labus, Lisa Kilpatrick, Zhiguo Jiang, Jean Stains, Bahar Ebrat, Denis Guyonnet, Sophie Legrain-Raspaud, Beatrice Trotin, Bruce Naliboff und Emeran A. Mayer, »Consumption of Fermented Milk Product with Probiotic Modulates Brain Activity«, *Gastroenterology* 144, Nr. 7 (Juni 2013): 10.1053, epub 6.März 2013
17. M. Messaoudi et al., »Assessment of Psychotropic-like Properties of a Probiotic Formulation (Lactobacillus Helveticus R0052 and Bifidiobacterium Longum R0175) in Rats and Human Subjects«, *British Journal of Nutrition* 105, Nr. 5 (2011): 755–764, www.ncbi.nlm.nih.gov/pubmed/20974015
18. M. Massaoudi, »Beneficial Psychological Effects of a Probiotic Formulation (Lactobacillus Helveticus R0052 and Bifidiobacterium Longum R0175) in Healthy Human Volunteers«, *Gut Microbes* 2, Nr. 4 (2011): 256–261, www.ncbi.nlm.nih.gov/pubmed/21983070

19. Tim Newman, »Gut Bacteria and the Brain: Are We Controlled by Microbes?«, *Medical News Today*, 7. September 2016, www.medicalnewstoday.com/articles/312734.php; H. Wang, I. S. Lee, C. Braun und P. Enck, »Effect of Probiotics on Central Nervous System Functions in Animals and Humans: A Systematic Review«, *Journal of Gastroenterological Motility* 22, Nr. 4 (30. Oktober 2016): 589–605, www.ncbi.nlm.nih.gov/pubmed/27413138

Kapitel 7: Stress und die Schilddrüse

1. Ein großer Teil dieses Kapitels stammt aus dem E-Book *Vibrant Thyroid, Vibrant Health*, das ich geschrieben und über mein Büro veröffentlicht habe.
2. N. Sudo et al., »Postnatal Microbial Colonization Programs the Hypothalamic and Pituitary Adrenal System for Stress Response in Mice«, *Journal of Physiology* 558 (2004): 263–275, http://onlinelibrary.wiley.com/doi/10.1113/jphysiol.2004.063388/full
3. P. Bercik et al., »The Intestinal Microbiota Affect Central Levels of Brain-Derived Neurotropic Factor and Behavior in Mice«, *Gastroenterology* 141, Nr. 2 (2011): 599–609, hwww.gastrojournal.org/article/S0016-5085%2811%2900607-X/abstract
4. M. G. Gareau et al., »Probiotic Treatment of Rat Pups Normalizes Corticosterone Release and Ameliorates Colonic Dysfunction Induced by Maternal Separation«, *Gut* 56, Nr. 11 (2007): 1522–1528, www.ncbi.nlm.nih.gov/pubmed/17339238
5. J. F. Cryan und T. G. Dinan, »Mind-Altering Microorganisms: The Impact of the Gut Microbiota on Brain and Behavior«, *Nature Reviews Neuroscience* 13, Nr. 10 (Oktober 2012): 701–712, www.ncbi.nlm.nih.gov/pubmed/22968153; Stephen M. Collins, Michael Surette und Premysl Bercik, »The Interplay Between the Intestinal Microbiota and the Brain«, *Nature Reviews Microbiology* 10 (November 2012): 735–742, www.nature.com/nrmicro/journal/v10/n11/abs/nrmicro2876.html
6. Michał Kunc, Anna Gabrych und Jacek M. Witkowski, »Microbiome Impact on Metabolism and Function of Sex, Thyroid, Growth and Parathyroid Hormones«, *ACTABP* 63 Nr. 2 (2016): 189–201, http://dx.doi.org/10.18388/abp.2015_1093; www.actabp.pl/pdf/2_2016/2015_1093.pdf
7. Raphael Kellman, MD, »Dysbiosis and Thyroid Dysfunction. All Roads Lead to the Microbiome«, 3. Oktober 2015, http://hypothyroidmom.com/dysbiosis-and-thyroid-dysfunction-all-roads-lead-to-the-microbiome/
8. F. Franceschi, M. A. Satta, M. C. Mentella, R. Penland, M. Candelli, R. L. Grillo, D. Leo, L. Fini, E. C. Nista, I. A. Cazzato et al., »Helicobacter pylori Infection in Patients with Hashimoto's Thyroiditis«, *Helicobacter* 9 (2004): 369

Kapitel 8: Der Wille zur Ganzheit

1. Sally S. Dickerson, Tara L. Gruenwald und Margaret E. Kemeny, »When the Social Self Is Threatened: Shame, Physiology, and Health«, *Journal of Personality*, 28. Oktober 2004
2. Tristen K. Inagaki et al., »The Neurobiology of Giving Versus Receiving Support«, *Psychosomatic Medicine* 1 (2016), DOI: 10.1097, http://journals.lww.com/psychosomaticmedicine/Citation/2016/05XXX/The_Neurobiology_of_Giving_Versus_Receiving.7.aspx
3. Andrew H. Miller und Charles L. Raison, »The Role of Inflammation in Depression: From Evolutionary Imperative to Modern Treatment Target«, *Nature Reviews Immunology* 16 (2016): 22–34, epub 29. Dezember 2015, www.nature.com/nri/journal/v16/n1/full/nri.2015.5.html
4. Sally S. Dickerson, Shelly L. Gable, Michael R. Irwin, Najib Aziz und Margaret E. Kemeny, »Social-Evaluative Threat and Proinflammatory Cytokine Regulation«, *Psychological Science*, 1. Oktober 2009, http://journals.sagepub.com/doi/abs/10.1111/j.1467-9280.2009.02437.x
5. S. U. Shaoyong et al., »Adverse Childhood Experiences and Blood Pressure Trajectories from Childhood to Young Adulthood: The Georgia Stress and Heart Study«, *Circulation* (9. April 2015)
6. R. Dube Shanta, PhD, MPH, »Cumulative Childhood Stress and Autoimmune Diseases in Adults«, *Psychosomatic Medicine* 71, Nr. 2 (Februar 2009): 243–250
7. Vincent J. Felitti, MD, »Relationship of Childhood Abuse and Household Dysfunction to Many of the Leading Causes of Death in Adults«, *American Journal of Preventive Medicine* 14, Nr. 4 (Mai 1998): 245–258
8. R. F. Anda et al., »The Relationship of Adverse Childhood Experiences to a History of Premature Death of Family Members«, *BMC Public Health* 9 (2009): 106
9. Gregory E. Miller, »Psychological Stress in Childhood and Susceptibility to Chronic Diseases of Aging: Moving Towards a Model of Behavioral and Biological Mechanisms«, *Psychological Bulletin* 137, Nr. 6 (November 2011): 959–997
10. Barbara L. Frederickson, Karen M. Grewen, Kimberly A. Coffey, Sara B. Algoe, Ann M. Firestine, Jesusa M. G. Arevalo, Jeffrey Ma und Steven W. Cole, »A Functional Genomic Perspective on Human Well-being«, *PNAS* 110, Nr. 33:13684–13689, www.pnas.org/content/110/33/13684.abstract

11. Emily Esfahani Smith, »Meaning Is Healthier Than Happiness«, *Atlantic*, 1. August 2013, www.theatlantic.com/health/archive/2013/08/meaning-is-healthier-than-happiness/278250/
12. Yasmin Anwar, »Add Nature, Art, and Religion to Life's Best Anti-inflammatories«, *Berkeley News*, 2. Februar 2015

Kapitel 11: Schritt 3: Spüren Sie verborgene Schilddrüsenstörungen auf

1. Ein großer Teil dieses Kapitels stammt aus dem E-Book *Vibrant Thyroid, Vibrant Health*, das ich geschrieben und über mein Büro veröffentlicht habe.

Danksagung

Dieses Buch wäre ohne die Unterstützung und Hilfe vieler Menschen nie zustande gekommen. Ich bin dankbar für alle eure unschätzbar wertvollen Beiträge zu diesem Buch. Gemeinsam können wir vielleicht das Leben anderer verbessern.

Mein aufrichtiger Dank gilt meiner Frau Chasya Kellman sowie Rachel Kranz, Carole Clark, Janis Vallely, Renee Sedliar, Rachel Goldstein, Chris Thatcher, Annette Banca, Lisa Faraci, Jacolyn Gleason, Geoff Ledet und Aubree Macure, Katie McHugh Malm, Miriam Riad, Kevin Hanover, Lissa Warren, Raquel Hitt, Amber Morris und Iris Bass.

Ich danke meinen tollen Mitarbeitern, unter anderem der Krankenschwester Marilynn Karas, unserem Pflegepersonal, Grace Ruiz, Rachel Gewirtz, Mia Metzger, Beby McKenzie und Denise Marcus, sowie den Verwaltungsmitarbeiterinnen Mehree Mansoor, Nawrin Kashfia, Steffanie Geiger, Genesis Yglesia und La-Tanya Paguandas.

Mein besonderer Dank gilt unserer Ernährungsberaterin Jennifer Clemente, MS, CNS, für ihre wichtigen fachkundigen Ratschläge – sie spiegeln deinen Sachverstand und deine Erfahrung wider, die so vielen Menschen mit Magen-Darm- und Mikrobiom-Störungen geholfen haben.

Stimmen zu Dr. Raphael Kellman

»Dr. Kellman hat ein miteinander in Verbindung stehendes System aus Organen identifiziert, das er ›das Ganze Gehirn‹ nennt. Er zeigt Ihnen, wie Sie Angst, Depressionen und chronische Müdigkeit in den Griff bekommen. Dabei beginnen Sie mit der mikroskopisch kleinen Welt und arbeiten sich von dort aus weiter. Sein Buch *Glück beginnt im Darm* enthält sowohl fundierte Informationen als auch praktische Tipps, um mentalen Problemen ohne Medikamente beizukommen. Sehr zu empfehlen.«

Dave Asprey, Gründer und Geschäftsführer von *Bulletproof*

»Die moderne Medizin beschäftigt sich heute intensiv mit der fundamentalen Rolle unseres Mikrobioms, das jeden Aspekt von Gesundheit und Langlebigkeit beeinflusst. In diesem Buch stellt Dr. Kellman meisterhaft einen lebensfördernden, praktikablen Plan vor, der auf diesen neuesten Erkenntnissen basiert und den wir alle in die Tat umsetzen können.«

Dr. med. David Perlmutter,
Autor des *New-York-Times*-Bestsellers *Dumm wie Brot*

»Mithilfe des Mikrobioms schnell abnehmen? Gestützt auf die neueste medizinische Forschung, zeigt Ihnen *The Microbiome Diet*, dass ein gesunder Darm Sie schlank, dynamisch, sexy machen und um Jahre jünger erscheinen lassen kann. Es enthält viele köstliche Rezepte und praktische, leicht anwendbare Strategien, die Ihnen zu optimaler Gesundheit verhelfen können. Ich konnte dieses Buch nicht mehr weglegen!«

J. J. Virgin, Fachkrankenschwester, staatlich geprüfte Ernährungstherapeutin und Autorin des *New-York-Times*-Bestsellers *The Virgin Diet*

»Ich bin begeistert von Dr. Kellmans neuem Buch. In einer klaren Sprache vermittelt es den Leserinnen und Lesern elegant die neuesten wissenschaftlichen Erkenntnisse über das Mikrobiom und gibt ihnen praktische Tipps und einfache Methoden an die Hand, von denen sie ein Leben lang profitieren werden.«

Dr. Peter J. D'Adamo, Autor des *New-York-Times*-Bestsellers
4 Blutgruppen – 4 Strategien für ein gesundes Leben

»Nachdem wir jahrzehntelang Bakterien mit Antibiotika getötet haben, sind wir endlich in der Ära der Probiotika angelangt. Dieser Wandel ist entscheidend für unsere Gesundheit. *The Microbiome Diet* zeigt Ihnen, warum.«

Dr. med. Christiane Northrup, Autorin
von *Frauenkörper – Frauenweisheit*

»[Das Buch] stellt einen klar formulierten Plan für optimale Gesundheit des Magen-Darm-Trakts und zugleich für bleibende Gewichtsabnahme vor. (...) Wer Magen-Darm-Probleme loswerden möchte, wird von diesem ärztlich geprüften Programm zum schnellen, gesunden Abnehmen besonders profitieren.«

Publishers Weekly

Register

Leckeres Knuspermüsli mit Kokosmilch und Obst 232ff., 236, 248f.

Mittagessen, Rezepte 250–261, 290–301